YEARLY MEAL PLANNER JOURNAL
CALORIE COUNTER AND CARBOHYDRATES, PROTEIN, FAT & FIBER TRACKER for 365 Days

This journal belongs to: _____

If found, please contact me at: _____

Areas of Focus	Beginning	Target	Ending

NOTES:

YEARLY MEAL PLANNER JOURNAL: CALORIE COUNTER AND CARBOHYDRATES, PROTEIN, FAT & FIBER TRACKER for 365 Days
© 2017 JOY TREE JOURNALS. ALL RIGHTS RESERVED. NO PART OF THIS PUBLICATION MAY BE REPRODUCED, DISTRIBUTED, OR TRANSMITTED IN ANY FORM OR BY ANY MEANS, INCLUDING PHOTOCOPYING, RECORDING, OR OTHER ELECTRONIC OR MECHANICAL METHODS.

PREFACE

This full-year, 365 day, journal is designed to help you take deliberate control over your daily dietary intake. Each journal page provides space for six meals with each meal's corresponding Caloric, Carbohydrate, Fat, Protein and Fiber information. Also included are reminders to drink water with meals and space to notate the time of each meal in order to monitor consumption habits.

The formatting of this journal can be used in a number of ways, including monitoring your daily caloric intake with attention on weight change; as a diary of long-term eating habits; or as a yearly planner where meals are determined in advance so a preferred physique is maintained and your daily dietary needs are easily met through diverse and varied food choices.

With this perpetual calendar-based journal, you can begin anytime in the year. On December 31, simply cycle to the unused portion at the beginning of the journal to complete a year's worth of information. The details gathered throughout the journal can help guide better future food choices.

If this journal is to be used to preplan your meals, simply recycle the entire journal as a yearly planner, as long as the plan pleases you. It might be wise to plan meals in pencil to accommodate new and exciting future meal choices.

Go ahead! Take charge of your diet! And enjoy!

JANUARY NOTES:

JANUARY 1

BREAKFAST	☐ WATER (8 oz.)	Amount	Calories	Carbs (g)	Fat (g)	Protein (g)	Fiber (g)
TIME: _____ a.m. / p.m.		**MEAL TOTALS:**					

MIDMORNING	☐ WATER (8 oz.)	Amount	Calories	Carbs (g)	Fat (g)	Protein (g)	Fiber (g)
TIME: _____ a.m. / p.m.		**MEAL TOTALS:**					

LUNCH	☐ WATER (8 oz.)	Amount	Calories	Carbs (g)	Fat (g)	Protein (g)	Fiber (g)
TIME: _____ a.m. / p.m.		**MEAL TOTALS:**					

AFTERNOON	☐ WATER (8 oz.)	Amount	Calories	Carbs (g)	Fat (g)	Protein (g)	Fiber (g)
TIME: _____ a.m. / p.m.		**MEAL TOTALS:**					

DINNER	☐ WATER (8 oz.)	Amount	Calories	Carbs (g)	Fat (g)	Protein (g)	Fiber (g)
TIME: _____ a.m. / p.m.		**MEAL TOTALS:**					

EVENING	☐ WATER (8 oz.)	Amount	Calories	Carbs (g)	Fat (g)	Protein (g)	Fiber (g)
TIME: _____ a.m. / p.m.		**MEAL TOTALS:**					

			Calories	*Carbs* (g)	*Fat* (g)	*Protein* (g)	*Fiber* (g)
Today's Weight: _____ lb/kg		**DAILY TOTALS:**					

JANUARY 2

BREAKFAST	☐ WATER (8 oz.)	Amount	Calories	Carbs (g)	Fat (g)	Protein (g)	Fiber (g)

TIME: _____ a.m. / p.m.	**MEAL TOTALS:**					

MIDMORNING	☐ WATER (8 oz.)	Amount	Calories	Carbs (g)	Fat (g)	Protein (g)	Fiber (g)

TIME: _____ a.m. / p.m.	**MEAL TOTALS:**					

LUNCH	☐ WATER (8 oz.)	Amount	Calories	Carbs (g)	Fat (g)	Protein (g)	Fiber (g)

TIME: _____ a.m. / p.m.	**MEAL TOTALS:**					

AFTERNOON	☐ WATER (8 oz.)	Amount	Calories	Carbs (g)	Fat (g)	Protein (g)	Fiber (g)

TIME: _____ a.m. / p.m.	**MEAL TOTALS:**					

DINNER	☐ WATER (8 oz.)	Amount	Calories	Carbs (g)	Fat (g)	Protein (g)	Fiber (g)

TIME: _____ a.m. / p.m.	**MEAL TOTALS:**					

EVENING	☐ WATER (8 oz.)	Amount	Calories	Carbs (g)	Fat (g)	Protein (g)	Fiber (g)

TIME: _____ a.m. / p.m.	**MEAL TOTALS:**					
		Calories	*Carbs (g)*	*Fat (g)*	*Protein (g)*	*Fiber (g)*
Today's Weight: _____ lb/kg	**DAILY TOTALS:**					

JANUARY 3

BREAKFAST	☐ WATER (8 oz.)	Amount	Calories	Carbs (g)	Fat (g)	Protein (g)	Fiber (g)

TIME: _____ a.m. / p.m. | **MEAL TOTALS:** | | | | | |

MIDMORNING	☐ WATER (8 oz.)	Amount	Calories	Carbs (g)	Fat (g)	Protein (g)	Fiber (g)

TIME: _____ a.m. / p.m. | **MEAL TOTALS:** | | | | | |

LUNCH	☐ WATER (8 oz.)	Amount	Calories	Carbs (g)	Fat (g)	Protein (g)	Fiber (g)

TIME: _____ a.m. / p.m. | **MEAL TOTALS:** | | | | | |

AFTERNOON	☐ WATER (8 oz.)	Amount	Calories	Carbs (g)	Fat (g)	Protein (g)	Fiber (g)

TIME: _____ a.m. / p.m. | **MEAL TOTALS:** | | | | | |

DINNER	☐ WATER (8 oz.)	Amount	Calories	Carbs (g)	Fat (g)	Protein (g)	Fiber (g)

TIME: _____ a.m. / p.m. | **MEAL TOTALS:** | | | | | |

EVENING	☐ WATER (8 oz.)	Amount	Calories	Carbs (g)	Fat (g)	Protein (g)	Fiber (g)

TIME: _____ a.m. / p.m. | **MEAL TOTALS:** | | | | | |

	Calories	*Carbs (g)*	*Fat (g)*	*Protein (g)*	*Fiber (g)*
Today's Weight: _____ lb/kg **DAILY TOTALS:**					

JANUARY 4

BREAKFAST	☐ WATER (8 oz.)	Amount	Calories	Carbs (g)	Fat (g)	Protein (g)	Fiber (g)

TIME: _____ a.m. / p.m.   **MEAL TOTALS:**

MIDMORNING	☐ WATER (8 oz.)	Amount	Calories	Carbs (g)	Fat (g)	Protein (g)	Fiber (g)

TIME: _____ a.m. / p.m.   **MEAL TOTALS:**

LUNCH	☐ WATER (8 oz.)	Amount	Calories	Carbs (g)	Fat (g)	Protein (g)	Fiber (g)

TIME: _____ a.m. / p.m.   **MEAL TOTALS:**

AFTERNOON	☐ WATER (8 oz.)	Amount	Calories	Carbs (g)	Fat (g)	Protein (g)	Fiber (g)

TIME: _____ a.m. / p.m.   **MEAL TOTALS:**

DINNER	☐ WATER (8 oz.)	Amount	Calories	Carbs (g)	Fat (g)	Protein (g)	Fiber (g)

TIME: _____ a.m. / p.m.   **MEAL TOTALS:**

EVENING	☐ WATER (8 oz.)	Amount	Calories	Carbs (g)	Fat (g)	Protein (g)	Fiber (g)

TIME: _____ a.m. / p.m.   **MEAL TOTALS:**

	Calories	Carbs (g)	Fat (g)	Protein (g)	Fiber (g)
DAILY TOTALS:					

Today's Weight: _____ lb/kg

JANUARY 5

BREAKFAST		☐ WATER (8 oz.)	Amount	Calories	Carbs (g)	Fat (g)	Protein (g)	Fiber (g)

TIME:	a.m. / p.m.	**MEAL TOTALS:**					
MIDMORNING		☐ WATER (8 oz.)	Amount	Calories	Carbs (g)	Fat (g)	Protein (g)	Fiber (g)

TIME:	a.m. / p.m.	**MEAL TOTALS:**					
LUNCH		☐ WATER (8 oz.)	Amount	Calories	Carbs (g)	Fat (g)	Protein (g)	Fiber (g)

TIME:	a.m. / p.m.	**MEAL TOTALS:**					
AFTERNOON		☐ WATER (8 oz.)	Amount	Calories	Carbs (g)	Fat (g)	Protein (g)	Fiber (g)

TIME:	a.m. / p.m.	**MEAL TOTALS:**					
DINNER		☐ WATER (8 oz.)	Amount	Calories	Carbs (g)	Fat (g)	Protein (g)	Fiber (g)

TIME:	a.m. / p.m.	**MEAL TOTALS:**					
EVENING		☐ WATER (8 oz.)	Amount	Calories	Carbs (g)	Fat (g)	Protein (g)	Fiber (g)

TIME:	a.m. / p.m.	**MEAL TOTALS:**					
			Calories	*Carbs* (g)	*Fat* (g)	*Protein* (g)	*Fiber* (g)
Today's Weight: _____ lb/kg		**DAILY TOTALS:**					

JANUARY 6

BREAKFAST ☐ WATER (8 oz.) Amount Calories Carbs (g) Fat (g) Protein (g) Fiber (g)

TIME: _____ a.m. / p.m. | **MEAL TOTALS:** | | | | | |

MIDMORNING ☐ WATER (8 oz.) Amount Calories Carbs (g) Fat (g) Protein (g) Fiber (g)

TIME: _____ a.m. / p.m. | **MEAL TOTALS:** | | | | | |

LUNCH ☐ WATER (8 oz.) Amount Calories Carbs (g) Fat (g) Protein (g) Fiber (g)

TIME: _____ a.m. / p.m. | **MEAL TOTALS:** | | | | | |

AFTERNOON ☐ WATER (8 oz.) Amount Calories Carbs (g) Fat (g) Protein (g) Fiber (g)

TIME: _____ a.m. / p.m. | **MEAL TOTALS:** | | | | | |

DINNER ☐ WATER (8 oz.) Amount Calories Carbs (g) Fat (g) Protein (g) Fiber (g)

TIME: _____ a.m. / p.m. | **MEAL TOTALS:** | | | | | |

EVENING ☐ WATER (8 oz.) Amount Calories Carbs (g) Fat (g) Protein (g) Fiber (g)

TIME: _____ a.m. / p.m. | **MEAL TOTALS:** | | | | | |

	Calories	*Carbs* (g)	*Fat* (g)	*Protein* (g)	*Fiber* (g)
Today's Weight: _____ lb/kg **DAILY TOTALS:**					

JANUARY 7

BREAKFAST	☐ WATER (8 oz.)	Amount	Calories	Carbs (g)	Fat (g)	Protein (g)	Fiber (g)
_____		_____	_____	_____	_____	_____	_____
_____		_____	_____	_____	_____	_____	_____
_____		_____	_____	_____	_____	_____	_____
_____		_____	_____	_____	_____	_____	_____
_____		_____	_____	_____	_____	_____	_____
_____		_____	_____	_____	_____	_____	_____
TIME: _____ a.m. / p.m.		**MEAL TOTALS:**					

MIDMORNING	☐ WATER (8 oz.)	Amount	Calories	Carbs (g)	Fat (g)	Protein (g)	Fiber (g)
_____		_____	_____	_____	_____	_____	_____
_____		_____	_____	_____	_____	_____	_____
_____		_____	_____	_____	_____	_____	_____
_____		_____	_____	_____	_____	_____	_____
_____		_____	_____	_____	_____	_____	_____
_____		_____	_____	_____	_____	_____	_____
TIME: _____ a.m. / p.m.		**MEAL TOTALS:**					

LUNCH	☐ WATER (8 oz.)	Amount	Calories	Carbs (g)	Fat (g)	Protein (g)	Fiber (g)
_____		_____	_____	_____	_____	_____	_____
_____		_____	_____	_____	_____	_____	_____
_____		_____	_____	_____	_____	_____	_____
_____		_____	_____	_____	_____	_____	_____
_____		_____	_____	_____	_____	_____	_____
_____		_____	_____	_____	_____	_____	_____
TIME: _____ a.m. / p.m.		**MEAL TOTALS:**					

AFTERNOON	☐ WATER (8 oz.)	Amount	Calories	Carbs (g)	Fat (g)	Protein (g)	Fiber (g)
_____		_____	_____	_____	_____	_____	_____
_____		_____	_____	_____	_____	_____	_____
_____		_____	_____	_____	_____	_____	_____
_____		_____	_____	_____	_____	_____	_____
_____		_____	_____	_____	_____	_____	_____
_____		_____	_____	_____	_____	_____	_____
TIME: _____ a.m. / p.m.		**MEAL TOTALS:**					

DINNER	☐ WATER (8 oz.)	Amount	Calories	Carbs (g)	Fat (g)	Protein (g)	Fiber (g)
_____		_____	_____	_____	_____	_____	_____
_____		_____	_____	_____	_____	_____	_____
_____		_____	_____	_____	_____	_____	_____
_____		_____	_____	_____	_____	_____	_____
_____		_____	_____	_____	_____	_____	_____
_____		_____	_____	_____	_____	_____	_____
TIME: _____ a.m. / p.m.		**MEAL TOTALS:**					

EVENING	☐ WATER (8 oz.)	Amount	Calories	Carbs (g)	Fat (g)	Protein (g)	Fiber (g)
_____		_____	_____	_____	_____	_____	_____
_____		_____	_____	_____	_____	_____	_____
_____		_____	_____	_____	_____	_____	_____
_____		_____	_____	_____	_____	_____	_____
_____		_____	_____	_____	_____	_____	_____
_____		_____	_____	_____	_____	_____	_____
TIME: _____ a.m. / p.m.		**MEAL TOTALS:**					
			Calories	*Carbs (g)*	*Fat (g)*	*Protein (g)*	*Fiber (g)*
Today's Weight: _____ lb/kg		**DAILY TOTALS:**					

JANUARY 8

BREAKFAST	☐ WATER (8 oz.)	Amount	Calories	Carbs (g)	Fat (g)	Protein (g)	Fiber (g)

TIME: _____ a.m. / p.m.   **MEAL TOTALS:**

MIDMORNING	☐ WATER (8 oz.)	Amount	Calories	Carbs (g)	Fat (g)	Protein (g)	Fiber (g)

TIME: _____ a.m. / p.m.   **MEAL TOTALS:**

LUNCH	☐ WATER (8 oz.)	Amount	Calories	Carbs (g)	Fat (g)	Protein (g)	Fiber (g)

TIME: _____ a.m. / p.m.   **MEAL TOTALS:**

AFTERNOON	☐ WATER (8 oz.)	Amount	Calories	Carbs (g)	Fat (g)	Protein (g)	Fiber (g)

TIME: _____ a.m. / p.m.   **MEAL TOTALS:**

DINNER	☐ WATER (8 oz.)	Amount	Calories	Carbs (g)	Fat (g)	Protein (g)	Fiber (g)

TIME: _____ a.m. / p.m.   **MEAL TOTALS:**

EVENING	☐ WATER (8 oz.)	Amount	Calories	Carbs (g)	Fat (g)	Protein (g)	Fiber (g)

TIME: _____ a.m. / p.m.   **MEAL TOTALS:**

	Calories	**Carbs** *(g)*	**Fat** *(g)*	**Protein** *(g)*	**Fiber** *(g)*
Today's Weight: _____ lb/kg **DAILY TOTALS:**					

JANUARY 9

BREAKFAST	☐ WATER (8 oz.)	Amount	Calories	Carbs (g)	Fat (g)	Protein (g)	Fiber (g)
TIME: a.m. / p.m.		**MEAL TOTALS:**					

MIDMORNING	☐ WATER (8 oz.)	Amount	Calories	Carbs (g)	Fat (g)	Protein (g)	Fiber (g)
TIME: a.m. / p.m.		**MEAL TOTALS:**					

LUNCH	☐ WATER (8 oz.)	Amount	Calories	Carbs (g)	Fat (g)	Protein (g)	Fiber (g)
TIME: a.m. / p.m.		**MEAL TOTALS:**					

AFTERNOON	☐ WATER (8 oz.)	Amount	Calories	Carbs (g)	Fat (g)	Protein (g)	Fiber (g)
TIME: a.m. / p.m.		**MEAL TOTALS:**					

DINNER	☐ WATER (8 oz.)	Amount	Calories	Carbs (g)	Fat (g)	Protein (g)	Fiber (g)
TIME: a.m. / p.m.		**MEAL TOTALS:**					

EVENING	☐ WATER (8 oz.)	Amount	Calories	Carbs (g)	Fat (g)	Protein (g)	Fiber (g)
TIME: a.m. / p.m.		**MEAL TOTALS:**					
			Calories	*Carbs* (g)	*Fat* (g)	*Protein* (g)	*Fiber* (g)
Today's Weight: _____ lb/kg		**DAILY TOTALS:**					

JANUARY 10

BREAKFAST	☐ WATER (8 oz.)	Amount	Calories	Carbs (g)	Fat (g)	Protein (g)	Fiber (g)

TIME: _____ a.m. / p.m. | **MEAL TOTALS:** | | | | | |

MIDMORNING	☐ WATER (8 oz.)	Amount	Calories	Carbs (g)	Fat (g)	Protein (g)	Fiber (g)

TIME: _____ a.m. / p.m. | **MEAL TOTALS:** | | | | | |

LUNCH	☐ WATER (8 oz.)	Amount	Calories	Carbs (g)	Fat (g)	Protein (g)	Fiber (g)

TIME: _____ a.m. / p.m. | **MEAL TOTALS:** | | | | | |

AFTERNOON	☐ WATER (8 oz.)	Amount	Calories	Carbs (g)	Fat (g)	Protein (g)	Fiber (g)

TIME: _____ a.m. / p.m. | **MEAL TOTALS:** | | | | | |

DINNER	☐ WATER (8 oz.)	Amount	Calories	Carbs (g)	Fat (g)	Protein (g)	Fiber (g)

TIME: _____ a.m. / p.m. | **MEAL TOTALS:** | | | | | |

EVENING	☐ WATER (8 oz.)	Amount	Calories	Carbs (g)	Fat (g)	Protein (g)	Fiber (g)

TIME: _____ a.m. / p.m. | **MEAL TOTALS:** | | | | | |

		Calories	*Carbs (g)*	*Fat (g)*	*Protein (g)*	*Fiber (g)*
Today's Weight: _____ lb/kg	**DAILY TOTALS:**					

JANUARY 11

BREAKFAST	☐ WATER (8 oz.)	Amount	Calories	Carbs (g)	Fat (g)	Protein (g)	Fiber (g)
TIME: a.m. / p.m.		**MEAL TOTALS:**					

MIDMORNING	☐ WATER (8 oz.)	Amount	Calories	Carbs (g)	Fat (g)	Protein (g)	Fiber (g)
TIME: a.m. / p.m.		**MEAL TOTALS:**					

LUNCH	☐ WATER (8 oz.)	Amount	Calories	Carbs (g)	Fat (g)	Protein (g)	Fiber (g)
TIME: a.m. / p.m.		**MEAL TOTALS:**					

AFTERNOON	☐ WATER (8 oz.)	Amount	Calories	Carbs (g)	Fat (g)	Protein (g)	Fiber (g)
TIME: a.m. / p.m.		**MEAL TOTALS:**					

DINNER	☐ WATER (8 oz.)	Amount	Calories	Carbs (g)	Fat (g)	Protein (g)	Fiber (g)
TIME: a.m. / p.m.		**MEAL TOTALS:**					

EVENING	☐ WATER (8 oz.)	Amount	Calories	Carbs (g)	Fat (g)	Protein (g)	Fiber (g)
TIME: a.m. / p.m.		**MEAL TOTALS:**					

			Calories	*Carbs* (g)	*Fat* (g)	*Protein* (g)	*Fiber* (g)
Today's Weight: _____ lb/kg		**DAILY TOTALS:**					

JANUARY 12

BREAKFAST	☐ WATER (8 oz.)	Amount	Calories	Carbs (g)	Fat (g)	Protein (g)	Fiber (g)
TIME: _____ a.m. / p.m.		**MEAL TOTALS:**					

MIDMORNING	☐ WATER (8 oz.)	Amount	Calories	Carbs (g)	Fat (g)	Protein (g)	Fiber (g)
TIME: _____ a.m. / p.m.		**MEAL TOTALS:**					

LUNCH	☐ WATER (8 oz.)	Amount	Calories	Carbs (g)	Fat (g)	Protein (g)	Fiber (g)
TIME: _____ a.m. / p.m.		**MEAL TOTALS:**					

AFTERNOON	☐ WATER (8 oz.)	Amount	Calories	Carbs (g)	Fat (g)	Protein (g)	Fiber (g)
TIME: _____ a.m. / p.m.		**MEAL TOTALS:**					

DINNER	☐ WATER (8 oz.)	Amount	Calories	Carbs (g)	Fat (g)	Protein (g)	Fiber (g)
TIME: _____ a.m. / p.m.		**MEAL TOTALS:**					

EVENING	☐ WATER (8 oz.)	Amount	Calories	Carbs (g)	Fat (g)	Protein (g)	Fiber (g)
TIME: _____ a.m. / p.m.		**MEAL TOTALS:**					

		Calories	*Carbs (g)*	*Fat (g)*	*Protein (g)*	*Fiber (g)*
Today's Weight: _____ lb/kg	**DAILY TOTALS:**					

JANUARY 13

BREAKFAST	☐ WATER (8 oz.)	Amount	Calories	Carbs (g)	Fat (g)	Protein (g)	Fiber (g)
TIME: a.m. / p.m.		**MEAL TOTALS:**					

MIDMORNING	☐ WATER (8 oz.)	Amount	Calories	Carbs (g)	Fat (g)	Protein (g)	Fiber (g)
TIME: a.m. / p.m.		**MEAL TOTALS:**					

LUNCH	☐ WATER (8 oz.)	Amount	Calories	Carbs (g)	Fat (g)	Protein (g)	Fiber (g)
TIME: a.m. / p.m.		**MEAL TOTALS:**					

AFTERNOON	☐ WATER (8 oz.)	Amount	Calories	Carbs (g)	Fat (g)	Protein (g)	Fiber (g)
TIME: a.m. / p.m.		**MEAL TOTALS:**					

DINNER	☐ WATER (8 oz.)	Amount	Calories	Carbs (g)	Fat (g)	Protein (g)	Fiber (g)
TIME: a.m. / p.m.		**MEAL TOTALS:**					

EVENING	☐ WATER (8 oz.)	Amount	Calories	Carbs (g)	Fat (g)	Protein (g)	Fiber (g)
TIME: a.m. / p.m.		**MEAL TOTALS:**					
			Calories	*Carbs (g)*	*Fat (g)*	*Protein (g)*	*Fiber (g)*
Today's Weight: _____ lb/kg		**DAILY TOTALS:**					

JANUARY 14

BREAKFAST	☐ WATER (8 oz.)	Amount	Calories	Carbs (g)	Fat (g)	Protein (g)	Fiber (g)
TIME: _____ a.m. / p.m.		**MEAL TOTALS:**					

MIDMORNING	☐ WATER (8 oz.)	Amount	Calories	Carbs (g)	Fat (g)	Protein (g)	Fiber (g)
TIME: _____ a.m. / p.m.		**MEAL TOTALS:**					

LUNCH	☐ WATER (8 oz.)	Amount	Calories	Carbs (g)	Fat (g)	Protein (g)	Fiber (g)
TIME: _____ a.m. / p.m.		**MEAL TOTALS:**					

AFTERNOON	☐ WATER (8 oz.)	Amount	Calories	Carbs (g)	Fat (g)	Protein (g)	Fiber (g)
TIME: _____ a.m. / p.m.		**MEAL TOTALS:**					

DINNER	☐ WATER (8 oz.)	Amount	Calories	Carbs (g)	Fat (g)	Protein (g)	Fiber (g)
TIME: _____ a.m. / p.m.		**MEAL TOTALS:**					

EVENING	☐ WATER (8 oz.)	Amount	Calories	Carbs (g)	Fat (g)	Protein (g)	Fiber (g)
TIME: _____ a.m. / p.m.		**MEAL TOTALS:**					

			Calories	*Carbs (g)*	*Fat (g)*	*Protein (g)*	*Fiber (g)*
Today's Weight: _____ lb/kg		**DAILY TOTALS:**					

JANUARY 15

BREAKFAST	☐ WATER (8 oz.)	Amount	Calories	Carbs (g)	Fat (g)	Protein (g)	Fiber (g)
TIME: _____ a.m./p.m.		**MEAL TOTALS:**					

MIDMORNING	☐ WATER (8 oz.)	Amount	Calories	Carbs (g)	Fat (g)	Protein (g)	Fiber (g)
TIME: _____ a.m./p.m.		**MEAL TOTALS:**					

LUNCH	☐ WATER (8 oz.)	Amount	Calories	Carbs (g)	Fat (g)	Protein (g)	Fiber (g)
TIME: _____ a.m./p.m.		**MEAL TOTALS:**					

AFTERNOON	☐ WATER (8 oz.)	Amount	Calories	Carbs (g)	Fat (g)	Protein (g)	Fiber (g)
TIME: _____ a.m./p.m.		**MEAL TOTALS:**					

DINNER	☐ WATER (8 oz.)	Amount	Calories	Carbs (g)	Fat (g)	Protein (g)	Fiber (g)
TIME: _____ a.m./p.m.		**MEAL TOTALS:**					

EVENING	☐ WATER (8 oz.)	Amount	Calories	Carbs (g)	Fat (g)	Protein (g)	Fiber (g)
TIME: _____ a.m./p.m.		**MEAL TOTALS:**					

			Calories	*Carbs (g)*	*Fat (g)*	*Protein (g)*	*Fiber (g)*
Today's Weight: _____ lb/kg		**DAILY TOTALS:**					

JANUARY 16

BREAKFAST	☐ WATER (8 oz.)	Amount	Calories	Carbs (g)	Fat (g)	Protein (g)	Fiber (g)
TIME: a.m. / p.m.		**MEAL TOTALS:**					

MIDMORNING	☐ WATER (8 oz.)	Amount	Calories	Carbs (g)	Fat (g)	Protein (g)	Fiber (g)
TIME: a.m. / p.m.		**MEAL TOTALS:**					

LUNCH	☐ WATER (8 oz.)	Amount	Calories	Carbs (g)	Fat (g)	Protein (g)	Fiber (g)
TIME: a.m. / p.m.		**MEAL TOTALS:**					

AFTERNOON	☐ WATER (8 oz.)	Amount	Calories	Carbs (g)	Fat (g)	Protein (g)	Fiber (g)
TIME: a.m. / p.m.		**MEAL TOTALS:**					

DINNER	☐ WATER (8 oz.)	Amount	Calories	Carbs (g)	Fat (g)	Protein (g)	Fiber (g)
TIME: a.m. / p.m.		**MEAL TOTALS:**					

EVENING	☐ WATER (8 oz.)	Amount	Calories	Carbs (g)	Fat (g)	Protein (g)	Fiber (g)
TIME: a.m. / p.m.		**MEAL TOTALS:**					

			Calories	*Carbs* (g)	*Fat* (g)	*Protein* (g)	*Fiber* (g)
Today's Weight: _____ lb/kg		**DAILY TOTALS:**					

JANUARY 17

BREAKFAST	☐ WATER (8 oz.)	Amount	Calories	Carbs (g)	Fat (g)	Protein (g)	Fiber (g)
TIME: a.m. / p.m.	**MEAL TOTALS:**						

MIDMORNING	☐ WATER (8 oz.)	Amount	Calories	Carbs (g)	Fat (g)	Protein (g)	Fiber (g)
TIME: a.m. / p.m.	**MEAL TOTALS:**						

LUNCH	☐ WATER (8 oz.)	Amount	Calories	Carbs (g)	Fat (g)	Protein (g)	Fiber (g)
TIME: a.m. / p.m.	**MEAL TOTALS:**						

AFTERNOON	☐ WATER (8 oz.)	Amount	Calories	Carbs (g)	Fat (g)	Protein (g)	Fiber (g)
TIME: a.m. / p.m.	**MEAL TOTALS:**						

DINNER	☐ WATER (8 oz.)	Amount	Calories	Carbs (g)	Fat (g)	Protein (g)	Fiber (g)
TIME: a.m. / p.m.	**MEAL TOTALS:**						

EVENING	☐ WATER (8 oz.)	Amount	Calories	Carbs (g)	Fat (g)	Protein (g)	Fiber (g)
TIME: a.m. / p.m.	**MEAL TOTALS:**						

			Calories	*Carbs* (g)	*Fat* (g)	*Protein* (g)	*Fiber* (g)
Today's Weight: _____ lb/kg		**DAILY TOTALS:**					

JANUARY 18

BREAKFAST ☐ WATER (8 oz.) | Amount | Calories | Carbs (g) | Fat (g) | Protein (g) | Fiber (g)

TIME: _____ a.m. / p.m. **MEAL TOTALS:**

MIDMORNING ☐ WATER (8 oz.) | Amount | Calories | Carbs (g) | Fat (g) | Protein (g) | Fiber (g)

TIME: _____ a.m. / p.m. **MEAL TOTALS:**

LUNCH ☐ WATER (8 oz.) | Amount | Calories | Carbs (g) | Fat (g) | Protein (g) | Fiber (g)

TIME: _____ a.m. / p.m. **MEAL TOTALS:**

AFTERNOON ☐ WATER (8 oz.) | Amount | Calories | Carbs (g) | Fat (g) | Protein (g) | Fiber (g)

TIME: _____ a.m. / p.m. **MEAL TOTALS:**

DINNER ☐ WATER (8 oz.) | Amount | Calories | Carbs (g) | Fat (g) | Protein (g) | Fiber (g)

TIME: _____ a.m. / p.m. **MEAL TOTALS:**

EVENING ☐ WATER (8 oz.) | Amount | Calories | Carbs (g) | Fat (g) | Protein (g) | Fiber (g)

TIME: _____ a.m. / p.m. **MEAL TOTALS:**

Today's Weight: _____ lb/kg **DAILY TOTALS:** | *Calories* | *Carbs (g)* | *Fat (g)* | *Protein (g)* | *Fiber (g)*

JANUARY 19

BREAKFAST	☐ WATER (8 oz.)	Amount	Calories	Carbs (g)	Fat (g)	Protein (g)	Fiber (g)
_____		_____	_____	_____	_____	_____	_____
_____		_____	_____	_____	_____	_____	_____
_____		_____	_____	_____	_____	_____	_____
_____		_____	_____	_____	_____	_____	_____
_____		_____	_____	_____	_____	_____	_____
_____		_____	_____	_____	_____	_____	_____
TIME: _____ a.m./p.m.		**MEAL TOTALS:**					

MIDMORNING	☐ WATER (8 oz.)	Amount	Calories	Carbs (g)	Fat (g)	Protein (g)	Fiber (g)
_____		_____	_____	_____	_____	_____	_____
_____		_____	_____	_____	_____	_____	_____
_____		_____	_____	_____	_____	_____	_____
_____		_____	_____	_____	_____	_____	_____
_____		_____	_____	_____	_____	_____	_____
_____		_____	_____	_____	_____	_____	_____
TIME: _____ a.m./p.m.		**MEAL TOTALS:**					

LUNCH	☐ WATER (8 oz.)	Amount	Calories	Carbs (g)	Fat (g)	Protein (g)	Fiber (g)
_____		_____	_____	_____	_____	_____	_____
_____		_____	_____	_____	_____	_____	_____
_____		_____	_____	_____	_____	_____	_____
_____		_____	_____	_____	_____	_____	_____
_____		_____	_____	_____	_____	_____	_____
_____		_____	_____	_____	_____	_____	_____
TIME: _____ a.m./p.m.		**MEAL TOTALS:**					

AFTERNOON	☐ WATER (8 oz.)	Amount	Calories	Carbs (g)	Fat (g)	Protein (g)	Fiber (g)
_____		_____	_____	_____	_____	_____	_____
_____		_____	_____	_____	_____	_____	_____
_____		_____	_____	_____	_____	_____	_____
_____		_____	_____	_____	_____	_____	_____
_____		_____	_____	_____	_____	_____	_____
_____		_____	_____	_____	_____	_____	_____
TIME: _____ a.m./p.m.		**MEAL TOTALS:**					

DINNER	☐ WATER (8 oz.)	Amount	Calories	Carbs (g)	Fat (g)	Protein (g)	Fiber (g)
_____		_____	_____	_____	_____	_____	_____
_____		_____	_____	_____	_____	_____	_____
_____		_____	_____	_____	_____	_____	_____
_____		_____	_____	_____	_____	_____	_____
_____		_____	_____	_____	_____	_____	_____
_____		_____	_____	_____	_____	_____	_____
TIME: _____ a.m./p.m.		**MEAL TOTALS:**					

EVENING	☐ WATER (8 oz.)	Amount	Calories	Carbs (g)	Fat (g)	Protein (g)	Fiber (g)
_____		_____	_____	_____	_____	_____	_____
_____		_____	_____	_____	_____	_____	_____
_____		_____	_____	_____	_____	_____	_____
_____		_____	_____	_____	_____	_____	_____
_____		_____	_____	_____	_____	_____	_____
_____		_____	_____	_____	_____	_____	_____
TIME: _____ a.m./p.m.		**MEAL TOTALS:**					

			Calories	*Carbs (g)*	*Fat (g)*	*Protein (g)*	*Fiber (g)*
Today's Weight: _____ lb/kg		**DAILY TOTALS:**					

JANUARY 20

BREAKFAST	☐ WATER (8 oz.)	Amount	Calories	Carbs (g)	Fat (g)	Protein (g)	Fiber (g)
TIME: _____ a.m./p.m.		**MEAL TOTALS:**					

MIDMORNING	☐ WATER (8 oz.)	Amount	Calories	Carbs (g)	Fat (g)	Protein (g)	Fiber (g)
TIME: _____ a.m./p.m.		**MEAL TOTALS:**					

LUNCH	☐ WATER (8 oz.)	Amount	Calories	Carbs (g)	Fat (g)	Protein (g)	Fiber (g)
TIME: _____ a.m./p.m.		**MEAL TOTALS:**					

AFTERNOON	☐ WATER (8 oz.)	Amount	Calories	Carbs (g)	Fat (g)	Protein (g)	Fiber (g)
TIME: _____ a.m./p.m.		**MEAL TOTALS:**					

DINNER	☐ WATER (8 oz.)	Amount	Calories	Carbs (g)	Fat (g)	Protein (g)	Fiber (g)
TIME: _____ a.m./p.m.		**MEAL TOTALS:**					

EVENING	☐ WATER (8 oz.)	Amount	Calories	Carbs (g)	Fat (g)	Protein (g)	Fiber (g)
TIME: _____ a.m./p.m.		**MEAL TOTALS:**					

			Calories	Carbs (g)	Fat (g)	Protein (g)	Fiber (g)
Today's Weight: _____ lb/kg		**DAILY TOTALS:**					

JANUARY 21

BREAKFAST	☐ WATER (8 oz.)	Amount	Calories	Carbs (g)	Fat (g)	Protein (g)	Fiber (g)
TIME: a.m. / p.m.		MEAL TOTALS:					

MIDMORNING	☐ WATER (8 oz.)	Amount	Calories	Carbs (g)	Fat (g)	Protein (g)	Fiber (g)
TIME: a.m. / p.m.		MEAL TOTALS:					

LUNCH	☐ WATER (8 oz.)	Amount	Calories	Carbs (g)	Fat (g)	Protein (g)	Fiber (g)
TIME: a.m. / p.m.		MEAL TOTALS:					

AFTERNOON	☐ WATER (8 oz.)	Amount	Calories	Carbs (g)	Fat (g)	Protein (g)	Fiber (g)
TIME: a.m. / p.m.		MEAL TOTALS:					

DINNER	☐ WATER (8 oz.)	Amount	Calories	Carbs (g)	Fat (g)	Protein (g)	Fiber (g)
TIME: a.m. / p.m.		MEAL TOTALS:					

EVENING	☐ WATER (8 oz.)	Amount	Calories	Carbs (g)	Fat (g)	Protein (g)	Fiber (g)
TIME: a.m. / p.m.		MEAL TOTALS:					
			Calories	*Carbs* (g)	*Fat* (g)	*Protein* (g)	*Fiber* (g)
Today's Weight: _____ lb/kg		DAILY TOTALS:					

JANUARY 22

BREAKFAST	☐ WATER (8 oz.)	Amount	Calories	Carbs (g)	Fat (g)	Protein (g)	Fiber (g)
_____		_____	_____	_____	_____	_____	_____
_____		_____	_____	_____	_____	_____	_____
_____		_____	_____	_____	_____	_____	_____
_____		_____	_____	_____	_____	_____	_____
_____		_____	_____	_____	_____	_____	_____
_____		_____	_____	_____	_____	_____	_____

TIME: _____ a.m. / p.m.   **MEAL TOTALS:**

MIDMORNING	☐ WATER (8 oz.)	Amount	Calories	Carbs (g)	Fat (g)	Protein (g)	Fiber (g)
_____		_____	_____	_____	_____	_____	_____
_____		_____	_____	_____	_____	_____	_____
_____		_____	_____	_____	_____	_____	_____
_____		_____	_____	_____	_____	_____	_____
_____		_____	_____	_____	_____	_____	_____
_____		_____	_____	_____	_____	_____	_____

TIME: _____ a.m. / p.m.   **MEAL TOTALS:**

LUNCH	☐ WATER (8 oz.)	Amount	Calories	Carbs (g)	Fat (g)	Protein (g)	Fiber (g)
_____		_____	_____	_____	_____	_____	_____
_____		_____	_____	_____	_____	_____	_____
_____		_____	_____	_____	_____	_____	_____
_____		_____	_____	_____	_____	_____	_____
_____		_____	_____	_____	_____	_____	_____
_____		_____	_____	_____	_____	_____	_____

TIME: _____ a.m. / p.m.   **MEAL TOTALS:**

AFTERNOON	☐ WATER (8 oz.)	Amount	Calories	Carbs (g)	Fat (g)	Protein (g)	Fiber (g)
_____		_____	_____	_____	_____	_____	_____
_____		_____	_____	_____	_____	_____	_____
_____		_____	_____	_____	_____	_____	_____
_____		_____	_____	_____	_____	_____	_____
_____		_____	_____	_____	_____	_____	_____
_____		_____	_____	_____	_____	_____	_____

TIME: _____ a.m. / p.m.   **MEAL TOTALS:**

DINNER	☐ WATER (8 oz.)	Amount	Calories	Carbs (g)	Fat (g)	Protein (g)	Fiber (g)
_____		_____	_____	_____	_____	_____	_____
_____		_____	_____	_____	_____	_____	_____
_____		_____	_____	_____	_____	_____	_____
_____		_____	_____	_____	_____	_____	_____
_____		_____	_____	_____	_____	_____	_____
_____		_____	_____	_____	_____	_____	_____

TIME: _____ a.m. / p.m.   **MEAL TOTALS:**

EVENING	☐ WATER (8 oz.)	Amount	Calories	Carbs (g)	Fat (g)	Protein (g)	Fiber (g)
_____		_____	_____	_____	_____	_____	_____
_____		_____	_____	_____	_____	_____	_____
_____		_____	_____	_____	_____	_____	_____
_____		_____	_____	_____	_____	_____	_____
_____		_____	_____	_____	_____	_____	_____
_____		_____	_____	_____	_____	_____	_____

TIME: _____ a.m. / p.m.   **MEAL TOTALS:**

	Calories	Carbs (g)	Fat (g)	Protein (g)	Fiber (g)
Today's Weight: _____ lb/kg **DAILY TOTALS:**					

JANUARY 23

BREAKFAST	☐ WATER (8 oz.)	Amount	Calories	Carbs (g)	Fat (g)	Protein (g)	Fiber (g)
TIME: a.m. / p.m.		**MEAL TOTALS:**					
MIDMORNING	☐ WATER (8 oz.)	Amount	Calories	Carbs (g)	Fat (g)	Protein (g)	Fiber (g)
TIME: a.m. / p.m.		**MEAL TOTALS:**					
LUNCH	☐ WATER (8 oz.)	Amount	Calories	Carbs (g)	Fat (g)	Protein (g)	Fiber (g)
TIME: a.m. / p.m.		**MEAL TOTALS:**					
AFTERNOON	☐ WATER (8 oz.)	Amount	Calories	Carbs (g)	Fat (g)	Protein (g)	Fiber (g)
TIME: a.m. / p.m.		**MEAL TOTALS:**					
DINNER	☐ WATER (8 oz.)	Amount	Calories	Carbs (g)	Fat (g)	Protein (g)	Fiber (g)
TIME: a.m. / p.m.		**MEAL TOTALS:**					
EVENING	☐ WATER (8 oz.)	Amount	Calories	Carbs (g)	Fat (g)	Protein (g)	Fiber (g)
TIME: a.m. / p.m.		**MEAL TOTALS:**					
			Calories	*Carbs* (g)	*Fat* (g)	*Protein* (g)	*Fiber* (g)
Today's Weight: _____ lb/kg		**DAILY TOTALS:**					

JANUARY 24

BREAKFAST	☐ WATER (8 oz.)	Amount	Calories	Carbs (g)	Fat (g)	Protein (g)	Fiber (g)
TIME: a.m. / p.m.		**MEAL TOTALS:**					

MIDMORNING	☐ WATER (8 oz.)	Amount	Calories	Carbs (g)	Fat (g)	Protein (g)	Fiber (g)
TIME: a.m. / p.m.		**MEAL TOTALS:**					

LUNCH	☐ WATER (8 oz.)	Amount	Calories	Carbs (g)	Fat (g)	Protein (g)	Fiber (g)
TIME: a.m. / p.m.		**MEAL TOTALS:**					

AFTERNOON	☐ WATER (8 oz.)	Amount	Calories	Carbs (g)	Fat (g)	Protein (g)	Fiber (g)
TIME: a.m. / p.m.		**MEAL TOTALS:**					

DINNER	☐ WATER (8 oz.)	Amount	Calories	Carbs (g)	Fat (g)	Protein (g)	Fiber (g)
TIME: a.m. / p.m.		**MEAL TOTALS:**					

EVENING	☐ WATER (8 oz.)	Amount	Calories	Carbs (g)	Fat (g)	Protein (g)	Fiber (g)
TIME: a.m. / p.m.		**MEAL TOTALS:**					

			Calories	*Carbs (g)*	*Fat (g)*	*Protein (g)*	*Fiber (g)*
Today's Weight: _____ lb/kg		**DAILY TOTALS:**					

JANUARY 25

BREAKFAST	☐ WATER (8 oz.)	Amount	Calories	Carbs (g)	Fat (g)	Protein (g)	Fiber (g)
_____		_____	_____	_____	_____	_____	_____
_____		_____	_____	_____	_____	_____	_____
_____		_____	_____	_____	_____	_____	_____
_____		_____	_____	_____	_____	_____	_____
_____		_____	_____	_____	_____	_____	_____
_____		_____	_____	_____	_____	_____	_____
TIME: _____ a.m. / p.m.		**MEAL TOTALS:**					

MIDMORNING	☐ WATER (8 oz.)	Amount	Calories	Carbs (g)	Fat (g)	Protein (g)	Fiber (g)
_____		_____	_____	_____	_____	_____	_____
_____		_____	_____	_____	_____	_____	_____
_____		_____	_____	_____	_____	_____	_____
_____		_____	_____	_____	_____	_____	_____
_____		_____	_____	_____	_____	_____	_____
_____		_____	_____	_____	_____	_____	_____
TIME: _____ a.m. / p.m.		**MEAL TOTALS:**					

LUNCH	☐ WATER (8 oz.)	Amount	Calories	Carbs (g)	Fat (g)	Protein (g)	Fiber (g)
_____		_____	_____	_____	_____	_____	_____
_____		_____	_____	_____	_____	_____	_____
_____		_____	_____	_____	_____	_____	_____
_____		_____	_____	_____	_____	_____	_____
_____		_____	_____	_____	_____	_____	_____
_____		_____	_____	_____	_____	_____	_____
TIME: _____ a.m. / p.m.		**MEAL TOTALS:**					

AFTERNOON	☐ WATER (8 oz.)	Amount	Calories	Carbs (g)	Fat (g)	Protein (g)	Fiber (g)
_____		_____	_____	_____	_____	_____	_____
_____		_____	_____	_____	_____	_____	_____
_____		_____	_____	_____	_____	_____	_____
_____		_____	_____	_____	_____	_____	_____
_____		_____	_____	_____	_____	_____	_____
_____		_____	_____	_____	_____	_____	_____
TIME: _____ a.m. / p.m.		**MEAL TOTALS:**					

DINNER	☐ WATER (8 oz.)	Amount	Calories	Carbs (g)	Fat (g)	Protein (g)	Fiber (g)
_____		_____	_____	_____	_____	_____	_____
_____		_____	_____	_____	_____	_____	_____
_____		_____	_____	_____	_____	_____	_____
_____		_____	_____	_____	_____	_____	_____
_____		_____	_____	_____	_____	_____	_____
_____		_____	_____	_____	_____	_____	_____
TIME: _____ a.m. / p.m.		**MEAL TOTALS:**					

EVENING	☐ WATER (8 oz.)	Amount	Calories	Carbs (g)	Fat (g)	Protein (g)	Fiber (g)
_____		_____	_____	_____	_____	_____	_____
_____		_____	_____	_____	_____	_____	_____
_____		_____	_____	_____	_____	_____	_____
_____		_____	_____	_____	_____	_____	_____
_____		_____	_____	_____	_____	_____	_____
_____		_____	_____	_____	_____	_____	_____
TIME: _____ a.m. / p.m.		**MEAL TOTALS:**					

			Calories	*Carbs* (g)	*Fat* (g)	*Protein* (g)	*Fiber* (g)
Today's Weight: _____ lb/kg		**DAILY TOTALS:**					

JANUARY 26

BREAKFAST	☐ WATER (8 oz.)	Amount	Calories	Carbs (g)	Fat (g)	Protein (g)	Fiber (g)
TIME: _____ a.m./p.m.		**MEAL TOTALS:**					

MIDMORNING	☐ WATER (8 oz.)	Amount	Calories	Carbs (g)	Fat (g)	Protein (g)	Fiber (g)
TIME: _____ a.m./p.m.		**MEAL TOTALS:**					

LUNCH	☐ WATER (8 oz.)	Amount	Calories	Carbs (g)	Fat (g)	Protein (g)	Fiber (g)
TIME: _____ a.m./p.m.		**MEAL TOTALS:**					

AFTERNOON	☐ WATER (8 oz.)	Amount	Calories	Carbs (g)	Fat (g)	Protein (g)	Fiber (g)
TIME: _____ a.m./p.m.		**MEAL TOTALS:**					

DINNER	☐ WATER (8 oz.)	Amount	Calories	Carbs (g)	Fat (g)	Protein (g)	Fiber (g)
TIME: _____ a.m./p.m.		**MEAL TOTALS:**					

EVENING	☐ WATER (8 oz.)	Amount	Calories	Carbs (g)	Fat (g)	Protein (g)	Fiber (g)
TIME: _____ a.m./p.m.		**MEAL TOTALS:**					

			Calories	*Carbs* (g)	*Fat* (g)	*Protein* (g)	*Fiber* (g)
Today's Weight: _____ lb/kg		**DAILY TOTALS:**					

JANUARY 27

BREAKFAST	☐ WATER (8 oz.)	Amount	Calories	Carbs (g)	Fat (g)	Protein (g)	Fiber (g)
TIME: a.m. / p.m.		**MEAL TOTALS:**					

MIDMORNING	☐ WATER (8 oz.)	Amount	Calories	Carbs (g)	Fat (g)	Protein (g)	Fiber (g)
TIME: a.m. / p.m.		**MEAL TOTALS:**					

LUNCH	☐ WATER (8 oz.)	Amount	Calories	Carbs (g)	Fat (g)	Protein (g)	Fiber (g)
TIME: a.m. / p.m.		**MEAL TOTALS:**					

AFTERNOON	☐ WATER (8 oz.)	Amount	Calories	Carbs (g)	Fat (g)	Protein (g)	Fiber (g)
TIME: a.m. / p.m.		**MEAL TOTALS:**					

DINNER	☐ WATER (8 oz.)	Amount	Calories	Carbs (g)	Fat (g)	Protein (g)	Fiber (g)
TIME: a.m. / p.m.		**MEAL TOTALS:**					

EVENING	☐ WATER (8 oz.)	Amount	Calories	Carbs (g)	Fat (g)	Protein (g)	Fiber (g)
TIME: a.m. / p.m.		**MEAL TOTALS:**					

			Calories	*Carbs (g)*	*Fat (g)*	*Protein (g)*	*Fiber (g)*
Today's Weight: _____ lb/kg		**DAILY TOTALS:**					

JANUARY 28

BREAKFAST	☐ WATER (8 oz.)	Amount	Calories	Carbs (g)	Fat (g)	Protein (g)	Fiber (g)

TIME: _____ a.m. / p.m.   **MEAL TOTALS:**

MIDMORNING	☐ WATER (8 oz.)	Amount	Calories	Carbs (g)	Fat (g)	Protein (g)	Fiber (g)

TIME: _____ a.m. / p.m.   **MEAL TOTALS:**

LUNCH	☐ WATER (8 oz.)	Amount	Calories	Carbs (g)	Fat (g)	Protein (g)	Fiber (g)

TIME: _____ a.m. / p.m.   **MEAL TOTALS:**

AFTERNOON	☐ WATER (8 oz.)	Amount	Calories	Carbs (g)	Fat (g)	Protein (g)	Fiber (g)

TIME: _____ a.m. / p.m.   **MEAL TOTALS:**

DINNER	☐ WATER (8 oz.)	Amount	Calories	Carbs (g)	Fat (g)	Protein (g)	Fiber (g)

TIME: _____ a.m. / p.m.   **MEAL TOTALS:**

EVENING	☐ WATER (8 oz.)	Amount	Calories	Carbs (g)	Fat (g)	Protein (g)	Fiber (g)

TIME: _____ a.m. / p.m.   **MEAL TOTALS:**

	Calories	*Carbs (g)*	*Fat (g)*	*Protein (g)*	*Fiber (g)*
DAILY TOTALS:					

Today's Weight: _____ lb/kg

JANUARY 29

BREAKFAST	☐ WATER (8 oz.)	Amount	Calories	Carbs (g)	Fat (g)	Protein (g)	Fiber (g)

TIME: _____ a.m. / p.m. | **MEAL TOTALS:**

MIDMORNING	☐ WATER (8 oz.)	Amount	Calories	Carbs (g)	Fat (g)	Protein (g)	Fiber (g)

TIME: _____ a.m. / p.m. | **MEAL TOTALS:**

LUNCH	☐ WATER (8 oz.)	Amount	Calories	Carbs (g)	Fat (g)	Protein (g)	Fiber (g)

TIME: _____ a.m. / p.m. | **MEAL TOTALS:**

AFTERNOON	☐ WATER (8 oz.)	Amount	Calories	Carbs (g)	Fat (g)	Protein (g)	Fiber (g)

TIME: _____ a.m. / p.m. | **MEAL TOTALS:**

DINNER	☐ WATER (8 oz.)	Amount	Calories	Carbs (g)	Fat (g)	Protein (g)	Fiber (g)

TIME: _____ a.m. / p.m. | **MEAL TOTALS:**

EVENING	☐ WATER (8 oz.)	Amount	Calories	Carbs (g)	Fat (g)	Protein (g)	Fiber (g)

TIME: _____ a.m. / p.m. | **MEAL TOTALS:**

		Calories	*Carbs* (g)	*Fat* (g)	*Protein* (g)	*Fiber* (g)
Today's Weight: _____ lb/kg	**DAILY TOTALS:**					

JANUARY 30

BREAKFAST	☐ WATER (8 oz.)	Amount	Calories	Carbs (g)	Fat (g)	Protein (g)	Fiber (g)

TIME: _____ a.m. / p.m. **MEAL TOTALS:**

MIDMORNING	☐ WATER (8 oz.)	Amount	Calories	Carbs (g)	Fat (g)	Protein (g)	Fiber (g)

TIME: _____ a.m. / p.m. **MEAL TOTALS:**

LUNCH	☐ WATER (8 oz.)	Amount	Calories	Carbs (g)	Fat (g)	Protein (g)	Fiber (g)

TIME: _____ a.m. / p.m. **MEAL TOTALS:**

AFTERNOON	☐ WATER (8 oz.)	Amount	Calories	Carbs (g)	Fat (g)	Protein (g)	Fiber (g)

TIME: _____ a.m. / p.m. **MEAL TOTALS:**

DINNER	☐ WATER (8 oz.)	Amount	Calories	Carbs (g)	Fat (g)	Protein (g)	Fiber (g)

TIME: _____ a.m. / p.m. **MEAL TOTALS:**

EVENING	☐ WATER (8 oz.)	Amount	Calories	Carbs (g)	Fat (g)	Protein (g)	Fiber (g)

TIME: _____ a.m. / p.m. **MEAL TOTALS:**

	Calories	*Carbs (g)*	*Fat (g)*	*Protein (g)*	*Fiber (g)*
Today's Weight: _____ lb/kg **DAILY TOTALS:**					

JANUARY 31

BREAKFAST	☐ WATER (8 oz.)	Amount	Calories	Carbs (g)	Fat (g)	Protein (g)	Fiber (g)
_____		_____	_____	_____	_____	_____	_____
_____		_____	_____	_____	_____	_____	_____
_____		_____	_____	_____	_____	_____	_____
_____		_____	_____	_____	_____	_____	_____
_____		_____	_____	_____	_____	_____	_____
_____		_____	_____	_____	_____	_____	_____
TIME: _____ a.m./p.m.		**MEAL TOTALS:**					

MIDMORNING	☐ WATER (8 oz.)	Amount	Calories	Carbs (g)	Fat (g)	Protein (g)	Fiber (g)
_____		_____	_____	_____	_____	_____	_____
_____		_____	_____	_____	_____	_____	_____
_____		_____	_____	_____	_____	_____	_____
_____		_____	_____	_____	_____	_____	_____
_____		_____	_____	_____	_____	_____	_____
TIME: _____ a.m./p.m.		**MEAL TOTALS:**					

LUNCH	☐ WATER (8 oz.)	Amount	Calories	Carbs (g)	Fat (g)	Protein (g)	Fiber (g)
_____		_____	_____	_____	_____	_____	_____
_____		_____	_____	_____	_____	_____	_____
_____		_____	_____	_____	_____	_____	_____
_____		_____	_____	_____	_____	_____	_____
_____		_____	_____	_____	_____	_____	_____
_____		_____	_____	_____	_____	_____	_____
TIME: _____ a.m./p.m.		**MEAL TOTALS:**					

AFTERNOON	☐ WATER (8 oz.)	Amount	Calories	Carbs (g)	Fat (g)	Protein (g)	Fiber (g)
_____		_____	_____	_____	_____	_____	_____
_____		_____	_____	_____	_____	_____	_____
_____		_____	_____	_____	_____	_____	_____
_____		_____	_____	_____	_____	_____	_____
_____		_____	_____	_____	_____	_____	_____
_____		_____	_____	_____	_____	_____	_____
TIME: _____ a.m./p.m.		**MEAL TOTALS:**					

DINNER	☐ WATER (8 oz.)	Amount	Calories	Carbs (g)	Fat (g)	Protein (g)	Fiber (g)
_____		_____	_____	_____	_____	_____	_____
_____		_____	_____	_____	_____	_____	_____
_____		_____	_____	_____	_____	_____	_____
_____		_____	_____	_____	_____	_____	_____
_____		_____	_____	_____	_____	_____	_____
_____		_____	_____	_____	_____	_____	_____
TIME: _____ a.m./p.m.		**MEAL TOTALS:**					

EVENING	☐ WATER (8 oz.)	Amount	Calories	Carbs (g)	Fat (g)	Protein (g)	Fiber (g)
_____		_____	_____	_____	_____	_____	_____
_____		_____	_____	_____	_____	_____	_____
_____		_____	_____	_____	_____	_____	_____
_____		_____	_____	_____	_____	_____	_____
_____		_____	_____	_____	_____	_____	_____
_____		_____	_____	_____	_____	_____	_____
TIME: _____ a.m./p.m.		**MEAL TOTALS:**					

			Calories	*Carbs* (g)	*Fat* (g)	*Protein* (g)	*Fiber* (g)
Today's Weight: _____ lb/kg		**DAILY TOTALS**					

FEBRUARY NOTES:

FEBRUARY 1

BREAKFAST	☐ WATER (8 oz.)	Amount	Calories	Carbs (g)	Fat (g)	Protein (g)	Fiber (g)

TIME: _____ a.m. / p.m. | **MEAL TOTALS:** | | | | | |

MIDMORNING	☐ WATER (8 oz.)	Amount	Calories	Carbs (g)	Fat (g)	Protein (g)	Fiber (g)

TIME: _____ a.m. / p.m. | **MEAL TOTALS:** | | | | | |

LUNCH	☐ WATER (8 oz.)	Amount	Calories	Carbs (g)	Fat (g)	Protein (g)	Fiber (g)

TIME: _____ a.m. / p.m. | **MEAL TOTALS:** | | | | | |

AFTERNOON	☐ WATER (8 oz.)	Amount	Calories	Carbs (g)	Fat (g)	Protein (g)	Fiber (g)

TIME: _____ a.m. / p.m. | **MEAL TOTALS:** | | | | | |

DINNER	☐ WATER (8 oz.)	Amount	Calories	Carbs (g)	Fat (g)	Protein (g)	Fiber (g)

TIME: _____ a.m. / p.m. | **MEAL TOTALS:** | | | | | |

EVENING	☐ WATER (8 oz.)	Amount	Calories	Carbs (g)	Fat (g)	Protein (g)	Fiber (g)

TIME: _____ a.m. / p.m. | **MEAL TOTALS:** | | | | | |

			Calories	*Carbs* (g)	*Fat* (g)	*Protein* (g)	*Fiber* (g)
Today's Weight: _____ lb/kg		**DAILY TOTALS:**					

FEBRUARY 2

BREAKFAST	☐ WATER (8 oz.)	Amount	Calories	Carbs (g)	Fat (g)	Protein (g)	Fiber (g)
TIME: _____ a.m. / p.m.		**MEAL TOTALS:**					

MIDMORNING	☐ WATER (8 oz.)	Amount	Calories	Carbs (g)	Fat (g)	Protein (g)	Fiber (g)
TIME: _____ a.m. / p.m.		**MEAL TOTALS:**					

LUNCH	☐ WATER (8 oz.)	Amount	Calories	Carbs (g)	Fat (g)	Protein (g)	Fiber (g)
TIME: _____ a.m. / p.m.		**MEAL TOTALS:**					

AFTERNOON	☐ WATER (8 oz.)	Amount	Calories	Carbs (g)	Fat (g)	Protein (g)	Fiber (g)
TIME: _____ a.m. / p.m.		**MEAL TOTALS:**					

DINNER	☐ WATER (8 oz.)	Amount	Calories	Carbs (g)	Fat (g)	Protein (g)	Fiber (g)
TIME: _____ a.m. / p.m.		**MEAL TOTALS:**					

EVENING	☐ WATER (8 oz.)	Amount	Calories	Carbs (g)	Fat (g)	Protein (g)	Fiber (g)
TIME: _____ a.m. / p.m.		**MEAL TOTALS:**					

		Calories	*Carbs (g)*	*Fat (g)*	*Protein (g)*	*Fiber (g)*
Today's Weight: _____ lb/kg	**DAILY TOTALS:**					

FEBRUARY 3

BREAKFAST	☐ WATER (8 oz.)	Amount	Calories	Carbs (g)	Fat (g)	Protein (g)	Fiber (g)
TIME: a.m. / p.m.		**MEAL TOTALS:**					

MIDMORNING	☐ WATER (8 oz.)	Amount	Calories	Carbs (g)	Fat (g)	Protein (g)	Fiber (g)
TIME: a.m. / p.m.		**MEAL TOTALS:**					

LUNCH	☐ WATER (8 oz.)	Amount	Calories	Carbs (g)	Fat (g)	Protein (g)	Fiber (g)
TIME: a.m. / p.m.		**MEAL TOTALS:**					

AFTERNOON	☐ WATER (8 oz.)	Amount	Calories	Carbs (g)	Fat (g)	Protein (g)	Fiber (g)
TIME: a.m. / p.m.		**MEAL TOTALS:**					

DINNER	☐ WATER (8 oz.)	Amount	Calories	Carbs (g)	Fat (g)	Protein (g)	Fiber (g)
TIME: a.m. / p.m.		**MEAL TOTALS:**					

EVENING	☐ WATER (8 oz.)	Amount	Calories	Carbs (g)	Fat (g)	Protein (g)	Fiber (g)
TIME: a.m. / p.m.		**MEAL TOTALS:**					
			Calories	**Carbs** (g)	**Fat** (g)	**Protein** (g)	**Fiber** (g)
Today's Weight: _____ lb/kg		**DAILY TOTALS:**					

FEBRUARY 4

BREAKFAST	☐ WATER (8 oz.)	Amount	Calories	Carbs (g)	Fat (g)	Protein (g)	Fiber (g)

TIME: _____ a.m. / p.m. | MEAL TOTALS: | | | | | |

MIDMORNING	☐ WATER (8 oz.)	Amount	Calories	Carbs (g)	Fat (g)	Protein (g)	Fiber (g)

TIME: _____ a.m. / p.m. | MEAL TOTALS: | | | | | |

LUNCH	☐ WATER (8 oz.)	Amount	Calories	Carbs (g)	Fat (g)	Protein (g)	Fiber (g)

TIME: _____ a.m. / p.m. | MEAL TOTALS: | | | | | |

AFTERNOON	☐ WATER (8 oz.)	Amount	Calories	Carbs (g)	Fat (g)	Protein (g)	Fiber (g)

TIME: _____ a.m. / p.m. | MEAL TOTALS: | | | | | |

DINNER	☐ WATER (8 oz.)	Amount	Calories	Carbs (g)	Fat (g)	Protein (g)	Fiber (g)

TIME: _____ a.m. / p.m. | MEAL TOTALS: | | | | | |

EVENING	☐ WATER (8 oz.)	Amount	Calories	Carbs (g)	Fat (g)	Protein (g)	Fiber (g)

TIME: _____ a.m. / p.m. | MEAL TOTALS: | | | | | |

			Calories	*Carbs* (g)	*Fat* (g)	*Protein* (g)	*Fiber* (g)
Today's Weight: _____ lb/kg		DAILY TOTALS:					

FEBRUARY 5

BREAKFAST	☐ WATER (8 oz.)	Amount	Calories	Carbs (g)	Fat (g)	Protein (g)	Fiber (g)
_____		_____	_____	_____	_____	_____	_____
_____		_____	_____	_____	_____	_____	_____
_____		_____	_____	_____	_____	_____	_____
_____		_____	_____	_____	_____	_____	_____
_____		_____	_____	_____	_____	_____	_____
_____		_____	_____	_____	_____	_____	_____
TIME: _____ a.m. / p.m.		**MEAL TOTALS:**					

MIDMORNING	☐ WATER (8 oz.)	Amount	Calories	Carbs (g)	Fat (g)	Protein (g)	Fiber (g)
_____		_____	_____	_____	_____	_____	_____
_____		_____	_____	_____	_____	_____	_____
_____		_____	_____	_____	_____	_____	_____
_____		_____	_____	_____	_____	_____	_____
_____		_____	_____	_____	_____	_____	_____
TIME: _____ a.m. / p.m.		**MEAL TOTALS:**					

LUNCH	☐ WATER (8 oz.)	Amount	Calories	Carbs (g)	Fat (g)	Protein (g)	Fiber (g)
_____		_____	_____	_____	_____	_____	_____
_____		_____	_____	_____	_____	_____	_____
_____		_____	_____	_____	_____	_____	_____
_____		_____	_____	_____	_____	_____	_____
_____		_____	_____	_____	_____	_____	_____
_____		_____	_____	_____	_____	_____	_____
TIME: _____ a.m. / p.m.		**MEAL TOTALS:**					

AFTERNOON	☐ WATER (8 oz.)	Amount	Calories	Carbs (g)	Fat (g)	Protein (g)	Fiber (g)
_____		_____	_____	_____	_____	_____	_____
_____		_____	_____	_____	_____	_____	_____
_____		_____	_____	_____	_____	_____	_____
_____		_____	_____	_____	_____	_____	_____
_____		_____	_____	_____	_____	_____	_____
_____		_____	_____	_____	_____	_____	_____
TIME: _____ a.m. / p.m.		**MEAL TOTALS:**					

DINNER	☐ WATER (8 oz.)	Amount	Calories	Carbs (g)	Fat (g)	Protein (g)	Fiber (g)
_____		_____	_____	_____	_____	_____	_____
_____		_____	_____	_____	_____	_____	_____
_____		_____	_____	_____	_____	_____	_____
_____		_____	_____	_____	_____	_____	_____
_____		_____	_____	_____	_____	_____	_____
_____		_____	_____	_____	_____	_____	_____
TIME: _____ a.m. / p.m.		**MEAL TOTALS:**					

EVENING	☐ WATER (8 oz.)	Amount	Calories	Carbs (g)	Fat (g)	Protein (g)	Fiber (g)
_____		_____	_____	_____	_____	_____	_____
_____		_____	_____	_____	_____	_____	_____
_____		_____	_____	_____	_____	_____	_____
_____		_____	_____	_____	_____	_____	_____
_____		_____	_____	_____	_____	_____	_____
_____		_____	_____	_____	_____	_____	_____
TIME: _____ a.m. / p.m.		**MEAL TOTALS:**					

			Calories	*Carbs* (g)	*Fat* (g)	*Protein* (g)	*Fiber* (g)
Today's Weight: _____ lb/kg		**DAILY TOTALS:**					

FEBRUARY 6

BREAKFAST	☐ WATER (8 oz.)	Amount	Calories	Carbs (g)	Fat (g)	Protein (g)	Fiber (g)
_____		_____	_____	_____	_____	_____	_____
_____		_____	_____	_____	_____	_____	_____
_____		_____	_____	_____	_____	_____	_____
_____		_____	_____	_____	_____	_____	_____
_____		_____	_____	_____	_____	_____	_____

TIME: _____ a.m. / p.m.   **MEAL TOTALS:**

MIDMORNING	☐ WATER (8 oz.)	Amount	Calories	Carbs (g)	Fat (g)	Protein (g)	Fiber (g)
_____		_____	_____	_____	_____	_____	_____
_____		_____	_____	_____	_____	_____	_____
_____		_____	_____	_____	_____	_____	_____
_____		_____	_____	_____	_____	_____	_____
_____		_____	_____	_____	_____	_____	_____

TIME: _____ a.m. / p.m.   **MEAL TOTALS:**

LUNCH	☐ WATER (8 oz.)	Amount	Calories	Carbs (g)	Fat (g)	Protein (g)	Fiber (g)
_____		_____	_____	_____	_____	_____	_____
_____		_____	_____	_____	_____	_____	_____
_____		_____	_____	_____	_____	_____	_____
_____		_____	_____	_____	_____	_____	_____
_____		_____	_____	_____	_____	_____	_____

TIME: _____ a.m. / p.m.   **MEAL TOTALS:**

AFTERNOON	☐ WATER (8 oz.)	Amount	Calories	Carbs (g)	Fat (g)	Protein (g)	Fiber (g)
_____		_____	_____	_____	_____	_____	_____
_____		_____	_____	_____	_____	_____	_____
_____		_____	_____	_____	_____	_____	_____
_____		_____	_____	_____	_____	_____	_____
_____		_____	_____	_____	_____	_____	_____

TIME: _____ a.m. / p.m.   **MEAL TOTALS:**

DINNER	☐ WATER (8 oz.)	Amount	Calories	Carbs (g)	Fat (g)	Protein (g)	Fiber (g)
_____		_____	_____	_____	_____	_____	_____
_____		_____	_____	_____	_____	_____	_____
_____		_____	_____	_____	_____	_____	_____
_____		_____	_____	_____	_____	_____	_____
_____		_____	_____	_____	_____	_____	_____

TIME: _____ a.m. / p.m.   **MEAL TOTALS:**

EVENING	☐ WATER (8 oz.)	Amount	Calories	Carbs (g)	Fat (g)	Protein (g)	Fiber (g)
_____		_____	_____	_____	_____	_____	_____
_____		_____	_____	_____	_____	_____	_____
_____		_____	_____	_____	_____	_____	_____
_____		_____	_____	_____	_____	_____	_____
_____		_____	_____	_____	_____	_____	_____

TIME: _____ a.m. / p.m.   **MEAL TOTALS:**

	Calories	*Carbs (g)*	*Fat (g)*	*Protein (g)*	*Fiber (g)*
Today's Weight: _____ lb/kg **DAILY TOTALS:**					

FEBRUARY 7

BREAKFAST	☐ WATER (8 oz.)	Amount	Calories	Carbs (g)	Fat (g)	Protein (g)	Fiber (g)
_____		_____	_____	_____	_____	_____	_____
_____		_____	_____	_____	_____	_____	_____
_____		_____	_____	_____	_____	_____	_____
_____		_____	_____	_____	_____	_____	_____
_____		_____	_____	_____	_____	_____	_____
_____		_____	_____	_____	_____	_____	_____
TIME: _____ a.m. / p.m.		**MEAL TOTALS:**					

MIDMORNING	☐ WATER (8 oz.)	Amount	Calories	Carbs (g)	Fat (g)	Protein (g)	Fiber (g)
_____		_____	_____	_____	_____	_____	_____
_____		_____	_____	_____	_____	_____	_____
_____		_____	_____	_____	_____	_____	_____
_____		_____	_____	_____	_____	_____	_____
_____		_____	_____	_____	_____	_____	_____
_____		_____	_____	_____	_____	_____	_____
TIME: _____ a.m. / p.m.		**MEAL TOTALS:**					

LUNCH	☐ WATER (8 oz.)	Amount	Calories	Carbs (g)	Fat (g)	Protein (g)	Fiber (g)
_____		_____	_____	_____	_____	_____	_____
_____		_____	_____	_____	_____	_____	_____
_____		_____	_____	_____	_____	_____	_____
_____		_____	_____	_____	_____	_____	_____
_____		_____	_____	_____	_____	_____	_____
_____		_____	_____	_____	_____	_____	_____
TIME: _____ a.m. / p.m.		**MEAL TOTALS:**					

AFTERNOON	☐ WATER (8 oz.)	Amount	Calories	Carbs (g)	Fat (g)	Protein (g)	Fiber (g)
_____		_____	_____	_____	_____	_____	_____
_____		_____	_____	_____	_____	_____	_____
_____		_____	_____	_____	_____	_____	_____
_____		_____	_____	_____	_____	_____	_____
_____		_____	_____	_____	_____	_____	_____
_____		_____	_____	_____	_____	_____	_____
TIME: _____ a.m. / p.m.		**MEAL TOTALS:**					

DINNER	☐ WATER (8 oz.)	Amount	Calories	Carbs (g)	Fat (g)	Protein (g)	Fiber (g)
_____		_____	_____	_____	_____	_____	_____
_____		_____	_____	_____	_____	_____	_____
_____		_____	_____	_____	_____	_____	_____
_____		_____	_____	_____	_____	_____	_____
_____		_____	_____	_____	_____	_____	_____
_____		_____	_____	_____	_____	_____	_____
TIME: _____ a.m. / p.m.		**MEAL TOTALS:**					

EVENING	☐ WATER (8 oz.)	Amount	Calories	Carbs (g)	Fat (g)	Protein (g)	Fiber (g)
_____		_____	_____	_____	_____	_____	_____
_____		_____	_____	_____	_____	_____	_____
_____		_____	_____	_____	_____	_____	_____
_____		_____	_____	_____	_____	_____	_____
_____		_____	_____	_____	_____	_____	_____
_____		_____	_____	_____	_____	_____	_____
TIME: _____ a.m. / p.m.		**MEAL TOTALS:**					
			Calories	***Carbs*** (g)	***Fat*** (g)	***Protein*** (g)	***Fiber*** (g)
Today's Weight: _____ lb/kg		**DAILY TOTALS:**					

FEBRUARY 8

BREAKFAST	☐ WATER (8 oz.)	Amount	Calories	Carbs (g)	Fat (g)	Protein (g)	Fiber (g)

TIME: _____ a.m. / p.m.   **MEAL TOTALS:**

MIDMORNING	☐ WATER (8 oz.)	Amount	Calories	Carbs (g)	Fat (g)	Protein (g)	Fiber (g)

TIME: _____ a.m. / p.m.   **MEAL TOTALS:**

LUNCH	☐ WATER (8 oz.)	Amount	Calories	Carbs (g)	Fat (g)	Protein (g)	Fiber (g)

TIME: _____ a.m. / p.m.   **MEAL TOTALS:**

AFTERNOON	☐ WATER (8 oz.)	Amount	Calories	Carbs (g)	Fat (g)	Protein (g)	Fiber (g)

TIME: _____ a.m. / p.m.   **MEAL TOTALS:**

DINNER	☐ WATER (8 oz.)	Amount	Calories	Carbs (g)	Fat (g)	Protein (g)	Fiber (g)

TIME: _____ a.m. / p.m.   **MEAL TOTALS:**

EVENING	☐ WATER (8 oz.)	Amount	Calories	Carbs (g)	Fat (g)	Protein (g)	Fiber (g)

TIME: _____ a.m. / p.m.   **MEAL TOTALS:**

Today's Weight: _____ lb/kg

DAILY TOTALS:	Calories	Carbs (g)	Fat (g)	Protein (g)	Fiber (g)

FEBRUARY 9

BREAKFAST	☐ WATER (8 oz.)	Amount	Calories	Carbs (g)	Fat (g)	Protein (g)	Fiber (g)
TIME: a.m. / p.m.		**MEAL TOTALS:**					

MIDMORNING	☐ WATER (8 oz.)	Amount	Calories	Carbs (g)	Fat (g)	Protein (g)	Fiber (g)
TIME: a.m. / p.m.		**MEAL TOTALS:**					

LUNCH	☐ WATER (8 oz.)	Amount	Calories	Carbs (g)	Fat (g)	Protein (g)	Fiber (g)
TIME: a.m. / p.m.		**MEAL TOTALS:**					

AFTERNOON	☐ WATER (8 oz.)	Amount	Calories	Carbs (g)	Fat (g)	Protein (g)	Fiber (g)
TIME: a.m. / p.m.		**MEAL TOTALS:**					

DINNER	☐ WATER (8 oz.)	Amount	Calories	Carbs (g)	Fat (g)	Protein (g)	Fiber (g)
TIME: a.m. / p.m.		**MEAL TOTALS:**					

EVENING	☐ WATER (8 oz.)	Amount	Calories	Carbs (g)	Fat (g)	Protein (g)	Fiber (g)
TIME: a.m. / p.m.		**MEAL TOTALS:**					

			Calories	*Carbs* (g)	*Fat* (g)	*Protein* (g)	*Fiber* (g)
Today's Weight: _____ lb/kg		**DAILY TOTALS:**					

FEBRUARY 10

BREAKFAST	☐ WATER (8 oz.)	Amount	Calories	Carbs (g)	Fat (g)	Protein (g)	Fiber (g)

TIME: _____ a.m. / p.m.   **MEAL TOTALS:**

MIDMORNING	☐ WATER (8 oz.)	Amount	Calories	Carbs (g)	Fat (g)	Protein (g)	Fiber (g)

TIME: _____ a.m. / p.m.   **MEAL TOTALS:**

LUNCH	☐ WATER (8 oz.)	Amount	Calories	Carbs (g)	Fat (g)	Protein (g)	Fiber (g)

TIME: _____ a.m. / p.m.   **MEAL TOTALS:**

AFTERNOON	☐ WATER (8 oz.)	Amount	Calories	Carbs (g)	Fat (g)	Protein (g)	Fiber (g)

TIME: _____ a.m. / p.m.   **MEAL TOTALS:**

DINNER	☐ WATER (8 oz.)	Amount	Calories	Carbs (g)	Fat (g)	Protein (g)	Fiber (g)

TIME: _____ a.m. / p.m.   **MEAL TOTALS:**

EVENING	☐ WATER (8 oz.)	Amount	Calories	Carbs (g)	Fat (g)	Protein (g)	Fiber (g)

TIME: _____ a.m. / p.m.   **MEAL TOTALS:**

	Calories	Carbs (g)	Fat (g)	Protein (g)	Fiber (g)
DAILY TOTALS:					

Today's Weight: _____ lb/kg

FEBRUARY 11

BREAKFAST	☐ WATER (8 oz.)	Amount	Calories	Carbs (g)	Fat (g)	Protein (g)	Fiber (g)

TIME: a.m. / p.m.	**MEAL TOTALS:**					

MIDMORNING	☐ WATER (8 oz.)	Amount	Calories	Carbs (g)	Fat (g)	Protein (g)	Fiber (g)

TIME: a.m. / p.m.	**MEAL TOTALS:**					

LUNCH	☐ WATER (8 oz.)	Amount	Calories	Carbs (g)	Fat (g)	Protein (g)	Fiber (g)

TIME: a.m. / p.m.	**MEAL TOTALS:**					

AFTERNOON	☐ WATER (8 oz.)	Amount	Calories	Carbs (g)	Fat (g)	Protein (g)	Fiber (g)

TIME: a.m. / p.m.	**MEAL TOTALS:**					

DINNER	☐ WATER (8 oz.)	Amount	Calories	Carbs (g)	Fat (g)	Protein (g)	Fiber (g)

TIME: a.m. / p.m.	**MEAL TOTALS:**					

EVENING	☐ WATER (8 oz.)	Amount	Calories	Carbs (g)	Fat (g)	Protein (g)	Fiber (g)

TIME: a.m. / p.m.	**MEAL TOTALS:**					

		Calories	**Carbs** (g)	**Fat** (g)	**Protein** (g)	**Fiber** (g)
Today's Weight: _____ lb/kg	**DAILY TOTALS:**					

FEBRUARY 12

BREAKFAST	☐ WATER (8 oz.)	Amount	Calories	Carbs (g)	Fat (g)	Protein (g)	Fiber (g)

TIME: _____ a.m. / p.m.   **MEAL TOTALS:**

MIDMORNING	☐ WATER (8 oz.)	Amount	Calories	Carbs (g)	Fat (g)	Protein (g)	Fiber (g)

TIME: _____ a.m. / p.m.   **MEAL TOTALS:**

LUNCH	☐ WATER (8 oz.)	Amount	Calories	Carbs (g)	Fat (g)	Protein (g)	Fiber (g)

TIME: _____ a.m. / p.m.   **MEAL TOTALS:**

AFTERNOON	☐ WATER (8 oz.)	Amount	Calories	Carbs (g)	Fat (g)	Protein (g)	Fiber (g)

TIME: _____ a.m. / p.m.   **MEAL TOTALS:**

DINNER	☐ WATER (8 oz.)	Amount	Calories	Carbs (g)	Fat (g)	Protein (g)	Fiber (g)

TIME: _____ a.m. / p.m.   **MEAL TOTALS:**

EVENING	☐ WATER (8 oz.)	Amount	Calories	Carbs (g)	Fat (g)	Protein (g)	Fiber (g)

TIME: _____ a.m. / p.m.   **MEAL TOTALS:**

	Calories	Carbs (g)	Fat (g)	Protein (g)	Fiber (g)
Today's Weight: _____ lb/kg **DAILY TOTALS:**					

FEBRUARY 13

BREAKFAST	☐ WATER (8 oz.)	Amount	Calories	Carbs (g)	Fat (g)	Protein (g)	Fiber (g)

TIME: _____ a.m. / p.m. | **MEAL TOTALS:** | | | | | |

MIDMORNING	☐ WATER (8 oz.)	Amount	Calories	Carbs (g)	Fat (g)	Protein (g)	Fiber (g)

TIME: _____ a.m. / p.m. | **MEAL TOTALS:** | | | | | |

LUNCH	☐ WATER (8 oz.)	Amount	Calories	Carbs (g)	Fat (g)	Protein (g)	Fiber (g)

TIME: _____ a.m. / p.m. | **MEAL TOTALS:** | | | | | |

AFTERNOON	☐ WATER (8 oz.)	Amount	Calories	Carbs (g)	Fat (g)	Protein (g)	Fiber (g)

TIME: _____ a.m. / p.m. | **MEAL TOTALS:** | | | | | |

DINNER	☐ WATER (8 oz.)	Amount	Calories	Carbs (g)	Fat (g)	Protein (g)	Fiber (g)

TIME: _____ a.m. / p.m. | **MEAL TOTALS:** | | | | | |

EVENING	☐ WATER (8 oz.)	Amount	Calories	Carbs (g)	Fat (g)	Protein (g)	Fiber (g)

TIME: _____ a.m. / p.m. | **MEAL TOTALS:** | | | | | |

			Calories	*Carbs* (g)	*Fat* (g)	*Protein* (g)	*Fiber* (g)
Today's Weight: _____ lb/kg		**DAILY TOTALS:**					

FEBRUARY 14

BREAKFAST	☐ WATER (8 oz.)	Amount	Calories	Carbs (g)	Fat (g)	Protein (g)	Fiber (g)
TIME: a.m. / p.m.		**MEAL TOTALS:**					

MIDMORNING	☐ WATER (8 oz.)	Amount	Calories	Carbs (g)	Fat (g)	Protein (g)	Fiber (g)
TIME: a.m. / p.m.		**MEAL TOTALS:**					

LUNCH	☐ WATER (8 oz.)	Amount	Calories	Carbs (g)	Fat (g)	Protein (g)	Fiber (g)
TIME: a.m. / p.m.		**MEAL TOTALS:**					

AFTERNOON	☐ WATER (8 oz.)	Amount	Calories	Carbs (g)	Fat (g)	Protein (g)	Fiber (g)
TIME: a.m. / p.m.		**MEAL TOTALS:**					

DINNER	☐ WATER (8 oz.)	Amount	Calories	Carbs (g)	Fat (g)	Protein (g)	Fiber (g)
TIME: a.m. / p.m.		**MEAL TOTALS:**					

EVENING	☐ WATER (8 oz.)	Amount	Calories	Carbs (g)	Fat (g)	Protein (g)	Fiber (g)
TIME: a.m. / p.m.		**MEAL TOTALS:**					

		Calories	*Carbs* (g)	*Fat* (g)	*Protein* (g)	*Fiber* (g)
Today's Weight: _____ lb/kg	**DAILY TOTALS:**					

FEBRUARY 15

BREAKFAST	☐ WATER (8 oz.)	Amount	Calories	Carbs (g)	Fat (g)	Protein (g)	Fiber (g)

TIME: _____ a.m. / p.m.   MEAL TOTALS:

MIDMORNING	☐ WATER (8 oz.)	Amount	Calories	Carbs (g)	Fat (g)	Protein (g)	Fiber (g)

TIME: _____ a.m. / p.m.   MEAL TOTALS:

LUNCH	☐ WATER (8 oz.)	Amount	Calories	Carbs (g)	Fat (g)	Protein (g)	Fiber (g)

TIME: _____ a.m. / p.m.   MEAL TOTALS:

AFTERNOON	☐ WATER (8 oz.)	Amount	Calories	Carbs (g)	Fat (g)	Protein (g)	Fiber (g)

TIME: _____ a.m. / p.m.   MEAL TOTALS:

DINNER	☐ WATER (8 oz.)	Amount	Calories	Carbs (g)	Fat (g)	Protein (g)	Fiber (g)

TIME: _____ a.m. / p.m.   MEAL TOTALS:

EVENING	☐ WATER (8 oz.)	Amount	Calories	Carbs (g)	Fat (g)	Protein (g)	Fiber (g)

TIME: _____ a.m. / p.m.   MEAL TOTALS:

Today's Weight: _____ lb/kg

	Calories	*Carbs* (g)	*Fat* (g)	*Protein* (g)	*Fiber* (g)
DAILY TOTALS:					

FEBRUARY 16

BREAKFAST	☐ WATER (8 oz.)	Amount	Calories	Carbs (g)	Fat (g)	Protein (g)	Fiber (g)

TIME: _____ a.m. / p.m.   **MEAL TOTALS:**

MIDMORNING	☐ WATER (8 oz.)	Amount	Calories	Carbs (g)	Fat (g)	Protein (g)	Fiber (g)

TIME: _____ a.m. / p.m.   **MEAL TOTALS:**

LUNCH	☐ WATER (8 oz.)	Amount	Calories	Carbs (g)	Fat (g)	Protein (g)	Fiber (g)

TIME: _____ a.m. / p.m.   **MEAL TOTALS:**

AFTERNOON	☐ WATER (8 oz.)	Amount	Calories	Carbs (g)	Fat (g)	Protein (g)	Fiber (g)

TIME: _____ a.m. / p.m.   **MEAL TOTALS:**

DINNER	☐ WATER (8 oz.)	Amount	Calories	Carbs (g)	Fat (g)	Protein (g)	Fiber (g)

TIME: _____ a.m. / p.m.   **MEAL TOTALS:**

EVENING	☐ WATER (8 oz.)	Amount	Calories	Carbs (g)	Fat (g)	Protein (g)	Fiber (g)

TIME: _____ a.m. / p.m.   **MEAL TOTALS:**

	Calories	Carbs (g)	Fat (g)	Protein (g)	Fiber (g)
DAILY TOTALS:					

Today's Weight: _____ lb/kg

FEBRUARY 17

BREAKFAST	☐ WATER (8 oz.)	Amount	Calories	Carbs (g)	Fat (g)	Protein (g)	Fiber (g)

TIME: _____ a.m. / p.m. | **MEAL TOTALS:** | | | | | |

MIDMORNING	☐ WATER (8 oz.)	Amount	Calories	Carbs (g)	Fat (g)	Protein (g)	Fiber (g)

TIME: _____ a.m. / p.m. | **MEAL TOTALS:** | | | | | |

LUNCH	☐ WATER (8 oz.)	Amount	Calories	Carbs (g)	Fat (g)	Protein (g)	Fiber (g)

TIME: _____ a.m. / p.m. | **MEAL TOTALS:** | | | | | |

AFTERNOON	☐ WATER (8 oz.)	Amount	Calories	Carbs (g)	Fat (g)	Protein (g)	Fiber (g)

TIME: _____ a.m. / p.m. | **MEAL TOTALS:** | | | | | |

DINNER	☐ WATER (8 oz.)	Amount	Calories	Carbs (g)	Fat (g)	Protein (g)	Fiber (g)

TIME: _____ a.m. / p.m. | **MEAL TOTALS:** | | | | | |

EVENING	☐ WATER (8 oz.)	Amount	Calories	Carbs (g)	Fat (g)	Protein (g)	Fiber (g)

TIME: _____ a.m. / p.m. | **MEAL TOTALS:** | | | | | |

			Calories	*Carbs* (g)	*Fat* (g)	*Protein* (g)	*Fiber* (g)
Today's Weight: _____ lb/kg		**DAILY TOTALS:**					

FEBRUARY 18

BREAKFAST	☐ WATER (8 oz.)	Amount	Calories	Carbs (g)	Fat (g)	Protein (g)	Fiber (g)
TIME: _____ a.m./p.m.		**MEAL TOTALS:**					

MIDMORNING	☐ WATER (8 oz.)	Amount	Calories	Carbs (g)	Fat (g)	Protein (g)	Fiber (g)
TIME: _____ a.m./p.m.		**MEAL TOTALS:**					

LUNCH	☐ WATER (8 oz.)	Amount	Calories	Carbs (g)	Fat (g)	Protein (g)	Fiber (g)
TIME: _____ a.m./p.m.		**MEAL TOTALS:**					

AFTERNOON	☐ WATER (8 oz.)	Amount	Calories	Carbs (g)	Fat (g)	Protein (g)	Fiber (g)
TIME: _____ a.m./p.m.		**MEAL TOTALS:**					

DINNER	☐ WATER (8 oz.)	Amount	Calories	Carbs (g)	Fat (g)	Protein (g)	Fiber (g)
TIME: _____ a.m./p.m.		**MEAL TOTALS:**					

EVENING	☐ WATER (8 oz.)	Amount	Calories	Carbs (g)	Fat (g)	Protein (g)	Fiber (g)
TIME: _____ a.m./p.m.		**MEAL TOTALS:**					

		Calories	*Carbs* (g)	*Fat* (g)	*Protein* (g)	*Fiber* (g)
Today's Weight: _____ lb/kg	**DAILY TOTALS:**					

FEBRUARY 19

BREAKFAST	☐ WATER (8 oz.)	Amount	Calories	Carbs (g)	Fat (g)	Protein (g)	Fiber (g)

TIME: _____ a.m. / p.m. | **MEAL TOTALS:**

MIDMORNING	☐ WATER (8 oz.)	Amount	Calories	Carbs (g)	Fat (g)	Protein (g)	Fiber (g)

TIME: _____ a.m. / p.m. | **MEAL TOTALS:**

LUNCH	☐ WATER (8 oz.)	Amount	Calories	Carbs (g)	Fat (g)	Protein (g)	Fiber (g)

TIME: _____ a.m. / p.m. | **MEAL TOTALS:**

AFTERNOON	☐ WATER (8 oz.)	Amount	Calories	Carbs (g)	Fat (g)	Protein (g)	Fiber (g)

TIME: _____ a.m. / p.m. | **MEAL TOTALS:**

DINNER	☐ WATER (8 oz.)	Amount	Calories	Carbs (g)	Fat (g)	Protein (g)	Fiber (g)

TIME: _____ a.m. / p.m. | **MEAL TOTALS:**

EVENING	☐ WATER (8 oz.)	Amount	Calories	Carbs (g)	Fat (g)	Protein (g)	Fiber (g)

TIME: _____ a.m. / p.m. | **MEAL TOTALS:**

	Calories	*Carbs* (g)	*Fat* (g)	*Protein* (g)	*Fiber* (g)
DAILY TOTALS:					

Today's Weight: _____ lb/kg

FEBRUARY 20

BREAKFAST	☐ WATER (8 oz.)	Amount	Calories	Carbs (g)	Fat (g)	Protein (g)	Fiber (g)
_____		_____	_____	_____	_____	_____	_____
_____		_____	_____	_____	_____	_____	_____
_____		_____	_____	_____	_____	_____	_____
_____		_____	_____	_____	_____	_____	_____
_____		_____	_____	_____	_____	_____	_____
_____		_____	_____	_____	_____	_____	_____
_____		_____	_____	_____	_____	_____	_____
TIME: _____ a.m. / p.m.		**MEAL TOTALS:**					

MIDMORNING	☐ WATER (8 oz.)	Amount	Calories	Carbs (g)	Fat (g)	Protein (g)	Fiber (g)
_____		_____	_____	_____	_____	_____	_____
_____		_____	_____	_____	_____	_____	_____
_____		_____	_____	_____	_____	_____	_____
_____		_____	_____	_____	_____	_____	_____
_____		_____	_____	_____	_____	_____	_____
_____		_____	_____	_____	_____	_____	_____
_____		_____	_____	_____	_____	_____	_____
TIME: _____ a.m. / p.m.		**MEAL TOTALS:**					

LUNCH	☐ WATER (8 oz.)	Amount	Calories	Carbs (g)	Fat (g)	Protein (g)	Fiber (g)
_____		_____	_____	_____	_____	_____	_____
_____		_____	_____	_____	_____	_____	_____
_____		_____	_____	_____	_____	_____	_____
_____		_____	_____	_____	_____	_____	_____
_____		_____	_____	_____	_____	_____	_____
_____		_____	_____	_____	_____	_____	_____
_____		_____	_____	_____	_____	_____	_____
TIME: _____ a.m. / p.m.		**MEAL TOTALS:**					

AFTERNOON	☐ WATER (8 oz.)	Amount	Calories	Carbs (g)	Fat (g)	Protein (g)	Fiber (g)
_____		_____	_____	_____	_____	_____	_____
_____		_____	_____	_____	_____	_____	_____
_____		_____	_____	_____	_____	_____	_____
_____		_____	_____	_____	_____	_____	_____
_____		_____	_____	_____	_____	_____	_____
_____		_____	_____	_____	_____	_____	_____
_____		_____	_____	_____	_____	_____	_____
TIME: _____ a.m. / p.m.		**MEAL TOTALS:**					

DINNER	☐ WATER (8 oz.)	Amount	Calories	Carbs (g)	Fat (g)	Protein (g)	Fiber (g)
_____		_____	_____	_____	_____	_____	_____
_____		_____	_____	_____	_____	_____	_____
_____		_____	_____	_____	_____	_____	_____
_____		_____	_____	_____	_____	_____	_____
_____		_____	_____	_____	_____	_____	_____
_____		_____	_____	_____	_____	_____	_____
_____		_____	_____	_____	_____	_____	_____
TIME: _____ a.m. / p.m.		**MEAL TOTALS:**					

EVENING	☐ WATER (8 oz.)	Amount	Calories	Carbs (g)	Fat (g)	Protein (g)	Fiber (g)
_____		_____	_____	_____	_____	_____	_____
_____		_____	_____	_____	_____	_____	_____
_____		_____	_____	_____	_____	_____	_____
_____		_____	_____	_____	_____	_____	_____
_____		_____	_____	_____	_____	_____	_____
_____		_____	_____	_____	_____	_____	_____
_____		_____	_____	_____	_____	_____	_____
TIME: _____ a.m. / p.m.		**MEAL TOTALS:**					

			Calories	*Carbs* (g)	*Fat* (g)	*Protein* (g)	*Fiber* (g)
Today's Weight: _____ lb/kg		**DAILY TOTALS:**					

FEBRUARY 21

BREAKFAST	☐ WATER (8 oz.)	Amount	Calories	Carbs (g)	Fat (g)	Protein (g)	Fiber (g)

TIME: _____ a.m. / p.m.		**MEAL TOTALS:**					

MIDMORNING	☐ WATER (8 oz.)	Amount	Calories	Carbs (g)	Fat (g)	Protein (g)	Fiber (g)

TIME: _____ a.m. / p.m.		**MEAL TOTALS:**					

LUNCH	☐ WATER (8 oz.)	Amount	Calories	Carbs (g)	Fat (g)	Protein (g)	Fiber (g)

TIME: _____ a.m. / p.m.		**MEAL TOTALS:**					

AFTERNOON	☐ WATER (8 oz.)	Amount	Calories	Carbs (g)	Fat (g)	Protein (g)	Fiber (g)

TIME: _____ a.m. / p.m.		**MEAL TOTALS:**					

DINNER	☐ WATER (8 oz.)	Amount	Calories	Carbs (g)	Fat (g)	Protein (g)	Fiber (g)

TIME: _____ a.m. / p.m.		**MEAL TOTALS:**					

EVENING	☐ WATER (8 oz.)	Amount	Calories	Carbs (g)	Fat (g)	Protein (g)	Fiber (g)

TIME: _____ a.m. / p.m.		**MEAL TOTALS:**					
			Calories	*Carbs (g)*	*Fat (g)*	*Protein (g)*	*Fiber (g)*
Today's Weight: _____ lb/kg		**DAILY TOTALS:**					

FEBRUARY 22

BREAKFAST	☐ WATER (8 oz.)	Amount	Calories	Carbs (g)	Fat (g)	Protein (g)	Fiber (g)
TIME: a.m. / p.m.		**MEAL TOTALS:**					

MIDMORNING	☐ WATER (8 oz.)	Amount	Calories	Carbs (g)	Fat (g)	Protein (g)	Fiber (g)
TIME: a.m. / p.m.		**MEAL TOTALS:**					

LUNCH	☐ WATER (8 oz.)	Amount	Calories	Carbs (g)	Fat (g)	Protein (g)	Fiber (g)
TIME: a.m. / p.m.		**MEAL TOTALS:**					

AFTERNOON	☐ WATER (8 oz.)	Amount	Calories	Carbs (g)	Fat (g)	Protein (g)	Fiber (g)
TIME: a.m. / p.m.		**MEAL TOTALS:**					

DINNER	☐ WATER (8 oz.)	Amount	Calories	Carbs (g)	Fat (g)	Protein (g)	Fiber (g)
TIME: a.m. / p.m.		**MEAL TOTALS:**					

EVENING	☐ WATER (8 oz.)	Amount	Calories	Carbs (g)	Fat (g)	Protein (g)	Fiber (g)
TIME: a.m. / p.m.		**MEAL TOTALS:**					

			Calories	*Carbs* (g)	*Fat* (g)	*Protein* (g)	*Fiber* (g)
Today's Weight: _____ lb/kg		**DAILY TOTALS:**					

FEBRUARY 23

BREAKFAST	☐ WATER (8 oz.)	Amount	Calories	Carbs (g)	Fat (g)	Protein (g)	Fiber (g)
TIME: _____ a.m. / p.m.		**MEAL TOTALS:**					

MIDMORNING	☐ WATER (8 oz.)	Amount	Calories	Carbs (g)	Fat (g)	Protein (g)	Fiber (g)
TIME: _____ a.m. / p.m.		**MEAL TOTALS:**					

LUNCH	☐ WATER (8 oz.)	Amount	Calories	Carbs (g)	Fat (g)	Protein (g)	Fiber (g)
TIME: _____ a.m. / p.m.		**MEAL TOTALS:**					

AFTERNOON	☐ WATER (8 oz.)	Amount	Calories	Carbs (g)	Fat (g)	Protein (g)	Fiber (g)
TIME: _____ a.m. / p.m.		**MEAL TOTALS:**					

DINNER	☐ WATER (8 oz.)	Amount	Calories	Carbs (g)	Fat (g)	Protein (g)	Fiber (g)
TIME: _____ a.m. / p.m.		**MEAL TOTALS:**					

EVENING	☐ WATER (8 oz.)	Amount	Calories	Carbs (g)	Fat (g)	Protein (g)	Fiber (g)
TIME: _____ a.m. / p.m.		**MEAL TOTALS:**					
			Calories	*Carbs* (g)	*Fat* (g)	*Protein* (g)	*Fiber* (g)
Today's Weight: _____ lb/kg		**DAILY TOTALS:**					

FEBRUARY 24

BREAKFAST	☐ WATER (8 oz.)	Amount	Calories	Carbs (g)	Fat (g)	Protein (g)	Fiber (g)
TIME: _____ a.m. / p.m.		**MEAL TOTALS:**					

MIDMORNING	☐ WATER (8 oz.)	Amount	Calories	Carbs (g)	Fat (g)	Protein (g)	Fiber (g)
TIME: _____ a.m. / p.m.		**MEAL TOTALS:**					

LUNCH	☐ WATER (8 oz.)	Amount	Calories	Carbs (g)	Fat (g)	Protein (g)	Fiber (g)
TIME: _____ a.m. / p.m.		**MEAL TOTALS:**					

AFTERNOON	☐ WATER (8 oz.)	Amount	Calories	Carbs (g)	Fat (g)	Protein (g)	Fiber (g)
TIME: _____ a.m. / p.m.		**MEAL TOTALS:**					

DINNER	☐ WATER (8 oz.)	Amount	Calories	Carbs (g)	Fat (g)	Protein (g)	Fiber (g)
TIME: _____ a.m. / p.m.		**MEAL TOTALS:**					

EVENING	☐ WATER (8 oz.)	Amount	Calories	Carbs (g)	Fat (g)	Protein (g)	Fiber (g)
TIME: _____ a.m. / p.m.		**MEAL TOTALS:**					

		Calories	*Carbs (g)*	*Fat (g)*	*Protein (g)*	*Fiber (g)*
Today's Weight: _____ lb/kg	**DAILY TOTALS:**					

FEBRUARY 25

BREAKFAST	☐ WATER (8 oz.)	Amount	Calories	Carbs (g)	Fat (g)	Protein (g)	Fiber (g)
TIME: _____ a.m. / p.m.		**MEAL TOTALS:**					

MIDMORNING	☐ WATER (8 oz.)	Amount	Calories	Carbs (g)	Fat (g)	Protein (g)	Fiber (g)
TIME: _____ a.m. / p.m.		**MEAL TOTALS:**					

LUNCH	☐ WATER (8 oz.)	Amount	Calories	Carbs (g)	Fat (g)	Protein (g)	Fiber (g)
TIME: _____ a.m. / p.m.		**MEAL TOTALS:**					

AFTERNOON	☐ WATER (8 oz.)	Amount	Calories	Carbs (g)	Fat (g)	Protein (g)	Fiber (g)
TIME: _____ a.m. / p.m.		**MEAL TOTALS:**					

DINNER	☐ WATER (8 oz.)	Amount	Calories	Carbs (g)	Fat (g)	Protein (g)	Fiber (g)
TIME: _____ a.m. / p.m.		**MEAL TOTALS:**					

EVENING	☐ WATER (8 oz.)	Amount	Calories	Carbs (g)	Fat (g)	Protein (g)	Fiber (g)
TIME: _____ a.m. / p.m.		**MEAL TOTALS:**					

			Calories	*Carbs* (g)	*Fat* (g)	*Protein* (g)	*Fiber* (g)
Today's Weight: _____ lb/kg		**DAILY TOTALS:**					

FEBRUARY 26

BREAKFAST	☐ WATER (8 oz.)	Amount	Calories	Carbs (g)	Fat (g)	Protein (g)	Fiber (g)

TIME: _____ a.m. / p.m. | MEAL TOTALS: | | | | | |

MIDMORNING	☐ WATER (8 oz.)	Amount	Calories	Carbs (g)	Fat (g)	Protein (g)	Fiber (g)

TIME: _____ a.m. / p.m. | MEAL TOTALS: | | | | | |

LUNCH	☐ WATER (8 oz.)	Amount	Calories	Carbs (g)	Fat (g)	Protein (g)	Fiber (g)

TIME: _____ a.m. / p.m. | MEAL TOTALS: | | | | | |

AFTERNOON	☐ WATER (8 oz.)	Amount	Calories	Carbs (g)	Fat (g)	Protein (g)	Fiber (g)

TIME: _____ a.m. / p.m. | MEAL TOTALS: | | | | | |

DINNER	☐ WATER (8 oz.)	Amount	Calories	Carbs (g)	Fat (g)	Protein (g)	Fiber (g)

TIME: _____ a.m. / p.m. | MEAL TOTALS: | | | | | |

EVENING	☐ WATER (8 oz.)	Amount	Calories	Carbs (g)	Fat (g)	Protein (g)	Fiber (g)

TIME: _____ a.m. / p.m. | MEAL TOTALS: | | | | | |

		Calories	*Carbs* (g)	*Fat* (g)	*Protein* (g)	*Fiber* (g)
Today's Weight: _____ lb/kg	DAILY TOTALS:					

FEBRUARY 27

BREAKFAST	☐ WATER (8 oz.)	Amount	Calories	Carbs (g)	Fat (g)	Protein (g)	Fiber (g)

TIME: _____ a.m. / p.m.   **MEAL TOTALS:**

MIDMORNING	☐ WATER (8 oz.)	Amount	Calories	Carbs (g)	Fat (g)	Protein (g)	Fiber (g)

TIME: _____ a.m. / p.m.   **MEAL TOTALS:**

LUNCH	☐ WATER (8 oz.)	Amount	Calories	Carbs (g)	Fat (g)	Protein (g)	Fiber (g)

TIME: _____ a.m. / p.m.   **MEAL TOTALS:**

AFTERNOON	☐ WATER (8 oz.)	Amount	Calories	Carbs (g)	Fat (g)	Protein (g)	Fiber (g)

TIME: _____ a.m. / p.m.   **MEAL TOTALS:**

DINNER	☐ WATER (8 oz.)	Amount	Calories	Carbs (g)	Fat (g)	Protein (g)	Fiber (g)

TIME: _____ a.m. / p.m.   **MEAL TOTALS:**

EVENING	☐ WATER (8 oz.)	Amount	Calories	Carbs (g)	Fat (g)	Protein (g)	Fiber (g)

TIME: _____ a.m. / p.m.   **MEAL TOTALS:**

	Calories	**Carbs** (g)	**Fat** (g)	**Protein** (g)	**Fiber** (g)
DAILY TOTALS:					

Today's Weight: _____ lb/kg

FEBRUARY 28

BREAKFAST	☐ WATER (8 oz.)	Amount	Calories	Carbs (g)	Fat (g)	Protein (g)	Fiber (g)

TIME: _____ a.m. / p.m.   **MEAL TOTALS:**

MIDMORNING	☐ WATER (8 oz.)	Amount	Calories	Carbs (g)	Fat (g)	Protein (g)	Fiber (g)

TIME: _____ a.m. / p.m.   **MEAL TOTALS:**

LUNCH	☐ WATER (8 oz.)	Amount	Calories	Carbs (g)	Fat (g)	Protein (g)	Fiber (g)

TIME: _____ a.m. / p.m.   **MEAL TOTALS:**

AFTERNOON	☐ WATER (8 oz.)	Amount	Calories	Carbs (g)	Fat (g)	Protein (g)	Fiber (g)

TIME: _____ a.m. / p.m.   **MEAL TOTALS:**

DINNER	☐ WATER (8 oz.)	Amount	Calories	Carbs (g)	Fat (g)	Protein (g)	Fiber (g)

TIME: _____ a.m. / p.m.   **MEAL TOTALS:**

EVENING	☐ WATER (8 oz.)	Amount	Calories	Carbs (g)	Fat (g)	Protein (g)	Fiber (g)

TIME: _____ a.m. / p.m.   **MEAL TOTALS:**

	Calories	*Carbs* (g)	*Fat* (g)	*Protein* (g)	*Fiber* (g)
Today's Weight: _____ lb/kg **DAILY TOTALS:**					

FEBRUARY 29 (LEAP YEAR)

BREAKFAST	☐ WATER (8 oz.)	Amount	Calories	Carbs (g)	Fat (g)	Protein (g)	Fiber (g)
TIME: _____ a.m./p.m.		**MEAL TOTALS:**					

MIDMORNING	☐ WATER (8 oz.)	Amount	Calories	Carbs (g)	Fat (g)	Protein (g)	Fiber (g)
TIME: _____ a.m./p.m.		**MEAL TOTALS:**					

LUNCH	☐ WATER (8 oz.)	Amount	Calories	Carbs (g)	Fat (g)	Protein (g)	Fiber (g)
TIME: _____ a.m./p.m.		**MEAL TOTALS:**					

AFTERNOON	☐ WATER (8 oz.)	Amount	Calories	Carbs (g)	Fat (g)	Protein (g)	Fiber (g)
TIME: _____ a.m./p.m.		**MEAL TOTALS:**					

DINNER	☐ WATER (8 oz.)	Amount	Calories	Carbs (g)	Fat (g)	Protein (g)	Fiber (g)
TIME: _____ a.m./p.m.		**MEAL TOTALS:**					

EVENING	☐ WATER (8 oz.)	Amount	Calories	Carbs (g)	Fat (g)	Protein (g)	Fiber (g)
TIME: _____ a.m./p.m.		**MEAL TOTALS:**					

			Calories	*Carbs* (g)	*Fat* (g)	*Protein* (g)	*Fiber* (g)
Today's Weight: _____ lb/kg		**DAILY TOTALS:**					

MARCH NOTES:

MARCH 1

BREAKFAST	☐ WATER (8 oz.)	Amount	Calories	Carbs (g)	Fat (g)	Protein (g)	Fiber (g)
TIME: _____ a.m. / p.m.		**MEAL TOTALS:**					

MIDMORNING	☐ WATER (8 oz.)	Amount	Calories	Carbs (g)	Fat (g)	Protein (g)	Fiber (g)
TIME: _____ a.m. / p.m.		**MEAL TOTALS:**					

LUNCH	☐ WATER (8 oz.)	Amount	Calories	Carbs (g)	Fat (g)	Protein (g)	Fiber (g)
TIME: _____ a.m. / p.m.		**MEAL TOTALS:**					

AFTERNOON	☐ WATER (8 oz.)	Amount	Calories	Carbs (g)	Fat (g)	Protein (g)	Fiber (g)
TIME: _____ a.m. / p.m.		**MEAL TOTALS:**					

DINNER	☐ WATER (8 oz.)	Amount	Calories	Carbs (g)	Fat (g)	Protein (g)	Fiber (g)
TIME: _____ a.m. / p.m.		**MEAL TOTALS:**					

EVENING	☐ WATER (8 oz.)	Amount	Calories	Carbs (g)	Fat (g)	Protein (g)	Fiber (g)
TIME: _____ a.m. / p.m.		**MEAL TOTALS:**					

			Calories	*Carbs* (g)	*Fat* (g)	*Protein* (g)	*Fiber* (g)
Today's Weight: _____ lb/kg		**DAILY TOTALS:**					

MARCH 2

BREAKFAST	☐ WATER (8 oz.)	Amount	Calories	Carbs (g)	Fat (g)	Protein (g)	Fiber (g)
TIME: _____ a.m. / p.m.		**MEAL TOTALS:**					

MIDMORNING	☐ WATER (8 oz.)	Amount	Calories	Carbs (g)	Fat (g)	Protein (g)	Fiber (g)
TIME: _____ a.m. / p.m.		**MEAL TOTALS:**					

LUNCH	☐ WATER (8 oz.)	Amount	Calories	Carbs (g)	Fat (g)	Protein (g)	Fiber (g)
TIME: _____ a.m. / p.m.		**MEAL TOTALS:**					

AFTERNOON	☐ WATER (8 oz.)	Amount	Calories	Carbs (g)	Fat (g)	Protein (g)	Fiber (g)
TIME: _____ a.m. / p.m.		**MEAL TOTALS:**					

DINNER	☐ WATER (8 oz.)	Amount	Calories	Carbs (g)	Fat (g)	Protein (g)	Fiber (g)
TIME: _____ a.m. / p.m.		**MEAL TOTALS:**					

EVENING	☐ WATER (8 oz.)	Amount	Calories	Carbs (g)	Fat (g)	Protein (g)	Fiber (g)
TIME: _____ a.m. / p.m.		**MEAL TOTALS:**					

			Calories	*Carbs (g)*	*Fat (g)*	*Protein (g)*	*Fiber (g)*
Today's Weight: _____ lb/kg		**DAILY TOTALS:**					

MARCH 3

BREAKFAST	☐ WATER (8 oz.)	Amount	Calories	Carbs (g)	Fat (g)	Protein (g)	Fiber (g)

TIME: _____ a.m. / p.m. | MEAL TOTALS: | | | | | |

MIDMORNING	☐ WATER (8 oz.)	Amount	Calories	Carbs (g)	Fat (g)	Protein (g)	Fiber (g)

TIME: _____ a.m. / p.m. | MEAL TOTALS: | | | | | |

LUNCH	☐ WATER (8 oz.)	Amount	Calories	Carbs (g)	Fat (g)	Protein (g)	Fiber (g)

TIME: _____ a.m. / p.m. | MEAL TOTALS: | | | | | |

AFTERNOON	☐ WATER (8 oz.)	Amount	Calories	Carbs (g)	Fat (g)	Protein (g)	Fiber (g)

TIME: _____ a.m. / p.m. | MEAL TOTALS: | | | | | |

DINNER	☐ WATER (8 oz.)	Amount	Calories	Carbs (g)	Fat (g)	Protein (g)	Fiber (g)

TIME: _____ a.m. / p.m. | MEAL TOTALS: | | | | | |

EVENING	☐ WATER (8 oz.)	Amount	Calories	Carbs (g)	Fat (g)	Protein (g)	Fiber (g)

TIME: _____ a.m. / p.m. | MEAL TOTALS: | | | | | |

			Calories	Carbs (g)	Fat (g)	Protein (g)	Fiber (g)
Today's Weight: _____ lb/kg		DAILY TOTALS:					

MARCH 4

BREAKFAST	☐ WATER (8 oz.)	Amount	Calories	Carbs (g)	Fat (g)	Protein (g)	Fiber (g)
TIME: _____ a.m. / p.m.		**MEAL TOTALS:**					

MIDMORNING	☐ WATER (8 oz.)	Amount	Calories	Carbs (g)	Fat (g)	Protein (g)	Fiber (g)
TIME: _____ a.m. / p.m.		**MEAL TOTALS:**					

LUNCH	☐ WATER (8 oz.)	Amount	Calories	Carbs (g)	Fat (g)	Protein (g)	Fiber (g)
TIME: _____ a.m. / p.m.		**MEAL TOTALS:**					

AFTERNOON	☐ WATER (8 oz.)	Amount	Calories	Carbs (g)	Fat (g)	Protein (g)	Fiber (g)
TIME: _____ a.m. / p.m.		**MEAL TOTALS:**					

DINNER	☐ WATER (8 oz.)	Amount	Calories	Carbs (g)	Fat (g)	Protein (g)	Fiber (g)
TIME: _____ a.m. / p.m.		**MEAL TOTALS:**					

EVENING	☐ WATER (8 oz.)	Amount	Calories	Carbs (g)	Fat (g)	Protein (g)	Fiber (g)
TIME: _____ a.m. / p.m.		**MEAL TOTALS:**					

			Calories	*Carbs (g)*	*Fat (g)*	*Protein (g)*	*Fiber (g)*
Today's Weight: _____ lb/kg		**DAILY TOTALS:**					

MARCH 5

BREAKFAST	☐ WATER (8 oz.)	Amount	Calories	Carbs (g)	Fat (g)	Protein (g)	Fiber (g)
TIME: _____ a.m. / p.m.		**MEAL TOTALS:**					

MIDMORNING	☐ WATER (8 oz.)	Amount	Calories	Carbs (g)	Fat (g)	Protein (g)	Fiber (g)
TIME: _____ a.m. / p.m.		**MEAL TOTALS:**					

LUNCH	☐ WATER (8 oz.)	Amount	Calories	Carbs (g)	Fat (g)	Protein (g)	Fiber (g)
TIME: _____ a.m. / p.m.		**MEAL TOTALS:**					

AFTERNOON	☐ WATER (8 oz.)	Amount	Calories	Carbs (g)	Fat (g)	Protein (g)	Fiber (g)
TIME: _____ a.m. / p.m.		**MEAL TOTALS:**					

DINNER	☐ WATER (8 oz.)	Amount	Calories	Carbs (g)	Fat (g)	Protein (g)	Fiber (g)
TIME: _____ a.m. / p.m.		**MEAL TOTALS:**					

EVENING	☐ WATER (8 oz.)	Amount	Calories	Carbs (g)	Fat (g)	Protein (g)	Fiber (g)
TIME: _____ a.m. / p.m.		**MEAL TOTALS:**					

			Calories	*Carbs (g)*	*Fat (g)*	*Protein (g)*	*Fiber (g)*
Today's Weight: _____ lb/kg		**DAILY TOTALS:**					

MARCH 6

BREAKFAST	☐ WATER (8 oz.)	Amount	Calories	Carbs (g)	Fat (g)	Protein (g)	Fiber (g)
TIME: _____ a.m. / p.m.		**MEAL TOTALS:**					

MIDMORNING	☐ WATER (8 oz.)	Amount	Calories	Carbs (g)	Fat (g)	Protein (g)	Fiber (g)
TIME: _____ a.m. / p.m.		**MEAL TOTALS:**					

LUNCH	☐ WATER (8 oz.)	Amount	Calories	Carbs (g)	Fat (g)	Protein (g)	Fiber (g)
TIME: _____ a.m. / p.m.		**MEAL TOTALS:**					

AFTERNOON	☐ WATER (8 oz.)	Amount	Calories	Carbs (g)	Fat (g)	Protein (g)	Fiber (g)
TIME: _____ a.m. / p.m.		**MEAL TOTALS:**					

DINNER	☐ WATER (8 oz.)	Amount	Calories	Carbs (g)	Fat (g)	Protein (g)	Fiber (g)
TIME: _____ a.m. / p.m.		**MEAL TOTALS:**					

EVENING	☐ WATER (8 oz.)	Amount	Calories	Carbs (g)	Fat (g)	Protein (g)	Fiber (g)
TIME: _____ a.m. / p.m.		**MEAL TOTALS:**					

			Calories	*Carbs* (g)	*Fat* (g)	*Protein* (g)	*Fiber* (g)
Today's Weight: _____ lb/kg		**DAILY TOTALS:**					

MARCH 7

BREAKFAST	☐ WATER (8 oz.)	Amount	Calories	Carbs (g)	Fat (g)	Protein (g)	Fiber (g)
TIME: _____ a.m. / p.m.		**MEAL TOTALS:**					

MIDMORNING	☐ WATER (8 oz.)	Amount	Calories	Carbs (g)	Fat (g)	Protein (g)	Fiber (g)
TIME: _____ a.m. / p.m.		**MEAL TOTALS:**					

LUNCH	☐ WATER (8 oz.)	Amount	Calories	Carbs (g)	Fat (g)	Protein (g)	Fiber (g)
TIME: _____ a.m. / p.m.		**MEAL TOTALS:**					

AFTERNOON	☐ WATER (8 oz.)	Amount	Calories	Carbs (g)	Fat (g)	Protein (g)	Fiber (g)
TIME: _____ a.m. / p.m.		**MEAL TOTALS:**					

DINNER	☐ WATER (8 oz.)	Amount	Calories	Carbs (g)	Fat (g)	Protein (g)	Fiber (g)
TIME: _____ a.m. / p.m.		**MEAL TOTALS:**					

EVENING	☐ WATER (8 oz.)	Amount	Calories	Carbs (g)	Fat (g)	Protein (g)	Fiber (g)
TIME: _____ a.m. / p.m.		**MEAL TOTALS:**					

			Calories	*Carbs* (g)	*Fat* (g)	*Protein* (g)	*Fiber* (g)
Today's Weight: _____ lb/kg		**DAILY TOTALS:**					

MARCH 8

BREAKFAST	☐ WATER (8 oz.)	Amount	Calories	Carbs (g)	Fat (g)	Protein (g)	Fiber (g)

TIME: _____ a.m. / p.m.   **MEAL TOTALS:**

MIDMORNING	☐ WATER (8 oz.)	Amount	Calories	Carbs (g)	Fat (g)	Protein (g)	Fiber (g)

TIME: _____ a.m. / p.m.   **MEAL TOTALS:**

LUNCH	☐ WATER (8 oz.)	Amount	Calories	Carbs (g)	Fat (g)	Protein (g)	Fiber (g)

TIME: _____ a.m. / p.m.   **MEAL TOTALS:**

AFTERNOON	☐ WATER (8 oz.)	Amount	Calories	Carbs (g)	Fat (g)	Protein (g)	Fiber (g)

TIME: _____ a.m. / p.m.   **MEAL TOTALS:**

DINNER	☐ WATER (8 oz.)	Amount	Calories	Carbs (g)	Fat (g)	Protein (g)	Fiber (g)

TIME: _____ a.m. / p.m.   **MEAL TOTALS:**

EVENING	☐ WATER (8 oz.)	Amount	Calories	Carbs (g)	Fat (g)	Protein (g)	Fiber (g)

TIME: _____ a.m. / p.m.   **MEAL TOTALS:**

Today's Weight: _____ lb/kg

	Calories	*Carbs* (g)	*Fat* (g)	*Protein* (g)	*Fiber* (g)
DAILY TOTALS:					

MARCH 9

BREAKFAST	☐ WATER (8 oz.)	Amount	Calories	Carbs (g)	Fat (g)	Protein (g)	Fiber (g)

TIME: _____ a.m. / p.m. | **MEAL TOTALS:**

MIDMORNING	☐ WATER (8 oz.)	Amount	Calories	Carbs (g)	Fat (g)	Protein (g)	Fiber (g)

TIME: _____ a.m. / p.m. | **MEAL TOTALS:**

LUNCH	☐ WATER (8 oz.)	Amount	Calories	Carbs (g)	Fat (g)	Protein (g)	Fiber (g)

TIME: _____ a.m. / p.m. | **MEAL TOTALS:**

AFTERNOON	☐ WATER (8 oz.)	Amount	Calories	Carbs (g)	Fat (g)	Protein (g)	Fiber (g)

TIME: _____ a.m. / p.m. | **MEAL TOTALS:**

DINNER	☐ WATER (8 oz.)	Amount	Calories	Carbs (g)	Fat (g)	Protein (g)	Fiber (g)

TIME: _____ a.m. / p.m. | **MEAL TOTALS:**

EVENING	☐ WATER (8 oz.)	Amount	Calories	Carbs (g)	Fat (g)	Protein (g)	Fiber (g)

TIME: _____ a.m. / p.m. | **MEAL TOTALS:**

		Calories	*Carbs* (g)	*Fat* (g)	*Protein* (g)	*Fiber* (g)
Today's Weight: _____ lb/kg	**DAILY TOTALS:**					

MARCH 10

BREAKFAST	☐ WATER (8 oz.)	Amount	Calories	Carbs (g)	Fat (g)	Protein (g)	Fiber (g)
TIME: _____ a.m. / p.m.		**MEAL TOTALS:**					

MIDMORNING	☐ WATER (8 oz.)	Amount	Calories	Carbs (g)	Fat (g)	Protein (g)	Fiber (g)
TIME: _____ a.m. / p.m.		**MEAL TOTALS:**					

LUNCH	☐ WATER (8 oz.)	Amount	Calories	Carbs (g)	Fat (g)	Protein (g)	Fiber (g)
TIME: _____ a.m. / p.m.		**MEAL TOTALS:**					

AFTERNOON	☐ WATER (8 oz.)	Amount	Calories	Carbs (g)	Fat (g)	Protein (g)	Fiber (g)
TIME: _____ a.m. / p.m.		**MEAL TOTALS:**					

DINNER	☐ WATER (8 oz.)	Amount	Calories	Carbs (g)	Fat (g)	Protein (g)	Fiber (g)
TIME: _____ a.m. / p.m.		**MEAL TOTALS:**					

EVENING	☐ WATER (8 oz.)	Amount	Calories	Carbs (g)	Fat (g)	Protein (g)	Fiber (g)
TIME: _____ a.m. / p.m.		**MEAL TOTALS:**					

			Calories	*Carbs (g)*	*Fat (g)*	*Protein (g)*	*Fiber (g)*
Today's Weight: _____ lb/kg		**DAILY TOTALS:**					

MARCH 11

BREAKFAST	☐ WATER (8 oz.)	Amount	Calories	Carbs (g)	Fat (g)	Protein (g)	Fiber (g)
TIME: _____ a.m. / p.m.		**MEAL TOTALS:**					

MIDMORNING	☐ WATER (8 oz.)	Amount	Calories	Carbs (g)	Fat (g)	Protein (g)	Fiber (g)
TIME: _____ a.m. / p.m.		**MEAL TOTALS:**					

LUNCH	☐ WATER (8 oz.)	Amount	Calories	Carbs (g)	Fat (g)	Protein (g)	Fiber (g)
TIME: _____ a.m. / p.m.		**MEAL TOTALS:**					

AFTERNOON	☐ WATER (8 oz.)	Amount	Calories	Carbs (g)	Fat (g)	Protein (g)	Fiber (g)
TIME: _____ a.m. / p.m.		**MEAL TOTALS:**					

DINNER	☐ WATER (8 oz.)	Amount	Calories	Carbs (g)	Fat (g)	Protein (g)	Fiber (g)
TIME: _____ a.m. / p.m.		**MEAL TOTALS:**					

EVENING	☐ WATER (8 oz.)	Amount	Calories	Carbs (g)	Fat (g)	Protein (g)	Fiber (g)
TIME: _____ a.m. / p.m.		**MEAL TOTALS:**					

			Calories	*Carbs* (g)	*Fat* (g)	*Protein* (g)	*Fiber* (g)
Today's Weight: _____ lb/kg		**DAILY TOTALS:**					

MARCH 12

BREAKFAST	☐ WATER (8 oz.)	Amount	Calories	Carbs (g)	Fat (g)	Protein (g)	Fiber (g)

TIME: _____ a.m./p.m.	**MEAL TOTALS:**					

MIDMORNING	☐ WATER (8 oz.)	Amount	Calories	Carbs (g)	Fat (g)	Protein (g)	Fiber (g)

TIME: _____ a.m./p.m.	**MEAL TOTALS:**					

LUNCH	☐ WATER (8 oz.)	Amount	Calories	Carbs (g)	Fat (g)	Protein (g)	Fiber (g)

TIME: _____ a.m./p.m.	**MEAL TOTALS:**					

AFTERNOON	☐ WATER (8 oz.)	Amount	Calories	Carbs (g)	Fat (g)	Protein (g)	Fiber (g)

TIME: _____ a.m./p.m.	**MEAL TOTALS:**					

DINNER	☐ WATER (8 oz.)	Amount	Calories	Carbs (g)	Fat (g)	Protein (g)	Fiber (g)

TIME: _____ a.m./p.m.	**MEAL TOTALS:**					

EVENING	☐ WATER (8 oz.)	Amount	Calories	Carbs (g)	Fat (g)	Protein (g)	Fiber (g)

TIME: _____ a.m./p.m.	**MEAL TOTALS:**					

		Calories	*Carbs* (g)	*Fat* (g)	*Protein* (g)	*Fiber* (g)
Today's Weight: _____ lb/kg	**DAILY TOTALS:**					

MARCH 13

BREAKFAST	☐ WATER (8 oz.)	Amount	Calories	Carbs (g)	Fat (g)	Protein (g)	Fiber (g)
TIME: _____ a.m. / p.m.		**MEAL TOTALS:**					

MIDMORNING	☐ WATER (8 oz.)	Amount	Calories	Carbs (g)	Fat (g)	Protein (g)	Fiber (g)
TIME: _____ a.m. / p.m.		**MEAL TOTALS:**					

LUNCH	☐ WATER (8 oz.)	Amount	Calories	Carbs (g)	Fat (g)	Protein (g)	Fiber (g)
TIME: _____ a.m. / p.m.		**MEAL TOTALS:**					

AFTERNOON	☐ WATER (8 oz.)	Amount	Calories	Carbs (g)	Fat (g)	Protein (g)	Fiber (g)
TIME: _____ a.m. / p.m.		**MEAL TOTALS:**					

DINNER	☐ WATER (8 oz.)	Amount	Calories	Carbs (g)	Fat (g)	Protein (g)	Fiber (g)
TIME: _____ a.m. / p.m.		**MEAL TOTALS:**					

EVENING	☐ WATER (8 oz.)	Amount	Calories	Carbs (g)	Fat (g)	Protein (g)	Fiber (g)
TIME: _____ a.m. / p.m.		**MEAL TOTALS:**					

			Calories	*Carbs* (g)	*Fat* (g)	*Protein* (g)	*Fiber* (g)
Today's Weight: _____ lb/kg		**DAILY TOTALS:**					

MARCH 14

BREAKFAST ☐ WATER (8 oz.) Amount Calories Carbs (g) Fat (g) Protein (g) Fiber (g)

_____ _____ _____ _____ _____ _____ _____
_____ _____ _____ _____ _____ _____ _____
_____ _____ _____ _____ _____ _____ _____
_____ _____ _____ _____ _____ _____ _____
_____ _____ _____ _____ _____ _____ _____
_____ _____ _____ _____ _____ _____ _____

TIME: _____ a.m. / p.m.   **MEAL TOTALS:**

MIDMORNING ☐ WATER (8 oz.) Amount Calories Carbs (g) Fat (g) Protein (g) Fiber (g)

_____ _____ _____ _____ _____ _____ _____
_____ _____ _____ _____ _____ _____ _____
_____ _____ _____ _____ _____ _____ _____
_____ _____ _____ _____ _____ _____ _____
_____ _____ _____ _____ _____ _____ _____
_____ _____ _____ _____ _____ _____ _____

TIME: _____ a.m. / p.m.   **MEAL TOTALS:**

LUNCH ☐ WATER (8 oz.) Amount Calories Carbs (g) Fat (g) Protein (g) Fiber (g)

_____ _____ _____ _____ _____ _____ _____
_____ _____ _____ _____ _____ _____ _____
_____ _____ _____ _____ _____ _____ _____
_____ _____ _____ _____ _____ _____ _____
_____ _____ _____ _____ _____ _____ _____
_____ _____ _____ _____ _____ _____ _____

TIME: _____ a.m. / p.m.   **MEAL TOTALS:**

AFTERNOON ☐ WATER (8 oz.) Amount Calories Carbs (g) Fat (g) Protein (g) Fiber (g)

_____ _____ _____ _____ _____ _____ _____
_____ _____ _____ _____ _____ _____ _____
_____ _____ _____ _____ _____ _____ _____
_____ _____ _____ _____ _____ _____ _____
_____ _____ _____ _____ _____ _____ _____
_____ _____ _____ _____ _____ _____ _____

TIME: _____ a.m. / p.m.   **MEAL TOTALS:**

DINNER ☐ WATER (8 oz.) Amount Calories Carbs (g) Fat (g) Protein (g) Fiber (g)

_____ _____ _____ _____ _____ _____ _____
_____ _____ _____ _____ _____ _____ _____
_____ _____ _____ _____ _____ _____ _____
_____ _____ _____ _____ _____ _____ _____
_____ _____ _____ _____ _____ _____ _____
_____ _____ _____ _____ _____ _____ _____

TIME: _____ a.m. / p.m.   **MEAL TOTALS:**

EVENING ☐ WATER (8 oz.) Amount Calories Carbs (g) Fat (g) Protein (g) Fiber (g)

_____ _____ _____ _____ _____ _____ _____
_____ _____ _____ _____ _____ _____ _____
_____ _____ _____ _____ _____ _____ _____
_____ _____ _____ _____ _____ _____ _____
_____ _____ _____ _____ _____ _____ _____
_____ _____ _____ _____ _____ _____ _____

TIME: _____ a.m. / p.m.   **MEAL TOTALS:**

	Calories	*Carbs* (g)	*Fat* (g)	*Protein* (g)	*Fiber* (g)
Today's Weight: _____ lb/kg **DAILY TOTALS:**					

MARCH 15

BREAKFAST	☐ WATER (8 oz.)	Amount	Calories	Carbs (g)	Fat (g)	Protein (g)	Fiber (g)
TIME: _____ a.m. / p.m.		**MEAL TOTALS:**					

MIDMORNING	☐ WATER (8 oz.)	Amount	Calories	Carbs (g)	Fat (g)	Protein (g)	Fiber (g)
TIME: _____ a.m. / p.m.		**MEAL TOTALS:**					

LUNCH	☐ WATER (8 oz.)	Amount	Calories	Carbs (g)	Fat (g)	Protein (g)	Fiber (g)
TIME: _____ a.m. / p.m.		**MEAL TOTALS:**					

AFTERNOON	☐ WATER (8 oz.)	Amount	Calories	Carbs (g)	Fat (g)	Protein (g)	Fiber (g)
TIME: _____ a.m. / p.m.		**MEAL TOTALS:**					

DINNER	☐ WATER (8 oz.)	Amount	Calories	Carbs (g)	Fat (g)	Protein (g)	Fiber (g)
TIME: _____ a.m. / p.m.		**MEAL TOTALS:**					

EVENING	☐ WATER (8 oz.)	Amount	Calories	Carbs (g)	Fat (g)	Protein (g)	Fiber (g)
TIME: _____ a.m. / p.m.		**MEAL TOTALS:**					

			Calories	*Carbs* (g)	*Fat* (g)	*Protein* (g)	*Fiber* (g)
Today's Weight: _____ lb/kg		**DAILY TOTALS:**					

MARCH 16

BREAKFAST	☐ WATER (8 oz.)	Amount	Calories	Carbs (g)	Fat (g)	Protein (g)	Fiber (g)
TIME: _____ a.m. / p.m.		**MEAL TOTALS:**					

MIDMORNING	☐ WATER (8 oz.)	Amount	Calories	Carbs (g)	Fat (g)	Protein (g)	Fiber (g)
TIME: _____ a.m. / p.m.		**MEAL TOTALS:**					

LUNCH	☐ WATER (8 oz.)	Amount	Calories	Carbs (g)	Fat (g)	Protein (g)	Fiber (g)
TIME: _____ a.m. / p.m.		**MEAL TOTALS:**					

AFTERNOON	☐ WATER (8 oz.)	Amount	Calories	Carbs (g)	Fat (g)	Protein (g)	Fiber (g)
TIME: _____ a.m. / p.m.		**MEAL TOTALS:**					

DINNER	☐ WATER (8 oz.)	Amount	Calories	Carbs (g)	Fat (g)	Protein (g)	Fiber (g)
TIME: _____ a.m. / p.m.		**MEAL TOTALS:**					

EVENING	☐ WATER (8 oz.)	Amount	Calories	Carbs (g)	Fat (g)	Protein (g)	Fiber (g)
TIME: _____ a.m. / p.m.		**MEAL TOTALS:**					

			Calories	*Carbs* (g)	*Fat* (g)	*Protein* (g)	*Fiber* (g)
Today's Weight: _____ lb/kg		**DAILY TOTALS:**					

MARCH 17

BREAKFAST	☐ WATER (8 oz.)	Amount	Calories	Carbs (g)	Fat (g)	Protein (g)	Fiber (g)
TIME: _____ a.m. / p.m.		**MEAL TOTALS:**					

MIDMORNING	☐ WATER (8 oz.)	Amount	Calories	Carbs (g)	Fat (g)	Protein (g)	Fiber (g)
TIME: _____ a.m. / p.m.		**MEAL TOTALS:**					

LUNCH	☐ WATER (8 oz.)	Amount	Calories	Carbs (g)	Fat (g)	Protein (g)	Fiber (g)
TIME: _____ a.m. / p.m.		**MEAL TOTALS:**					

AFTERNOON	☐ WATER (8 oz.)	Amount	Calories	Carbs (g)	Fat (g)	Protein (g)	Fiber (g)
TIME: _____ a.m. / p.m.		**MEAL TOTALS:**					

DINNER	☐ WATER (8 oz.)	Amount	Calories	Carbs (g)	Fat (g)	Protein (g)	Fiber (g)
TIME: _____ a.m. / p.m.		**MEAL TOTALS:**					

EVENING	☐ WATER (8 oz.)	Amount	Calories	Carbs (g)	Fat (g)	Protein (g)	Fiber (g)
TIME: _____ a.m. / p.m.		**MEAL TOTALS:**					

			Calories	*Carbs* (g)	*Fat* (g)	*Protein* (g)	*Fiber* (g)
Today's Weight: _____ lb/kg		**DAILY TOTALS:**					

MARCH 18

BREAKFAST	☐ WATER (8 oz.)	Amount	Calories	Carbs (g)	Fat (g)	Protein (g)	Fiber (g)
TIME: _____ a.m./p.m.		**MEAL TOTALS:**					

MIDMORNING	☐ WATER (8 oz.)	Amount	Calories	Carbs (g)	Fat (g)	Protein (g)	Fiber (g)
TIME: _____ a.m./p.m.		**MEAL TOTALS:**					

LUNCH	☐ WATER (8 oz.)	Amount	Calories	Carbs (g)	Fat (g)	Protein (g)	Fiber (g)
TIME: _____ a.m./p.m.		**MEAL TOTALS:**					

AFTERNOON	☐ WATER (8 oz.)	Amount	Calories	Carbs (g)	Fat (g)	Protein (g)	Fiber (g)
TIME: _____ a.m./p.m.		**MEAL TOTALS:**					

DINNER	☐ WATER (8 oz.)	Amount	Calories	Carbs (g)	Fat (g)	Protein (g)	Fiber (g)
TIME: _____ a.m./p.m.		**MEAL TOTALS:**					

EVENING	☐ WATER (8 oz.)	Amount	Calories	Carbs (g)	Fat (g)	Protein (g)	Fiber (g)
TIME: _____ a.m./p.m.		**MEAL TOTALS:**					

			Calories	*Carbs (g)*	*Fat (g)*	*Protein (g)*	*Fiber (g)*
Today's Weight: _____ lb/kg		**DAILY TOTALS:**					

MARCH 19

BREAKFAST	☐ WATER (8 oz.)	Amount	Calories	Carbs (g)	Fat (g)	Protein (g)	Fiber (g)
TIME: _____ a.m. / p.m.		**MEAL TOTALS:**					

MIDMORNING	☐ WATER (8 oz.)	Amount	Calories	Carbs (g)	Fat (g)	Protein (g)	Fiber (g)
TIME: _____ a.m. / p.m.		**MEAL TOTALS:**					

LUNCH	☐ WATER (8 oz.)	Amount	Calories	Carbs (g)	Fat (g)	Protein (g)	Fiber (g)
TIME: _____ a.m. / p.m.		**MEAL TOTALS:**					

AFTERNOON	☐ WATER (8 oz.)	Amount	Calories	Carbs (g)	Fat (g)	Protein (g)	Fiber (g)
TIME: _____ a.m. / p.m.		**MEAL TOTALS:**					

DINNER	☐ WATER (8 oz.)	Amount	Calories	Carbs (g)	Fat (g)	Protein (g)	Fiber (g)
TIME: _____ a.m. / p.m.		**MEAL TOTALS:**					

EVENING	☐ WATER (8 oz.)	Amount	Calories	Carbs (g)	Fat (g)	Protein (g)	Fiber (g)
TIME: _____ a.m. / p.m.		**MEAL TOTALS:**					

			Calories	*Carbs* (g)	*Fat* (g)	*Protein* (g)	*Fiber* (g)
Today's Weight: _____ lb/kg		**DAILY TOTALS:**					

MARCH 20

BREAKFAST	☐ WATER (8 oz.)	Amount	Calories	Carbs (g)	Fat (g)	Protein (g)	Fiber (g)
TIME: _____ a.m./p.m.		**MEAL TOTALS:**					

MIDMORNING	☐ WATER (8 oz.)	Amount	Calories	Carbs (g)	Fat (g)	Protein (g)	Fiber (g)
TIME: _____ a.m./p.m.		**MEAL TOTALS:**					

LUNCH	☐ WATER (8 oz.)	Amount	Calories	Carbs (g)	Fat (g)	Protein (g)	Fiber (g)
TIME: _____ a.m./p.m.		**MEAL TOTALS:**					

AFTERNOON	☐ WATER (8 oz.)	Amount	Calories	Carbs (g)	Fat (g)	Protein (g)	Fiber (g)
TIME: _____ a.m./p.m.		**MEAL TOTALS:**					

DINNER	☐ WATER (8 oz.)	Amount	Calories	Carbs (g)	Fat (g)	Protein (g)	Fiber (g)
TIME: _____ a.m./p.m.		**MEAL TOTALS:**					

EVENING	☐ WATER (8 oz.)	Amount	Calories	Carbs (g)	Fat (g)	Protein (g)	Fiber (g)
TIME: _____ a.m./p.m.		**MEAL TOTALS:**					

			Calories	*Carbs* (g)	*Fat* (g)	*Protein* (g)	*Fiber* (g)
Today's Weight: _____ lb/kg		**DAILY TOTALS:**					

MARCH 21

BREAKFAST	☐ WATER (8 oz.)	Amount	Calories	Carbs (g)	Fat (g)	Protein (g)	Fiber (g)
TIME: _____ a.m. / p.m.		**MEAL TOTALS:**					

MIDMORNING	☐ WATER (8 oz.)	Amount	Calories	Carbs (g)	Fat (g)	Protein (g)	Fiber (g)
TIME: _____ a.m. / p.m.		**MEAL TOTALS:**					

LUNCH	☐ WATER (8 oz.)	Amount	Calories	Carbs (g)	Fat (g)	Protein (g)	Fiber (g)
TIME: _____ a.m. / p.m.		**MEAL TOTALS:**					

AFTERNOON	☐ WATER (8 oz.)	Amount	Calories	Carbs (g)	Fat (g)	Protein (g)	Fiber (g)
TIME: _____ a.m. / p.m.		**MEAL TOTALS:**					

DINNER	☐ WATER (8 oz.)	Amount	Calories	Carbs (g)	Fat (g)	Protein (g)	Fiber (g)
TIME: _____ a.m. / p.m.		**MEAL TOTALS:**					

EVENING	☐ WATER (8 oz.)	Amount	Calories	Carbs (g)	Fat (g)	Protein (g)	Fiber (g)
TIME: _____ a.m. / p.m.		**MEAL TOTALS:**					

			Calories	*Carbs* (g)	*Fat* (g)	*Protein* (g)	*Fiber* (g)
Today's Weight: _____ lb/kg		**DAILY TOTALS:**					

MARCH 22

BREAKFAST	☐ WATER (8 oz.)	Amount	Calories	Carbs (g)	Fat (g)	Protein (g)	Fiber (g)
TIME: _____ a.m./p.m.		**MEAL TOTALS:**					

MIDMORNING	☐ WATER (8 oz.)	Amount	Calories	Carbs (g)	Fat (g)	Protein (g)	Fiber (g)
TIME: _____ a.m./p.m.		**MEAL TOTALS:**					

LUNCH	☐ WATER (8 oz.)	Amount	Calories	Carbs (g)	Fat (g)	Protein (g)	Fiber (g)
TIME: _____ a.m./p.m.		**MEAL TOTALS:**					

AFTERNOON	☐ WATER (8 oz.)	Amount	Calories	Carbs (g)	Fat (g)	Protein (g)	Fiber (g)
TIME: _____ a.m./p.m.		**MEAL TOTALS:**					

DINNER	☐ WATER (8 oz.)	Amount	Calories	Carbs (g)	Fat (g)	Protein (g)	Fiber (g)
TIME: _____ a.m./p.m.		**MEAL TOTALS:**					

EVENING	☐ WATER (8 oz.)	Amount	Calories	Carbs (g)	Fat (g)	Protein (g)	Fiber (g)
TIME: _____ a.m./p.m.		**MEAL TOTALS:**					

		Calories	*Carbs* (g)	*Fat* (g)	*Protein* (g)	*Fiber* (g)
Today's Weight: _____ lb/kg	**DAILY TOTALS:**					

MARCH 23

BREAKFAST	☐ WATER (8 oz.)	Amount	Calories	Carbs (g)	Fat (g)	Protein (g)	Fiber (g)
TIME: _____ a.m. / p.m.		**MEAL TOTALS:**					

MIDMORNING	☐ WATER (8 oz.)	Amount	Calories	Carbs (g)	Fat (g)	Protein (g)	Fiber (g)
TIME: _____ a.m. / p.m.		**MEAL TOTALS:**					

LUNCH	☐ WATER (8 oz.)	Amount	Calories	Carbs (g)	Fat (g)	Protein (g)	Fiber (g)
TIME: _____ a.m. / p.m.		**MEAL TOTALS:**					

AFTERNOON	☐ WATER (8 oz.)	Amount	Calories	Carbs (g)	Fat (g)	Protein (g)	Fiber (g)
TIME: _____ a.m. / p.m.		**MEAL TOTALS:**					

DINNER	☐ WATER (8 oz.)	Amount	Calories	Carbs (g)	Fat (g)	Protein (g)	Fiber (g)
TIME: _____ a.m. / p.m.		**MEAL TOTALS:**					

EVENING	☐ WATER (8 oz.)	Amount	Calories	Carbs (g)	Fat (g)	Protein (g)	Fiber (g)
TIME: _____ a.m. / p.m.		**MEAL TOTALS:**					
			Calories	*Carbs (g)*	*Fat (g)*	*Protein (g)*	*Fiber (g)*
Today's Weight: _____ lb/kg		**DAILY TOTALS:**					

MARCH 24

BREAKFAST	☐ WATER (8 oz.)	Amount	Calories	Carbs (g)	Fat (g)	Protein (g)	Fiber (g)

TIME: a.m. / p.m.	**MEAL TOTALS:**					

MIDMORNING	☐ WATER (8 oz.)	Amount	Calories	Carbs (g)	Fat (g)	Protein (g)	Fiber (g)

TIME: a.m. / p.m.	**MEAL TOTALS:**					

LUNCH	☐ WATER (8 oz.)	Amount	Calories	Carbs (g)	Fat (g)	Protein (g)	Fiber (g)

TIME: a.m. / p.m.	**MEAL TOTALS:**					

AFTERNOON	☐ WATER (8 oz.)	Amount	Calories	Carbs (g)	Fat (g)	Protein (g)	Fiber (g)

TIME: a.m. / p.m.	**MEAL TOTALS:**					

DINNER	☐ WATER (8 oz.)	Amount	Calories	Carbs (g)	Fat (g)	Protein (g)	Fiber (g)

TIME: a.m. / p.m.	**MEAL TOTALS:**					

EVENING	☐ WATER (8 oz.)	Amount	Calories	Carbs (g)	Fat (g)	Protein (g)	Fiber (g)

TIME: a.m. / p.m.	**MEAL TOTALS:**					

		Calories	*Carbs (g)*	*Fat (g)*	*Protein (g)*	*Fiber (g)*
Today's Weight: _____ lb/kg	**DAILY TOTALS:**					

MARCH 25

BREAKFAST	☐ WATER (8 oz.)	Amount	Calories	Carbs (g)	Fat (g)	Protein (g)	Fiber (g)
TIME: _____ a.m. / p.m.		**MEAL TOTALS:**					

MIDMORNING	☐ WATER (8 oz.)	Amount	Calories	Carbs (g)	Fat (g)	Protein (g)	Fiber (g)
TIME: _____ a.m. / p.m.		**MEAL TOTALS:**					

LUNCH	☐ WATER (8 oz.)	Amount	Calories	Carbs (g)	Fat (g)	Protein (g)	Fiber (g)
TIME: _____ a.m. / p.m.		**MEAL TOTALS:**					

AFTERNOON	☐ WATER (8 oz.)	Amount	Calories	Carbs (g)	Fat (g)	Protein (g)	Fiber (g)
TIME: _____ a.m. / p.m.		**MEAL TOTALS:**					

DINNER	☐ WATER (8 oz.)	Amount	Calories	Carbs (g)	Fat (g)	Protein (g)	Fiber (g)
TIME: _____ a.m. / p.m.		**MEAL TOTALS:**					

EVENING	☐ WATER (8 oz.)	Amount	Calories	Carbs (g)	Fat (g)	Protein (g)	Fiber (g)
TIME: _____ a.m. / p.m.		**MEAL TOTALS:**					

			Calories	*Carbs* (g)	*Fat* (g)	*Protein* (g)	*Fiber* (g)
Today's Weight: _____ lb/kg		**DAILY TOTALS:**					

MARCH 26

BREAKFAST	☐ WATER (8 oz.)	Amount	Calories	Carbs (g)	Fat (g)	Protein (g)	Fiber (g)
TIME: _____ a.m./p.m.		**MEAL TOTALS:**					

MIDMORNING	☐ WATER (8 oz.)	Amount	Calories	Carbs (g)	Fat (g)	Protein (g)	Fiber (g)
TIME: _____ a.m./p.m.		**MEAL TOTALS:**					

LUNCH	☐ WATER (8 oz.)	Amount	Calories	Carbs (g)	Fat (g)	Protein (g)	Fiber (g)
TIME: _____ a.m./p.m.		**MEAL TOTALS:**					

AFTERNOON	☐ WATER (8 oz.)	Amount	Calories	Carbs (g)	Fat (g)	Protein (g)	Fiber (g)
TIME: _____ a.m./p.m.		**MEAL TOTALS:**					

DINNER	☐ WATER (8 oz.)	Amount	Calories	Carbs (g)	Fat (g)	Protein (g)	Fiber (g)
TIME: _____ a.m./p.m.		**MEAL TOTALS:**					

EVENING	☐ WATER (8 oz.)	Amount	Calories	Carbs (g)	Fat (g)	Protein (g)	Fiber (g)
TIME: _____ a.m./p.m.		**MEAL TOTALS:**					

			Calories	*Carbs (g)*	*Fat (g)*	*Protein (g)*	*Fiber (g)*
Today's Weight: _____ lb/kg		**DAILY TOTALS:**					

MARCH 27

BREAKFAST	☐ WATER (8 oz.)	Amount	Calories	Carbs (g)	Fat (g)	Protein (g)	Fiber (g)
TIME: _____ a.m. / p.m.		**MEAL TOTALS:**					

MIDMORNING	☐ WATER (8 oz.)	Amount	Calories	Carbs (g)	Fat (g)	Protein (g)	Fiber (g)
TIME: _____ a.m. / p.m.		**MEAL TOTALS:**					

LUNCH	☐ WATER (8 oz.)	Amount	Calories	Carbs (g)	Fat (g)	Protein (g)	Fiber (g)
TIME: _____ a.m. / p.m.		**MEAL TOTALS:**					

AFTERNOON	☐ WATER (8 oz.)	Amount	Calories	Carbs (g)	Fat (g)	Protein (g)	Fiber (g)
TIME: _____ a.m. / p.m.		**MEAL TOTALS:**					

DINNER	☐ WATER (8 oz.)	Amount	Calories	Carbs (g)	Fat (g)	Protein (g)	Fiber (g)
TIME: _____ a.m. / p.m.		**MEAL TOTALS:**					

EVENING	☐ WATER (8 oz.)	Amount	Calories	Carbs (g)	Fat (g)	Protein (g)	Fiber (g)
TIME: _____ a.m. / p.m.		**MEAL TOTALS:**					
			Calories	*Carbs* (g)	*Fat* (g)	*Protein* (g)	*Fiber* (g)
Today's Weight: _____ lb/kg		**DAILY TOTALS:**					

MARCH 28

BREAKFAST	☐ WATER (8 oz.)	Amount	Calories	Carbs (g)	Fat (g)	Protein (g)	Fiber (g)
_____		_____	_____	_____	_____	_____	_____
_____		_____	_____	_____	_____	_____	_____
_____		_____	_____	_____	_____	_____	_____
_____		_____	_____	_____	_____	_____	_____
_____		_____	_____	_____	_____	_____	_____
TIME: _____ a.m. / p.m.		**MEAL TOTALS:**					

MIDMORNING	☐ WATER (8 oz.)	Amount	Calories	Carbs (g)	Fat (g)	Protein (g)	Fiber (g)
_____		_____	_____	_____	_____	_____	_____
_____		_____	_____	_____	_____	_____	_____
_____		_____	_____	_____	_____	_____	_____
_____		_____	_____	_____	_____	_____	_____
_____		_____	_____	_____	_____	_____	_____
TIME: _____ a.m. / p.m.		**MEAL TOTALS:**					

LUNCH	☐ WATER (8 oz.)	Amount	Calories	Carbs (g)	Fat (g)	Protein (g)	Fiber (g)
_____		_____	_____	_____	_____	_____	_____
_____		_____	_____	_____	_____	_____	_____
_____		_____	_____	_____	_____	_____	_____
_____		_____	_____	_____	_____	_____	_____
_____		_____	_____	_____	_____	_____	_____
TIME: _____ a.m. / p.m.		**MEAL TOTALS:**					

AFTERNOON	☐ WATER (8 oz.)	Amount	Calories	Carbs (g)	Fat (g)	Protein (g)	Fiber (g)
_____		_____	_____	_____	_____	_____	_____
_____		_____	_____	_____	_____	_____	_____
_____		_____	_____	_____	_____	_____	_____
_____		_____	_____	_____	_____	_____	_____
_____		_____	_____	_____	_____	_____	_____
TIME: _____ a.m. / p.m.		**MEAL TOTALS:**					

DINNER	☐ WATER (8 oz.)	Amount	Calories	Carbs (g)	Fat (g)	Protein (g)	Fiber (g)
_____		_____	_____	_____	_____	_____	_____
_____		_____	_____	_____	_____	_____	_____
_____		_____	_____	_____	_____	_____	_____
_____		_____	_____	_____	_____	_____	_____
_____		_____	_____	_____	_____	_____	_____
TIME: _____ a.m. / p.m.		**MEAL TOTALS:**					

EVENING	☐ WATER (8 oz.)	Amount	Calories	Carbs (g)	Fat (g)	Protein (g)	Fiber (g)
_____		_____	_____	_____	_____	_____	_____
_____		_____	_____	_____	_____	_____	_____
_____		_____	_____	_____	_____	_____	_____
_____		_____	_____	_____	_____	_____	_____
_____		_____	_____	_____	_____	_____	_____
TIME: _____ a.m. / p.m.		**MEAL TOTALS:**					

			Calories	*Carbs (g)*	*Fat (g)*	*Protein (g)*	*Fiber (g)*
Today's Weight: _____ lb/kg		**DAILY TOTALS:**					

MARCH 29

BREAKFAST	☐ WATER (8 oz.)	Amount	Calories	Carbs (g)	Fat (g)	Protein (g)	Fiber (g)
TIME: _____ a.m. / p.m.		**MEAL TOTALS:**					

MIDMORNING	☐ WATER (8 oz.)	Amount	Calories	Carbs (g)	Fat (g)	Protein (g)	Fiber (g)
TIME: _____ a.m. / p.m.		**MEAL TOTALS:**					

LUNCH	☐ WATER (8 oz.)	Amount	Calories	Carbs (g)	Fat (g)	Protein (g)	Fiber (g)
TIME: _____ a.m. / p.m.		**MEAL TOTALS:**					

AFTERNOON	☐ WATER (8 oz.)	Amount	Calories	Carbs (g)	Fat (g)	Protein (g)	Fiber (g)
TIME: _____ a.m. / p.m.		**MEAL TOTALS:**					

DINNER	☐ WATER (8 oz.)	Amount	Calories	Carbs (g)	Fat (g)	Protein (g)	Fiber (g)
TIME: _____ a.m. / p.m.		**MEAL TOTALS:**					

EVENING	☐ WATER (8 oz.)	Amount	Calories	Carbs (g)	Fat (g)	Protein (g)	Fiber (g)
TIME: _____ a.m. / p.m.		**MEAL TOTALS:**					

			Calories	Carbs (g)	Fat (g)	Protein (g)	Fiber (g)
Today's Weight: _____ lb/kg		**DAILY TOTALS:**					

MARCH 30

BREAKFAST	☐ WATER (8 oz.)	Amount	Calories	Carbs (g)	Fat (g)	Protein (g)	Fiber (g)

TIME: _____ a.m. / p.m.	**MEAL TOTALS:**					

MIDMORNING	☐ WATER (8 oz.)	Amount	Calories	Carbs (g)	Fat (g)	Protein (g)	Fiber (g)

TIME: _____ a.m. / p.m.	**MEAL TOTALS:**					

LUNCH	☐ WATER (8 oz.)	Amount	Calories	Carbs (g)	Fat (g)	Protein (g)	Fiber (g)

TIME: _____ a.m. / p.m.	**MEAL TOTALS:**					

AFTERNOON	☐ WATER (8 oz.)	Amount	Calories	Carbs (g)	Fat (g)	Protein (g)	Fiber (g)

TIME: _____ a.m. / p.m.	**MEAL TOTALS:**					

DINNER	☐ WATER (8 oz.)	Amount	Calories	Carbs (g)	Fat (g)	Protein (g)	Fiber (g)

TIME: _____ a.m. / p.m.	**MEAL TOTALS:**					

EVENING	☐ WATER (8 oz.)	Amount	Calories	Carbs (g)	Fat (g)	Protein (g)	Fiber (g)

TIME: _____ a.m. / p.m.	**MEAL TOTALS:**					

		Calories	*Carbs* (g)	*Fat* (g)	*Protein* (g)	*Fiber* (g)
Today's Weight: _____ lb/kg	**DAILY TOTALS:**					

MARCH 31

BREAKFAST	☐ WATER (8 oz.)	Amount	Calories	Carbs (g)	Fat (g)	Protein (g)	Fiber (g)
TIME: _____ a.m. / p.m.		**MEAL TOTALS:**					

MIDMORNING	☐ WATER (8 oz.)	Amount	Calories	Carbs (g)	Fat (g)	Protein (g)	Fiber (g)
TIME: _____ a.m. / p.m.		**MEAL TOTALS:**					

LUNCH	☐ WATER (8 oz.)	Amount	Calories	Carbs (g)	Fat (g)	Protein (g)	Fiber (g)
TIME: _____ a.m. / p.m.		**MEAL TOTALS:**					

AFTERNOON	☐ WATER (8 oz.)	Amount	Calories	Carbs (g)	Fat (g)	Protein (g)	Fiber (g)
TIME: _____ a.m. / p.m.		**MEAL TOTALS:**					

DINNER	☐ WATER (8 oz.)	Amount	Calories	Carbs (g)	Fat (g)	Protein (g)	Fiber (g)
TIME: _____ a.m. / p.m.		**MEAL TOTALS:**					

EVENING	☐ WATER (8 oz.)	Amount	Calories	Carbs (g)	Fat (g)	Protein (g)	Fiber (g)
TIME: _____ a.m. / p.m.		**MEAL TOTALS:**					

			Calories	*Carbs* (g)	*Fat* (g)	*Protein* (g)	*Fiber* (g)
Today's Weight: _____ lb/kg		**DAILY TOTALS:**					

APRIL NOTES:

APRIL 1

BREAKFAST	☐ WATER (8 oz.)	Amount	Calories	Carbs (g)	Fat (g)	Protein (g)	Fiber (g)
TIME: _____ a.m. / p.m.		**MEAL TOTALS:**					

MIDMORNING	☐ WATER (8 oz.)	Amount	Calories	Carbs (g)	Fat (g)	Protein (g)	Fiber (g)
TIME: _____ a.m. / p.m.		**MEAL TOTALS:**					

LUNCH	☐ WATER (8 oz.)	Amount	Calories	Carbs (g)	Fat (g)	Protein (g)	Fiber (g)
TIME: _____ a.m. / p.m.		**MEAL TOTALS:**					

AFTERNOON	☐ WATER (8 oz.)	Amount	Calories	Carbs (g)	Fat (g)	Protein (g)	Fiber (g)
TIME: _____ a.m. / p.m.		**MEAL TOTALS:**					

DINNER	☐ WATER (8 oz.)	Amount	Calories	Carbs (g)	Fat (g)	Protein (g)	Fiber (g)
TIME: _____ a.m. / p.m.		**MEAL TOTALS:**					

EVENING	☐ WATER (8 oz.)	Amount	Calories	Carbs (g)	Fat (g)	Protein (g)	Fiber (g)
TIME: _____ a.m. / p.m.		**MEAL TOTALS:**					

			Calories	*Carbs (g)*	*Fat (g)*	*Protein (g)*	*Fiber (g)*
Today's Weight: _____ lb/kg		**DAILY TOTALS:**					

APRIL 2

BREAKFAST	☐ WATER (8 oz.)	Amount	Calories	Carbs (g)	Fat (g)	Protein (g)	Fiber (g)
TIME: a.m. / p.m.		**MEAL TOTALS:**					

MIDMORNING	☐ WATER (8 oz.)	Amount	Calories	Carbs (g)	Fat (g)	Protein (g)	Fiber (g)
TIME: a.m. / p.m.		**MEAL TOTALS:**					

LUNCH	☐ WATER (8 oz.)	Amount	Calories	Carbs (g)	Fat (g)	Protein (g)	Fiber (g)
TIME: a.m. / p.m.		**MEAL TOTALS:**					

AFTERNOON	☐ WATER (8 oz.)	Amount	Calories	Carbs (g)	Fat (g)	Protein (g)	Fiber (g)
TIME: a.m. / p.m.		**MEAL TOTALS:**					

DINNER	☐ WATER (8 oz.)	Amount	Calories	Carbs (g)	Fat (g)	Protein (g)	Fiber (g)
TIME: a.m. / p.m.		**MEAL TOTALS:**					

EVENING	☐ WATER (8 oz.)	Amount	Calories	Carbs (g)	Fat (g)	Protein (g)	Fiber (g)
TIME: a.m. / p.m.		**MEAL TOTALS:**					

			Calories	*Carbs (g)*	*Fat (g)*	*Protein (g)*	*Fiber (g)*
Today's Weight: _____ lb/kg		**DAILY TOTALS:**					

APRIL 3

BREAKFAST	☐ WATER (8 oz.)	Amount	Calories	Carbs (g)	Fat (g)	Protein (g)	Fiber (g)
TIME: _____ a.m. / p.m.		**MEAL TOTALS:**					

MIDMORNING	☐ WATER (8 oz.)	Amount	Calories	Carbs (g)	Fat (g)	Protein (g)	Fiber (g)
TIME: _____ a.m. / p.m.		**MEAL TOTALS:**					

LUNCH	☐ WATER (8 oz.)	Amount	Calories	Carbs (g)	Fat (g)	Protein (g)	Fiber (g)
TIME: _____ a.m. / p.m.		**MEAL TOTALS:**					

AFTERNOON	☐ WATER (8 oz.)	Amount	Calories	Carbs (g)	Fat (g)	Protein (g)	Fiber (g)
TIME: _____ a.m. / p.m.		**MEAL TOTALS:**					

DINNER	☐ WATER (8 oz.)	Amount	Calories	Carbs (g)	Fat (g)	Protein (g)	Fiber (g)
TIME: _____ a.m. / p.m.		**MEAL TOTALS:**					

EVENING	☐ WATER (8 oz.)	Amount	Calories	Carbs (g)	Fat (g)	Protein (g)	Fiber (g)
TIME: _____ a.m. / p.m.		**MEAL TOTALS:**					

			Calories	Carbs (g)	Fat (g)	Protein (g)	Fiber (g)
Today's Weight: _____ lb/kg		**DAILY TOTALS:**					

APRIL 4

BREAKFAST	☐ WATER (8 oz.)	Amount	Calories	Carbs (g)	Fat (g)	Protein (g)	Fiber (g)
TIME: a.m. / p.m.		**MEAL TOTALS:**					

MIDMORNING	☐ WATER (8 oz.)	Amount	Calories	Carbs (g)	Fat (g)	Protein (g)	Fiber (g)
TIME: a.m. / p.m.		**MEAL TOTALS:**					

LUNCH	☐ WATER (8 oz.)	Amount	Calories	Carbs (g)	Fat (g)	Protein (g)	Fiber (g)
TIME: a.m. / p.m.		**MEAL TOTALS:**					

AFTERNOON	☐ WATER (8 oz.)	Amount	Calories	Carbs (g)	Fat (g)	Protein (g)	Fiber (g)
TIME: a.m. / p.m.		**MEAL TOTALS:**					

DINNER	☐ WATER (8 oz.)	Amount	Calories	Carbs (g)	Fat (g)	Protein (g)	Fiber (g)
TIME: a.m. / p.m.		**MEAL TOTALS:**					

EVENING	☐ WATER (8 oz.)	Amount	Calories	Carbs (g)	Fat (g)	Protein (g)	Fiber (g)
TIME: a.m. / p.m.		**MEAL TOTALS:**					

			Calories	*Carbs* (g)	*Fat* (g)	*Protein* (g)	*Fiber* (g)
Today's Weight: _____ lb/kg		**DAILY TOTALS:**					

APRIL 5

BREAKFAST	☐ WATER (8 oz.)	Amount	Calories	Carbs (g)	Fat (g)	Protein (g)	Fiber (g)
TIME: _____ a.m./p.m.		**MEAL TOTALS:**					

MIDMORNING	☐ WATER (8 oz.)	Amount	Calories	Carbs (g)	Fat (g)	Protein (g)	Fiber (g)
TIME: _____ a.m./p.m.		**MEAL TOTALS:**					

LUNCH	☐ WATER (8 oz.)	Amount	Calories	Carbs (g)	Fat (g)	Protein (g)	Fiber (g)
TIME: _____ a.m./p.m.		**MEAL TOTALS:**					

AFTERNOON	☐ WATER (8 oz.)	Amount	Calories	Carbs (g)	Fat (g)	Protein (g)	Fiber (g)
TIME: _____ a.m./p.m.		**MEAL TOTALS:**					

DINNER	☐ WATER (8 oz.)	Amount	Calories	Carbs (g)	Fat (g)	Protein (g)	Fiber (g)
TIME: _____ a.m./p.m.		**MEAL TOTALS:**					

EVENING	☐ WATER (8 oz.)	Amount	Calories	Carbs (g)	Fat (g)	Protein (g)	Fiber (g)
TIME: _____ a.m./p.m.		**MEAL TOTALS:**					

			Calories	*Carbs* (g)	*Fat* (g)	*Protein* (g)	*Fiber* (g)
Today's Weight: _____ lb/kg		**DAILY TOTALS:**					

APRIL 6

BREAKFAST	☐ WATER (8 oz.)	Amount	Calories	Carbs (g)	Fat (g)	Protein (g)	Fiber (g)

TIME: _____ a.m. / p.m. **MEAL TOTALS:**

MIDMORNING	☐ WATER (8 oz.)	Amount	Calories	Carbs (g)	Fat (g)	Protein (g)	Fiber (g)

TIME: _____ a.m. / p.m. **MEAL TOTALS:**

LUNCH	☐ WATER (8 oz.)	Amount	Calories	Carbs (g)	Fat (g)	Protein (g)	Fiber (g)

TIME: _____ a.m. / p.m. **MEAL TOTALS:**

AFTERNOON	☐ WATER (8 oz.)	Amount	Calories	Carbs (g)	Fat (g)	Protein (g)	Fiber (g)

TIME: _____ a.m. / p.m. **MEAL TOTALS:**

DINNER	☐ WATER (8 oz.)	Amount	Calories	Carbs (g)	Fat (g)	Protein (g)	Fiber (g)

TIME: _____ a.m. / p.m. **MEAL TOTALS:**

EVENING	☐ WATER (8 oz.)	Amount	Calories	Carbs (g)	Fat (g)	Protein (g)	Fiber (g)

TIME: _____ a.m. / p.m. **MEAL TOTALS:**

Today's Weight: _____ lb/kg

DAILY TOTALS:	Calories	Carbs (g)	Fat (g)	Protein (g)	Fiber (g)

APRIL 7

BREAKFAST	☐ WATER (8 oz.)	Amount	Calories	Carbs (g)	Fat (g)	Protein (g)	Fiber (g)
_____		_____	_____	_____	_____	_____	_____
_____		_____	_____	_____	_____	_____	_____
_____		_____	_____	_____	_____	_____	_____
_____		_____	_____	_____	_____	_____	_____
_____		_____	_____	_____	_____	_____	_____
_____		_____	_____	_____	_____	_____	_____
TIME: _____ a.m. / p.m.		**MEAL TOTALS:**					

MIDMORNING	☐ WATER (8 oz.)	Amount	Calories	Carbs (g)	Fat (g)	Protein (g)	Fiber (g)
_____		_____	_____	_____	_____	_____	_____
_____		_____	_____	_____	_____	_____	_____
_____		_____	_____	_____	_____	_____	_____
_____		_____	_____	_____	_____	_____	_____
_____		_____	_____	_____	_____	_____	_____
_____		_____	_____	_____	_____	_____	_____
TIME: _____ a.m. / p.m.		**MEAL TOTALS:**					

LUNCH	☐ WATER (8 oz.)	Amount	Calories	Carbs (g)	Fat (g)	Protein (g)	Fiber (g)
_____		_____	_____	_____	_____	_____	_____
_____		_____	_____	_____	_____	_____	_____
_____		_____	_____	_____	_____	_____	_____
_____		_____	_____	_____	_____	_____	_____
_____		_____	_____	_____	_____	_____	_____
_____		_____	_____	_____	_____	_____	_____
TIME: _____ a.m. / p.m.		**MEAL TOTALS:**					

AFTERNOON	☐ WATER (8 oz.)	Amount	Calories	Carbs (g)	Fat (g)	Protein (g)	Fiber (g)
_____		_____	_____	_____	_____	_____	_____
_____		_____	_____	_____	_____	_____	_____
_____		_____	_____	_____	_____	_____	_____
_____		_____	_____	_____	_____	_____	_____
_____		_____	_____	_____	_____	_____	_____
_____		_____	_____	_____	_____	_____	_____
TIME: _____ a.m. / p.m.		**MEAL TOTALS:**					

DINNER	☐ WATER (8 oz.)	Amount	Calories	Carbs (g)	Fat (g)	Protein (g)	Fiber (g)
_____		_____	_____	_____	_____	_____	_____
_____		_____	_____	_____	_____	_____	_____
_____		_____	_____	_____	_____	_____	_____
_____		_____	_____	_____	_____	_____	_____
_____		_____	_____	_____	_____	_____	_____
_____		_____	_____	_____	_____	_____	_____
TIME: _____ a.m. / p.m.		**MEAL TOTALS:**					

EVENING	☐ WATER (8 oz.)	Amount	Calories	Carbs (g)	Fat (g)	Protein (g)	Fiber (g)
_____		_____	_____	_____	_____	_____	_____
_____		_____	_____	_____	_____	_____	_____
_____		_____	_____	_____	_____	_____	_____
_____		_____	_____	_____	_____	_____	_____
_____		_____	_____	_____	_____	_____	_____
_____		_____	_____	_____	_____	_____	_____
TIME: _____ a.m. / p.m.		**MEAL TOTALS:**					

			Calories	*Carbs* (g)	*Fat* (g)	*Protein* (g)	*Fiber* (g)
Today's Weight: _____ lb/kg		**DAILY TOTALS:**					

APRIL 8

BREAKFAST	☐ WATER (8 oz.)	Amount	Calories	Carbs (g)	Fat (g)	Protein (g)	Fiber (g)

TIME: _____ a.m. / p.m.   MEAL TOTALS:

MIDMORNING	☐ WATER (8 oz.)	Amount	Calories	Carbs (g)	Fat (g)	Protein (g)	Fiber (g)

TIME: _____ a.m. / p.m.   MEAL TOTALS:

LUNCH	☐ WATER (8 oz.)	Amount	Calories	Carbs (g)	Fat (g)	Protein (g)	Fiber (g)

TIME: _____ a.m. / p.m.   MEAL TOTALS:

AFTERNOON	☐ WATER (8 oz.)	Amount	Calories	Carbs (g)	Fat (g)	Protein (g)	Fiber (g)

TIME: _____ a.m. / p.m.   MEAL TOTALS:

DINNER	☐ WATER (8 oz.)	Amount	Calories	Carbs (g)	Fat (g)	Protein (g)	Fiber (g)

TIME: _____ a.m. / p.m.   MEAL TOTALS:

EVENING	☐ WATER (8 oz.)	Amount	Calories	Carbs (g)	Fat (g)	Protein (g)	Fiber (g)

TIME: _____ a.m. / p.m.   MEAL TOTALS:

Today's Weight: _____ lb/kg

DAILY TOTALS:	Calories	Carbs (g)	Fat (g)	Protein (g)	Fiber (g)

APRIL 9

BREAKFAST	☐ WATER (8 oz.)	Amount	Calories	Carbs (g)	Fat (g)	Protein (g)	Fiber (g)
TIME: _____ a.m. / p.m.		**MEAL TOTALS:**					

MIDMORNING	☐ WATER (8 oz.)	Amount	Calories	Carbs (g)	Fat (g)	Protein (g)	Fiber (g)
TIME: _____ a.m. / p.m.		**MEAL TOTALS:**					

LUNCH	☐ WATER (8 oz.)	Amount	Calories	Carbs (g)	Fat (g)	Protein (g)	Fiber (g)
TIME: _____ a.m. / p.m.		**MEAL TOTALS:**					

AFTERNOON	☐ WATER (8 oz.)	Amount	Calories	Carbs (g)	Fat (g)	Protein (g)	Fiber (g)
TIME: _____ a.m. / p.m.		**MEAL TOTALS:**					

DINNER	☐ WATER (8 oz.)	Amount	Calories	Carbs (g)	Fat (g)	Protein (g)	Fiber (g)
TIME: _____ a.m. / p.m.		**MEAL TOTALS:**					

EVENING	☐ WATER (8 oz.)	Amount	Calories	Carbs (g)	Fat (g)	Protein (g)	Fiber (g)
TIME: _____ a.m. / p.m.		**MEAL TOTALS:**					

			Calories	*Carbs* (g)	*Fat* (g)	*Protein* (g)	*Fiber* (g)
Today's Weight: _____ lb/kg		**DAILY TOTALS:**					

APRIL 10

BREAKFAST	☐ WATER (8 oz.)	Amount	Calories	Carbs (g)	Fat (g)	Protein (g)	Fiber (g)
TIME: a.m. / p.m.		**MEAL TOTALS:**					

MIDMORNING	☐ WATER (8 oz.)	Amount	Calories	Carbs (g)	Fat (g)	Protein (g)	Fiber (g)
TIME: a.m. / p.m.		**MEAL TOTALS:**					

LUNCH	☐ WATER (8 oz.)	Amount	Calories	Carbs (g)	Fat (g)	Protein (g)	Fiber (g)
TIME: a.m. / p.m.		**MEAL TOTALS:**					

AFTERNOON	☐ WATER (8 oz.)	Amount	Calories	Carbs (g)	Fat (g)	Protein (g)	Fiber (g)
TIME: a.m. / p.m.		**MEAL TOTALS:**					

DINNER	☐ WATER (8 oz.)	Amount	Calories	Carbs (g)	Fat (g)	Protein (g)	Fiber (g)
TIME: a.m. / p.m.		**MEAL TOTALS:**					

EVENING	☐ WATER (8 oz.)	Amount	Calories	Carbs (g)	Fat (g)	Protein (g)	Fiber (g)
TIME: a.m. / p.m.		**MEAL TOTALS:**					

			Calories	*Carbs* (g)	*Fat* (g)	*Protein* (g)	*Fiber* (g)
Today's Weight: _____ lb/kg		**DAILY TOTALS:**					

APRIL 11

BREAKFAST	☐ WATER (8 oz.)	Amount	Calories	Carbs (g)	Fat (g)	Protein (g)	Fiber (g)
TIME: _____ a.m. / p.m.		MEAL TOTALS:					

MIDMORNING	☐ WATER (8 oz.)	Amount	Calories	Carbs (g)	Fat (g)	Protein (g)	Fiber (g)
TIME: _____ a.m. / p.m.		MEAL TOTALS:					

LUNCH	☐ WATER (8 oz.)	Amount	Calories	Carbs (g)	Fat (g)	Protein (g)	Fiber (g)
TIME: _____ a.m. / p.m.		MEAL TOTALS:					

AFTERNOON	☐ WATER (8 oz.)	Amount	Calories	Carbs (g)	Fat (g)	Protein (g)	Fiber (g)
TIME: _____ a.m. / p.m.		MEAL TOTALS:					

DINNER	☐ WATER (8 oz.)	Amount	Calories	Carbs (g)	Fat (g)	Protein (g)	Fiber (g)
TIME: _____ a.m. / p.m.		MEAL TOTALS:					

EVENING	☐ WATER (8 oz.)	Amount	Calories	Carbs (g)	Fat (g)	Protein (g)	Fiber (g)
TIME: _____ a.m. / p.m.		MEAL TOTALS:					

			Calories	*Carbs* (g)	*Fat* (g)	*Protein* (g)	*Fiber* (g)
Today's Weight: _____ lb/kg		DAILY TOTALS:					

APRIL 12

BREAKFAST	☐ WATER (8 oz.)	Amount	Calories	Carbs (g)	Fat (g)	Protein (g)	Fiber (g)
_____		_____	_____	_____	_____	_____	_____
_____		_____	_____	_____	_____	_____	_____
_____		_____	_____	_____	_____	_____	_____
_____		_____	_____	_____	_____	_____	_____
_____		_____	_____	_____	_____	_____	_____
TIME: _____ a.m. / p.m.		**MEAL TOTALS:**					

MIDMORNING	☐ WATER (8 oz.)	Amount	Calories	Carbs (g)	Fat (g)	Protein (g)	Fiber (g)
_____		_____	_____	_____	_____	_____	_____
_____		_____	_____	_____	_____	_____	_____
_____		_____	_____	_____	_____	_____	_____
_____		_____	_____	_____	_____	_____	_____
_____		_____	_____	_____	_____	_____	_____
TIME: _____ a.m. / p.m.		**MEAL TOTALS:**					

LUNCH	☐ WATER (8 oz.)	Amount	Calories	Carbs (g)	Fat (g)	Protein (g)	Fiber (g)
_____		_____	_____	_____	_____	_____	_____
_____		_____	_____	_____	_____	_____	_____
_____		_____	_____	_____	_____	_____	_____
_____		_____	_____	_____	_____	_____	_____
_____		_____	_____	_____	_____	_____	_____
_____		_____	_____	_____	_____	_____	_____
TIME: _____ a.m. / p.m.		**MEAL TOTALS:**					

AFTERNOON	☐ WATER (8 oz.)	Amount	Calories	Carbs (g)	Fat (g)	Protein (g)	Fiber (g)
_____		_____	_____	_____	_____	_____	_____
_____		_____	_____	_____	_____	_____	_____
_____		_____	_____	_____	_____	_____	_____
_____		_____	_____	_____	_____	_____	_____
_____		_____	_____	_____	_____	_____	_____
TIME: _____ a.m. / p.m.		**MEAL TOTALS:**					

DINNER	☐ WATER (8 oz.)	Amount	Calories	Carbs (g)	Fat (g)	Protein (g)	Fiber (g)
_____		_____	_____	_____	_____	_____	_____
_____		_____	_____	_____	_____	_____	_____
_____		_____	_____	_____	_____	_____	_____
_____		_____	_____	_____	_____	_____	_____
_____		_____	_____	_____	_____	_____	_____
_____		_____	_____	_____	_____	_____	_____
TIME: _____ a.m. / p.m.		**MEAL TOTALS:**					

EVENING	☐ WATER (8 oz.)	Amount	Calories	Carbs (g)	Fat (g)	Protein (g)	Fiber (g)
_____		_____	_____	_____	_____	_____	_____
_____		_____	_____	_____	_____	_____	_____
_____		_____	_____	_____	_____	_____	_____
_____		_____	_____	_____	_____	_____	_____
_____		_____	_____	_____	_____	_____	_____
_____		_____	_____	_____	_____	_____	_____
TIME: _____ a.m. / p.m.		**MEAL TOTALS:**					

			Calories	*Carbs (g)*	*Fat (g)*	*Protein (g)*	*Fiber (g)*
Today's Weight: _____ lb/kg		**DAILY TOTALS:**					

APRIL 13

BREAKFAST	☐ WATER (8 oz.)	Amount	Calories	Carbs (g)	Fat (g)	Protein (g)	Fiber (g)

TIME: _____ a.m. / p.m. | **MEAL TOTALS:** | | | | | |

MIDMORNING	☐ WATER (8 oz.)	Amount	Calories	Carbs (g)	Fat (g)	Protein (g)	Fiber (g)

TIME: _____ a.m. / p.m. | **MEAL TOTALS:** | | | | | |

LUNCH	☐ WATER (8 oz.)	Amount	Calories	Carbs (g)	Fat (g)	Protein (g)	Fiber (g)

TIME: _____ a.m. / p.m. | **MEAL TOTALS:** | | | | | |

AFTERNOON	☐ WATER (8 oz.)	Amount	Calories	Carbs (g)	Fat (g)	Protein (g)	Fiber (g)

TIME: _____ a.m. / p.m. | **MEAL TOTALS:** | | | | | |

DINNER	☐ WATER (8 oz.)	Amount	Calories	Carbs (g)	Fat (g)	Protein (g)	Fiber (g)

TIME: _____ a.m. / p.m. | **MEAL TOTALS:** | | | | | |

EVENING	☐ WATER (8 oz.)	Amount	Calories	Carbs (g)	Fat (g)	Protein (g)	Fiber (g)

TIME: _____ a.m. / p.m. | **MEAL TOTALS:** | | | | | |

		Calories	*Carbs* (g)	*Fat* (g)	*Protein* (g)	*Fiber* (g)
Today's Weight: _____ lb/kg	**DAILY TOTALS:**					

APRIL 14

BREAKFAST	☐ WATER (8 oz.)	Amount	Calories	Carbs (g)	Fat (g)	Protein (g)	Fiber (g)

TIME: _____ a.m. / p.m.   **MEAL TOTALS:**

MIDMORNING	☐ WATER (8 oz.)	Amount	Calories	Carbs (g)	Fat (g)	Protein (g)	Fiber (g)

TIME: _____ a.m. / p.m.   **MEAL TOTALS:**

LUNCH	☐ WATER (8 oz.)	Amount	Calories	Carbs (g)	Fat (g)	Protein (g)	Fiber (g)

TIME: _____ a.m. / p.m.   **MEAL TOTALS:**

AFTERNOON	☐ WATER (8 oz.)	Amount	Calories	Carbs (g)	Fat (g)	Protein (g)	Fiber (g)

TIME: _____ a.m. / p.m.   **MEAL TOTALS:**

DINNER	☐ WATER (8 oz.)	Amount	Calories	Carbs (g)	Fat (g)	Protein (g)	Fiber (g)

TIME: _____ a.m. / p.m.   **MEAL TOTALS:**

EVENING	☐ WATER (8 oz.)	Amount	Calories	Carbs (g)	Fat (g)	Protein (g)	Fiber (g)

TIME: _____ a.m. / p.m.   **MEAL TOTALS:**

	Calories	*Carbs (g)*	*Fat (g)*	*Protein (g)*	*Fiber (g)*
DAILY TOTALS:					

Today's Weight: _____ lb/kg

APRIL 15

BREAKFAST	☐ WATER (8 oz.)	Amount	Calories	Carbs (g)	Fat (g)	Protein (g)	Fiber (g)
TIME: a.m. / p.m.		**MEAL TOTALS:**					

MIDMORNING	☐ WATER (8 oz.)	Amount	Calories	Carbs (g)	Fat (g)	Protein (g)	Fiber (g)
TIME: a.m. / p.m.		**MEAL TOTALS:**					

LUNCH	☐ WATER (8 oz.)	Amount	Calories	Carbs (g)	Fat (g)	Protein (g)	Fiber (g)
TIME: a.m. / p.m.		**MEAL TOTALS:**					

AFTERNOON	☐ WATER (8 oz.)	Amount	Calories	Carbs (g)	Fat (g)	Protein (g)	Fiber (g)
TIME: a.m. / p.m.		**MEAL TOTALS:**					

DINNER	☐ WATER (8 oz.)	Amount	Calories	Carbs (g)	Fat (g)	Protein (g)	Fiber (g)
TIME: a.m. / p.m.		**MEAL TOTALS:**					

EVENING	☐ WATER (8 oz.)	Amount	Calories	Carbs (g)	Fat (g)	Protein (g)	Fiber (g)
TIME: a.m. / p.m.		**MEAL TOTALS:**					

			Calories	*Carbs* (g)	*Fat* (g)	*Protein* (g)	*Fiber* (g)
Today's Weight: _____ lb/kg		**DAILY TOTALS:**					

APRIL 16

BREAKFAST	☐ WATER (8 oz.)	Amount	Calories	Carbs (g)	Fat (g)	Protein (g)	Fiber (g)
TIME: _____ a.m./p.m.		**MEAL TOTALS:**					

MIDMORNING	☐ WATER (8 oz.)	Amount	Calories	Carbs (g)	Fat (g)	Protein (g)	Fiber (g)
TIME: _____ a.m./p.m.		**MEAL TOTALS:**					

LUNCH	☐ WATER (8 oz.)	Amount	Calories	Carbs (g)	Fat (g)	Protein (g)	Fiber (g)
TIME: _____ a.m./p.m.		**MEAL TOTALS:**					

AFTERNOON	☐ WATER (8 oz.)	Amount	Calories	Carbs (g)	Fat (g)	Protein (g)	Fiber (g)
TIME: _____ a.m./p.m.		**MEAL TOTALS:**					

DINNER	☐ WATER (8 oz.)	Amount	Calories	Carbs (g)	Fat (g)	Protein (g)	Fiber (g)
TIME: _____ a.m./p.m.		**MEAL TOTALS:**					

EVENING	☐ WATER (8 oz.)	Amount	Calories	Carbs (g)	Fat (g)	Protein (g)	Fiber (g)
TIME: _____ a.m./p.m.		**MEAL TOTALS:**					

			Calories	*Carbs (g)*	*Fat (g)*	*Protein (g)*	*Fiber (g)*
Today's Weight: _____ lb/kg		**DAILY TOTALS:**					

APRIL 17

BREAKFAST	☐ WATER (8 oz.)	Amount	Calories	Carbs (g)	Fat (g)	Protein (g)	Fiber (g)
TIME: _____ a.m. / p.m.		MEAL TOTALS:					

MIDMORNING	☐ WATER (8 oz.)	Amount	Calories	Carbs (g)	Fat (g)	Protein (g)	Fiber (g)
TIME: _____ a.m. / p.m.		MEAL TOTALS:					

LUNCH	☐ WATER (8 oz.)	Amount	Calories	Carbs (g)	Fat (g)	Protein (g)	Fiber (g)
TIME: _____ a.m. / p.m.		MEAL TOTALS:					

AFTERNOON	☐ WATER (8 oz.)	Amount	Calories	Carbs (g)	Fat (g)	Protein (g)	Fiber (g)
TIME: _____ a.m. / p.m.		MEAL TOTALS:					

DINNER	☐ WATER (8 oz.)	Amount	Calories	Carbs (g)	Fat (g)	Protein (g)	Fiber (g)
TIME: _____ a.m. / p.m.		MEAL TOTALS:					

EVENING	☐ WATER (8 oz.)	Amount	Calories	Carbs (g)	Fat (g)	Protein (g)	Fiber (g)
TIME: _____ a.m. / p.m.		MEAL TOTALS:					
			Calories	*Carbs* (g)	*Fat* (g)	*Protein* (g)	*Fiber* (g)
Today's Weight: _____ lb/kg		DAILY TOTALS:					

APRIL 18

BREAKFAST	☐ WATER (8 oz.)	Amount	Calories	Carbs (g)	Fat (g)	Protein (g)	Fiber (g)
TIME: _____ a.m. / p.m.		**MEAL TOTALS:**					

MIDMORNING	☐ WATER (8 oz.)	Amount	Calories	Carbs (g)	Fat (g)	Protein (g)	Fiber (g)
TIME: _____ a.m. / p.m.		**MEAL TOTALS:**					

LUNCH	☐ WATER (8 oz.)	Amount	Calories	Carbs (g)	Fat (g)	Protein (g)	Fiber (g)
TIME: _____ a.m. / p.m.		**MEAL TOTALS:**					

AFTERNOON	☐ WATER (8 oz.)	Amount	Calories	Carbs (g)	Fat (g)	Protein (g)	Fiber (g)
TIME: _____ a.m. / p.m.		**MEAL TOTALS:**					

DINNER	☐ WATER (8 oz.)	Amount	Calories	Carbs (g)	Fat (g)	Protein (g)	Fiber (g)
TIME: _____ a.m. / p.m.		**MEAL TOTALS:**					

EVENING	☐ WATER (8 oz.)	Amount	Calories	Carbs (g)	Fat (g)	Protein (g)	Fiber (g)
TIME: _____ a.m. / p.m.		**MEAL TOTALS:**					

		Calories	*Carbs (g)*	*Fat (g)*	*Protein (g)*	*Fiber (g)*
Today's Weight: _____ lb/kg	**DAILY TOTALS:**					

APRIL 19

BREAKFAST	☐ WATER (8 oz.)	Amount	Calories	Carbs (g)	Fat (g)	Protein (g)	Fiber (g)
TIME: _____ a.m. / p.m.		**MEAL TOTALS:**					

MIDMORNING	☐ WATER (8 oz.)	Amount	Calories	Carbs (g)	Fat (g)	Protein (g)	Fiber (g)
TIME: _____ a.m. / p.m.		**MEAL TOTALS:**					

LUNCH	☐ WATER (8 oz.)	Amount	Calories	Carbs (g)	Fat (g)	Protein (g)	Fiber (g)
TIME: _____ a.m. / p.m.		**MEAL TOTALS:**					

AFTERNOON	☐ WATER (8 oz.)	Amount	Calories	Carbs (g)	Fat (g)	Protein (g)	Fiber (g)
TIME: _____ a.m. / p.m.		**MEAL TOTALS:**					

DINNER	☐ WATER (8 oz.)	Amount	Calories	Carbs (g)	Fat (g)	Protein (g)	Fiber (g)
TIME: _____ a.m. / p.m.		**MEAL TOTALS:**					

EVENING	☐ WATER (8 oz.)	Amount	Calories	Carbs (g)	Fat (g)	Protein (g)	Fiber (g)
TIME: _____ a.m. / p.m.		**MEAL TOTALS:**					

			Calories	*Carbs* (g)	*Fat* (g)	*Protein* (g)	*Fiber* (g)
Today's Weight: _____ lb/kg		**DAILY TOTALS:**					

APRIL 20

BREAKFAST	☐ WATER (8 oz.)	Amount	Calories	Carbs (g)	Fat (g)	Protein (g)	Fiber (g)
_____		_____	_____	_____	_____	_____	_____
_____		_____	_____	_____	_____	_____	_____
_____		_____	_____	_____	_____	_____	_____
_____		_____	_____	_____	_____	_____	_____
_____		_____	_____	_____	_____	_____	_____
_____		_____	_____	_____	_____	_____	_____

TIME: _____ a.m. / p.m.   **MEAL TOTALS:**

MIDMORNING	☐ WATER (8 oz.)	Amount	Calories	Carbs (g)	Fat (g)	Protein (g)	Fiber (g)
_____		_____	_____	_____	_____	_____	_____
_____		_____	_____	_____	_____	_____	_____
_____		_____	_____	_____	_____	_____	_____
_____		_____	_____	_____	_____	_____	_____
_____		_____	_____	_____	_____	_____	_____
_____		_____	_____	_____	_____	_____	_____

TIME: _____ a.m. / p.m.   **MEAL TOTALS:**

LUNCH	☐ WATER (8 oz.)	Amount	Calories	Carbs (g)	Fat (g)	Protein (g)	Fiber (g)
_____		_____	_____	_____	_____	_____	_____
_____		_____	_____	_____	_____	_____	_____
_____		_____	_____	_____	_____	_____	_____
_____		_____	_____	_____	_____	_____	_____
_____		_____	_____	_____	_____	_____	_____
_____		_____	_____	_____	_____	_____	_____

TIME: _____ a.m. / p.m.   **MEAL TOTALS:**

AFTERNOON	☐ WATER (8 oz.)	Amount	Calories	Carbs (g)	Fat (g)	Protein (g)	Fiber (g)
_____		_____	_____	_____	_____	_____	_____
_____		_____	_____	_____	_____	_____	_____
_____		_____	_____	_____	_____	_____	_____
_____		_____	_____	_____	_____	_____	_____
_____		_____	_____	_____	_____	_____	_____
_____		_____	_____	_____	_____	_____	_____

TIME: _____ a.m. / p.m.   **MEAL TOTALS:**

DINNER	☐ WATER (8 oz.)	Amount	Calories	Carbs (g)	Fat (g)	Protein (g)	Fiber (g)
_____		_____	_____	_____	_____	_____	_____
_____		_____	_____	_____	_____	_____	_____
_____		_____	_____	_____	_____	_____	_____
_____		_____	_____	_____	_____	_____	_____
_____		_____	_____	_____	_____	_____	_____
_____		_____	_____	_____	_____	_____	_____

TIME: _____ a.m. / p.m.   **MEAL TOTALS:**

EVENING	☐ WATER (8 oz.)	Amount	Calories	Carbs (g)	Fat (g)	Protein (g)	Fiber (g)
_____		_____	_____	_____	_____	_____	_____
_____		_____	_____	_____	_____	_____	_____
_____		_____	_____	_____	_____	_____	_____
_____		_____	_____	_____	_____	_____	_____
_____		_____	_____	_____	_____	_____	_____
_____		_____	_____	_____	_____	_____	_____

TIME: _____ a.m. / p.m.   **MEAL TOTALS:**

	Calories	Carbs (g)	Fat (g)	Protein (g)	Fiber (g)
Today's Weight: _____ lb/kg **DAILY TOTALS:**					

APRIL 21

BREAKFAST	☐ WATER (8 oz.)	Amount	Calories	Carbs (g)	Fat (g)	Protein (g)	Fiber (g)
TIME: _____ a.m. / p.m.		**MEAL TOTALS:**					

MIDMORNING	☐ WATER (8 oz.)	Amount	Calories	Carbs (g)	Fat (g)	Protein (g)	Fiber (g)
TIME: _____ a.m. / p.m.		**MEAL TOTALS:**					

LUNCH	☐ WATER (8 oz.)	Amount	Calories	Carbs (g)	Fat (g)	Protein (g)	Fiber (g)
TIME: _____ a.m. / p.m.		**MEAL TOTALS:**					

AFTERNOON	☐ WATER (8 oz.)	Amount	Calories	Carbs (g)	Fat (g)	Protein (g)	Fiber (g)
TIME: _____ a.m. / p.m.		**MEAL TOTALS:**					

DINNER	☐ WATER (8 oz.)	Amount	Calories	Carbs (g)	Fat (g)	Protein (g)	Fiber (g)
TIME: _____ a.m. / p.m.		**MEAL TOTALS:**					

EVENING	☐ WATER (8 oz.)	Amount	Calories	Carbs (g)	Fat (g)	Protein (g)	Fiber (g)
TIME: _____ a.m. / p.m.		**MEAL TOTALS:**					
			Calories	*Carbs (g)*	*Fat (g)*	*Protein (g)*	*Fiber (g)*
Today's Weight: _____ lb/kg		**DAILY TOTALS:**					

APRIL 22

BREAKFAST	☐ WATER (8 oz.)	Amount	Calories	Carbs (g)	Fat (g)	Protein (g)	Fiber (g)
TIME: _____ a.m. / p.m.		**MEAL TOTALS:**					

MIDMORNING	☐ WATER (8 oz.)	Amount	Calories	Carbs (g)	Fat (g)	Protein (g)	Fiber (g)
TIME: _____ a.m. / p.m.		**MEAL TOTALS:**					

LUNCH	☐ WATER (8 oz.)	Amount	Calories	Carbs (g)	Fat (g)	Protein (g)	Fiber (g)
TIME: _____ a.m. / p.m.		**MEAL TOTALS:**					

AFTERNOON	☐ WATER (8 oz.)	Amount	Calories	Carbs (g)	Fat (g)	Protein (g)	Fiber (g)
TIME: _____ a.m. / p.m.		**MEAL TOTALS:**					

DINNER	☐ WATER (8 oz.)	Amount	Calories	Carbs (g)	Fat (g)	Protein (g)	Fiber (g)
TIME: _____ a.m. / p.m.		**MEAL TOTALS:**					

EVENING	☐ WATER (8 oz.)	Amount	Calories	Carbs (g)	Fat (g)	Protein (g)	Fiber (g)
TIME: _____ a.m. / p.m.		**MEAL TOTALS:**					

		Calories	*Carbs (g)*	*Fat (g)*	*Protein (g)*	*Fiber (g)*
Today's Weight: _____ lb/kg	**DAILY TOTALS:**					

APRIL 23

BREAKFAST	☐ WATER (8 oz.)	Amount	Calories	Carbs (g)	Fat (g)	Protein (g)	Fiber (g)
TIME: _____ a.m. / p.m.		**MEAL TOTALS:**					

MIDMORNING	☐ WATER (8 oz.)	Amount	Calories	Carbs (g)	Fat (g)	Protein (g)	Fiber (g)
TIME: _____ a.m. / p.m.		**MEAL TOTALS:**					

LUNCH	☐ WATER (8 oz.)	Amount	Calories	Carbs (g)	Fat (g)	Protein (g)	Fiber (g)
TIME: _____ a.m. / p.m.		**MEAL TOTALS:**					

AFTERNOON	☐ WATER (8 oz.)	Amount	Calories	Carbs (g)	Fat (g)	Protein (g)	Fiber (g)
TIME: _____ a.m. / p.m.		**MEAL TOTALS:**					

DINNER	☐ WATER (8 oz.)	Amount	Calories	Carbs (g)	Fat (g)	Protein (g)	Fiber (g)
TIME: _____ a.m. / p.m.		**MEAL TOTALS:**					

EVENING	☐ WATER (8 oz.)	Amount	Calories	Carbs (g)	Fat (g)	Protein (g)	Fiber (g)
TIME: _____ a.m. / p.m.		**MEAL TOTALS:**					
			Calories	*Carbs (g)*	*Fat (g)*	*Protein (g)*	*Fiber (g)*
Today's Weight: _____ lb/kg		**DAILY TOTALS:**					

APRIL 24

BREAKFAST	☐ WATER (8 oz.)	Amount	Calories	Carbs (g)	Fat (g)	Protein (g)	Fiber (g)
TIME: _____ a.m. / p.m.		**MEAL TOTALS:**					

MIDMORNING	☐ WATER (8 oz.)	Amount	Calories	Carbs (g)	Fat (g)	Protein (g)	Fiber (g)
TIME: _____ a.m. / p.m.		**MEAL TOTALS:**					

LUNCH	☐ WATER (8 oz.)	Amount	Calories	Carbs (g)	Fat (g)	Protein (g)	Fiber (g)
TIME: _____ a.m. / p.m.		**MEAL TOTALS:**					

AFTERNOON	☐ WATER (8 oz.)	Amount	Calories	Carbs (g)	Fat (g)	Protein (g)	Fiber (g)
TIME: _____ a.m. / p.m.		**MEAL TOTALS:**					

DINNER	☐ WATER (8 oz.)	Amount	Calories	Carbs (g)	Fat (g)	Protein (g)	Fiber (g)
TIME: _____ a.m. / p.m.		**MEAL TOTALS:**					

EVENING	☐ WATER (8 oz.)	Amount	Calories	Carbs (g)	Fat (g)	Protein (g)	Fiber (g)
TIME: _____ a.m. / p.m.		**MEAL TOTALS:**					

		Calories	*Carbs* (g)	*Fat* (g)	*Protein* (g)	*Fiber* (g)
Today's Weight: _____ lb/kg	**DAILY TOTALS:**					

APRIL 25

BREAKFAST	☐ WATER (8 oz.)	Amount	Calories	Carbs (g)	Fat (g)	Protein (g)	Fiber (g)
TIME: _____ a.m. / p.m.		**MEAL TOTALS:**					

MIDMORNING	☐ WATER (8 oz.)	Amount	Calories	Carbs (g)	Fat (g)	Protein (g)	Fiber (g)
TIME: _____ a.m. / p.m.		**MEAL TOTALS:**					

LUNCH	☐ WATER (8 oz.)	Amount	Calories	Carbs (g)	Fat (g)	Protein (g)	Fiber (g)
TIME: _____ a.m. / p.m.		**MEAL TOTALS:**					

AFTERNOON	☐ WATER (8 oz.)	Amount	Calories	Carbs (g)	Fat (g)	Protein (g)	Fiber (g)
TIME: _____ a.m. / p.m.		**MEAL TOTALS:**					

DINNER	☐ WATER (8 oz.)	Amount	Calories	Carbs (g)	Fat (g)	Protein (g)	Fiber (g)
TIME: _____ a.m. / p.m.		**MEAL TOTALS:**					

EVENING	☐ WATER (8 oz.)	Amount	Calories	Carbs (g)	Fat (g)	Protein (g)	Fiber (g)
TIME: _____ a.m. / p.m.		**MEAL TOTALS:**					
			Calories	*Carbs (g)*	*Fat (g)*	*Protein (g)*	*Fiber (g)*
Today's Weight: _____ lb/kg		**DAILY TOTALS:**					

APRIL 26

BREAKFAST	☐ WATER (8 oz.)	Amount	Calories	Carbs (g)	Fat (g)	Protein (g)	Fiber (g)
TIME: _____ a.m. / p.m.		**MEAL TOTALS:**					

MIDMORNING	☐ WATER (8 oz.)	Amount	Calories	Carbs (g)	Fat (g)	Protein (g)	Fiber (g)
TIME: _____ a.m. / p.m.		**MEAL TOTALS:**					

LUNCH	☐ WATER (8 oz.)	Amount	Calories	Carbs (g)	Fat (g)	Protein (g)	Fiber (g)
TIME: _____ a.m. / p.m.		**MEAL TOTALS:**					

AFTERNOON	☐ WATER (8 oz.)	Amount	Calories	Carbs (g)	Fat (g)	Protein (g)	Fiber (g)
TIME: _____ a.m. / p.m.		**MEAL TOTALS:**					

DINNER	☐ WATER (8 oz.)	Amount	Calories	Carbs (g)	Fat (g)	Protein (g)	Fiber (g)
TIME: _____ a.m. / p.m.		**MEAL TOTALS:**					

EVENING	☐ WATER (8 oz.)	Amount	Calories	Carbs (g)	Fat (g)	Protein (g)	Fiber (g)
TIME: _____ a.m. / p.m.		**MEAL TOTALS:**					

			Calories	*Carbs (g)*	*Fat (g)*	*Protein (g)*	*Fiber (g)*
Today's Weight: _____ lb/kg		**DAILY TOTALS:**					

APRIL 27

BREAKFAST	☐ WATER (8 oz.)	Amount	Calories	Carbs (g)	Fat (g)	Protein (g)	Fiber (g)
TIME: a.m. / p.m.		MEAL TOTALS:					

MIDMORNING	☐ WATER (8 oz.)	Amount	Calories	Carbs (g)	Fat (g)	Protein (g)	Fiber (g)
TIME: a.m. / p.m.		MEAL TOTALS:					

LUNCH	☐ WATER (8 oz.)	Amount	Calories	Carbs (g)	Fat (g)	Protein (g)	Fiber (g)
TIME: a.m. / p.m.		MEAL TOTALS:					

AFTERNOON	☐ WATER (8 oz.)	Amount	Calories	Carbs (g)	Fat (g)	Protein (g)	Fiber (g)
TIME: a.m. / p.m.		MEAL TOTALS:					

DINNER	☐ WATER (8 oz.)	Amount	Calories	Carbs (g)	Fat (g)	Protein (g)	Fiber (g)
TIME: a.m. / p.m.		MEAL TOTALS:					

EVENING	☐ WATER (8 oz.)	Amount	Calories	Carbs (g)	Fat (g)	Protein (g)	Fiber (g)
TIME: a.m. / p.m.		MEAL TOTALS:					
			Calories	*Carbs* (g)	*Fat* (g)	*Protein* (g)	*Fiber* (g)
Today's Weight: _____ lb/kg		DAILY TOTALS:					

APRIL 28

BREAKFAST	☐ WATER (8 oz.)	Amount	Calories	Carbs (g)	Fat (g)	Protein (g)	Fiber (g)
TIME: _____ a.m./p.m.		**MEAL TOTALS:**					

MIDMORNING	☐ WATER (8 oz.)	Amount	Calories	Carbs (g)	Fat (g)	Protein (g)	Fiber (g)
TIME: _____ a.m./p.m.		**MEAL TOTALS:**					

LUNCH	☐ WATER (8 oz.)	Amount	Calories	Carbs (g)	Fat (g)	Protein (g)	Fiber (g)
TIME: _____ a.m./p.m.		**MEAL TOTALS:**					

AFTERNOON	☐ WATER (8 oz.)	Amount	Calories	Carbs (g)	Fat (g)	Protein (g)	Fiber (g)
TIME: _____ a.m./p.m.		**MEAL TOTALS:**					

DINNER	☐ WATER (8 oz.)	Amount	Calories	Carbs (g)	Fat (g)	Protein (g)	Fiber (g)
TIME: _____ a.m./p.m.		**MEAL TOTALS:**					

EVENING	☐ WATER (8 oz.)	Amount	Calories	Carbs (g)	Fat (g)	Protein (g)	Fiber (g)
TIME: _____ a.m./p.m.		**MEAL TOTALS:**					

		Calories	*Carbs (g)*	*Fat (g)*	*Protein (g)*	*Fiber (g)*
Today's Weight: _____ lb/kg	**DAILY TOTALS:**					

APRIL 29

BREAKFAST	☐ WATER (8 oz.)	Amount	Calories	Carbs (g)	Fat (g)	Protein (g)	Fiber (g)
TIME: _____ a.m. / p.m.		**MEAL TOTALS:**					

MIDMORNING	☐ WATER (8 oz.)	Amount	Calories	Carbs (g)	Fat (g)	Protein (g)	Fiber (g)
TIME: _____ a.m. / p.m.		**MEAL TOTALS:**					

LUNCH	☐ WATER (8 oz.)	Amount	Calories	Carbs (g)	Fat (g)	Protein (g)	Fiber (g)
TIME: _____ a.m. / p.m.		**MEAL TOTALS:**					

AFTERNOON	☐ WATER (8 oz.)	Amount	Calories	Carbs (g)	Fat (g)	Protein (g)	Fiber (g)
TIME: _____ a.m. / p.m.		**MEAL TOTALS:**					

DINNER	☐ WATER (8 oz.)	Amount	Calories	Carbs (g)	Fat (g)	Protein (g)	Fiber (g)
TIME: _____ a.m. / p.m.		**MEAL TOTALS:**					

EVENING	☐ WATER (8 oz.)	Amount	Calories	Carbs (g)	Fat (g)	Protein (g)	Fiber (g)
TIME: _____ a.m. / p.m.		**MEAL TOTALS:**					

			Calories	*Carbs* (g)	*Fat* (g)	*Protein* (g)	*Fiber* (g)
Today's Weight: _____ lb/kg		**DAILY TOTALS:**					

APRIL 30

BREAKFAST	☐ WATER (8 oz.)	Amount	Calories	Carbs (g)	Fat (g)	Protein (g)	Fiber (g)

TIME: _____ a.m. / p.m. **MEAL TOTALS:**

MIDMORNING	☐ WATER (8 oz.)	Amount	Calories	Carbs (g)	Fat (g)	Protein (g)	Fiber (g)

TIME: _____ a.m. / p.m. **MEAL TOTALS:**

LUNCH	☐ WATER (8 oz.)	Amount	Calories	Carbs (g)	Fat (g)	Protein (g)	Fiber (g)

TIME: _____ a.m. / p.m. **MEAL TOTALS:**

AFTERNOON	☐ WATER (8 oz.)	Amount	Calories	Carbs (g)	Fat (g)	Protein (g)	Fiber (g)

TIME: _____ a.m. / p.m. **MEAL TOTALS:**

DINNER	☐ WATER (8 oz.)	Amount	Calories	Carbs (g)	Fat (g)	Protein (g)	Fiber (g)

TIME: _____ a.m. / p.m. **MEAL TOTALS:**

EVENING	☐ WATER (8 oz.)	Amount	Calories	Carbs (g)	Fat (g)	Protein (g)	Fiber (g)

TIME: _____ a.m. / p.m. **MEAL TOTALS:**

	Calories	Carbs (g)	Fat (g)	Protein (g)	Fiber (g)
DAILY TOTALS:					

Today's Weight: _____ lb/kg

MAY NOTES:

MAY 1

BREAKFAST	☐ WATER (8 oz.)	Amount	Calories	Carbs (g)	Fat (g)	Protein (g)	Fiber (g)
TIME: _____ a.m. / p.m.		MEAL TOTALS:					

MIDMORNING	☐ WATER (8 oz.)	Amount	Calories	Carbs (g)	Fat (g)	Protein (g)	Fiber (g)
TIME: _____ a.m. / p.m.		MEAL TOTALS:					

LUNCH	☐ WATER (8 oz.)	Amount	Calories	Carbs (g)	Fat (g)	Protein (g)	Fiber (g)
TIME: _____ a.m. / p.m.		MEAL TOTALS:					

AFTERNOON	☐ WATER (8 oz.)	Amount	Calories	Carbs (g)	Fat (g)	Protein (g)	Fiber (g)
TIME: _____ a.m. / p.m.		MEAL TOTALS:					

DINNER	☐ WATER (8 oz.)	Amount	Calories	Carbs (g)	Fat (g)	Protein (g)	Fiber (g)
TIME: _____ a.m. / p.m.		MEAL TOTALS:					

EVENING	☐ WATER (8 oz.)	Amount	Calories	Carbs (g)	Fat (g)	Protein (g)	Fiber (g)
TIME: _____ a.m. / p.m.		MEAL TOTALS:					

			Calories	Carbs (g)	Fat (g)	Protein (g)	Fiber (g)
Today's Weight: _____ lb/kg		DAILY TOTALS:					

MAY 2

BREAKFAST	☐ WATER (8 oz.)	Amount	Calories	Carbs (g)	Fat (g)	Protein (g)	Fiber (g)
TIME: a.m. / p.m.		**MEAL TOTALS:**					

MIDMORNING	☐ WATER (8 oz.)	Amount	Calories	Carbs (g)	Fat (g)	Protein (g)	Fiber (g)
TIME: a.m. / p.m.		**MEAL TOTALS:**					

LUNCH	☐ WATER (8 oz.)	Amount	Calories	Carbs (g)	Fat (g)	Protein (g)	Fiber (g)
TIME: a.m. / p.m.		**MEAL TOTALS:**					

AFTERNOON	☐ WATER (8 oz.)	Amount	Calories	Carbs (g)	Fat (g)	Protein (g)	Fiber (g)
TIME: a.m. / p.m.		**MEAL TOTALS:**					

DINNER	☐ WATER (8 oz.)	Amount	Calories	Carbs (g)	Fat (g)	Protein (g)	Fiber (g)
TIME: a.m. / p.m.		**MEAL TOTALS:**					

EVENING	☐ WATER (8 oz.)	Amount	Calories	Carbs (g)	Fat (g)	Protein (g)	Fiber (g)
TIME: a.m. / p.m.		**MEAL TOTALS:**					

			Calories	Carbs (g)	Fat (g)	Protein (g)	Fiber (g)
Today's Weight: _____ lb/kg		**DAILY TOTALS:**					

MAY 3

BREAKFAST	☐ WATER (8 oz.)	Amount	Calories	Carbs (g)	Fat (g)	Protein (g)	Fiber (g)
TIME: _____ a.m. / p.m.		**MEAL TOTALS:**					

MIDMORNING	☐ WATER (8 oz.)	Amount	Calories	Carbs (g)	Fat (g)	Protein (g)	Fiber (g)
TIME: _____ a.m. / p.m.		**MEAL TOTALS:**					

LUNCH	☐ WATER (8 oz.)	Amount	Calories	Carbs (g)	Fat (g)	Protein (g)	Fiber (g)
TIME: _____ a.m. / p.m.		**MEAL TOTALS:**					

AFTERNOON	☐ WATER (8 oz.)	Amount	Calories	Carbs (g)	Fat (g)	Protein (g)	Fiber (g)
TIME: _____ a.m. / p.m.		**MEAL TOTALS:**					

DINNER	☐ WATER (8 oz.)	Amount	Calories	Carbs (g)	Fat (g)	Protein (g)	Fiber (g)
TIME: _____ a.m. / p.m.		**MEAL TOTALS:**					

EVENING	☐ WATER (8 oz.)	Amount	Calories	Carbs (g)	Fat (g)	Protein (g)	Fiber (g)
TIME: _____ a.m. / p.m.		**MEAL TOTALS:**					

			Calories	*Carbs (g)*	*Fat (g)*	*Protein (g)*	*Fiber (g)*
Today's Weight: _____ lb/kg		**DAILY TOTALS:**					

MAY 4

BREAKFAST	☐ WATER (8 oz.)	Amount	Calories	Carbs (g)	Fat (g)	Protein (g)	Fiber (g)
TIME: a.m. / p.m.		**MEAL TOTALS:**					

MIDMORNING	☐ WATER (8 oz.)	Amount	Calories	Carbs (g)	Fat (g)	Protein (g)	Fiber (g)
TIME: a.m. / p.m.		**MEAL TOTALS:**					

LUNCH	☐ WATER (8 oz.)	Amount	Calories	Carbs (g)	Fat (g)	Protein (g)	Fiber (g)
TIME: a.m. / p.m.		**MEAL TOTALS:**					

AFTERNOON	☐ WATER (8 oz.)	Amount	Calories	Carbs (g)	Fat (g)	Protein (g)	Fiber (g)
TIME: a.m. / p.m.		**MEAL TOTALS:**					

DINNER	☐ WATER (8 oz.)	Amount	Calories	Carbs (g)	Fat (g)	Protein (g)	Fiber (g)
TIME: a.m. / p.m.		**MEAL TOTALS:**					

EVENING	☐ WATER (8 oz.)	Amount	Calories	Carbs (g)	Fat (g)	Protein (g)	Fiber (g)
TIME: a.m. / p.m.		**MEAL TOTALS:**					

			Calories	*Carbs (g)*	*Fat (g)*	*Protein (g)*	*Fiber (g)*
Today's Weight: _____ lb/kg		**DAILY TOTALS:**					

MAY 5

BREAKFAST	☐ WATER (8 oz.)	Amount	Calories	Carbs (g)	Fat (g)	Protein (g)	Fiber (g)
TIME: _____ a.m. / p.m.		**MEAL TOTALS:**					

MIDMORNING	☐ WATER (8 oz.)	Amount	Calories	Carbs (g)	Fat (g)	Protein (g)	Fiber (g)
TIME: _____ a.m. / p.m.		**MEAL TOTALS:**					

LUNCH	☐ WATER (8 oz.)	Amount	Calories	Carbs (g)	Fat (g)	Protein (g)	Fiber (g)
TIME: _____ a.m. / p.m.		**MEAL TOTALS:**					

AFTERNOON	☐ WATER (8 oz.)	Amount	Calories	Carbs (g)	Fat (g)	Protein (g)	Fiber (g)
TIME: _____ a.m. / p.m.		**MEAL TOTALS:**					

DINNER	☐ WATER (8 oz.)	Amount	Calories	Carbs (g)	Fat (g)	Protein (g)	Fiber (g)
TIME: _____ a.m. / p.m.		**MEAL TOTALS:**					

EVENING	☐ WATER (8 oz.)	Amount	Calories	Carbs (g)	Fat (g)	Protein (g)	Fiber (g)
TIME: _____ a.m. / p.m.		**MEAL TOTALS:**					
			Calories	*Carbs* (g)	*Fat* (g)	*Protein* (g)	*Fiber* (g)
Today's Weight: _____ lb/kg		**DAILY TOTALS:**					

MAY 6

BREAKFAST	☐ WATER (8 oz.)	Amount	Calories	Carbs (g)	Fat (g)	Protein (g)	Fiber (g)

TIME: _____ a.m. / p.m.   **MEAL TOTALS:**

MIDMORNING	☐ WATER (8 oz.)	Amount	Calories	Carbs (g)	Fat (g)	Protein (g)	Fiber (g)

TIME: _____ a.m. / p.m.   **MEAL TOTALS:**

LUNCH	☐ WATER (8 oz.)	Amount	Calories	Carbs (g)	Fat (g)	Protein (g)	Fiber (g)

TIME: _____ a.m. / p.m.   **MEAL TOTALS:**

AFTERNOON	☐ WATER (8 oz.)	Amount	Calories	Carbs (g)	Fat (g)	Protein (g)	Fiber (g)

TIME: _____ a.m. / p.m.   **MEAL TOTALS:**

DINNER	☐ WATER (8 oz.)	Amount	Calories	Carbs (g)	Fat (g)	Protein (g)	Fiber (g)

TIME: _____ a.m. / p.m.   **MEAL TOTALS:**

EVENING	☐ WATER (8 oz.)	Amount	Calories	Carbs (g)	Fat (g)	Protein (g)	Fiber (g)

TIME: _____ a.m. / p.m.   **MEAL TOTALS:**

	Calories	*Carbs (g)*	*Fat (g)*	*Protein (g)*	*Fiber (g)*
DAILY TOTALS:					

Today's Weight: _____ lb/kg

MAY 7

BREAKFAST	☐ WATER (8 oz.)	Amount	Calories	Carbs (g)	Fat (g)	Protein (g)	Fiber (g)

TIME: _____ a.m. / p.m.   **MEAL TOTALS:**

MIDMORNING	☐ WATER (8 oz.)	Amount	Calories	Carbs (g)	Fat (g)	Protein (g)	Fiber (g)

TIME: _____ a.m. / p.m.   **MEAL TOTALS:**

LUNCH	☐ WATER (8 oz.)	Amount	Calories	Carbs (g)	Fat (g)	Protein (g)	Fiber (g)

TIME: _____ a.m. / p.m.   **MEAL TOTALS:**

AFTERNOON	☐ WATER (8 oz.)	Amount	Calories	Carbs (g)	Fat (g)	Protein (g)	Fiber (g)

TIME: _____ a.m. / p.m.   **MEAL TOTALS:**

DINNER	☐ WATER (8 oz.)	Amount	Calories	Carbs (g)	Fat (g)	Protein (g)	Fiber (g)

TIME: _____ a.m. / p.m.   **MEAL TOTALS:**

EVENING	☐ WATER (8 oz.)	Amount	Calories	Carbs (g)	Fat (g)	Protein (g)	Fiber (g)

TIME: _____ a.m. / p.m.   **MEAL TOTALS:**

	Calories	*Carbs* (g)	*Fat* (g)	*Protein* (g)	*Fiber* (g)
DAILY TOTALS:					

Today's Weight: _____ lb/kg

MAY 8

BREAKFAST	☐ WATER (8 oz.)	Amount	Calories	Carbs (g)	Fat (g)	Protein (g)	Fiber (g)
TIME: _____ a.m. / p.m.		**MEAL TOTALS:**					

MIDMORNING	☐ WATER (8 oz.)	Amount	Calories	Carbs (g)	Fat (g)	Protein (g)	Fiber (g)
TIME: _____ a.m. / p.m.		**MEAL TOTALS:**					

LUNCH	☐ WATER (8 oz.)	Amount	Calories	Carbs (g)	Fat (g)	Protein (g)	Fiber (g)
TIME: _____ a.m. / p.m.		**MEAL TOTALS:**					

AFTERNOON	☐ WATER (8 oz.)	Amount	Calories	Carbs (g)	Fat (g)	Protein (g)	Fiber (g)
TIME: _____ a.m. / p.m.		**MEAL TOTALS:**					

DINNER	☐ WATER (8 oz.)	Amount	Calories	Carbs (g)	Fat (g)	Protein (g)	Fiber (g)
TIME: _____ a.m. / p.m.		**MEAL TOTALS:**					

EVENING	☐ WATER (8 oz.)	Amount	Calories	Carbs (g)	Fat (g)	Protein (g)	Fiber (g)
TIME: _____ a.m. / p.m.		**MEAL TOTALS:**					

			Calories	Carbs (g)	Fat (g)	Protein (g)	Fiber (g)
Today's Weight: _____ lb/kg		**DAILY TOTALS:**					

MAY 9

BREAKFAST	☐ WATER (8 oz.)	Amount	Calories	Carbs (g)	Fat (g)	Protein (g)	Fiber (g)
TIME: _____ a.m. / p.m.		**MEAL TOTALS:**					

MIDMORNING	☐ WATER (8 oz.)	Amount	Calories	Carbs (g)	Fat (g)	Protein (g)	Fiber (g)
TIME: _____ a.m. / p.m.		**MEAL TOTALS:**					

LUNCH	☐ WATER (8 oz.)	Amount	Calories	Carbs (g)	Fat (g)	Protein (g)	Fiber (g)
TIME: _____ a.m. / p.m.		**MEAL TOTALS:**					

AFTERNOON	☐ WATER (8 oz.)	Amount	Calories	Carbs (g)	Fat (g)	Protein (g)	Fiber (g)
TIME: _____ a.m. / p.m.		**MEAL TOTALS:**					

DINNER	☐ WATER (8 oz.)	Amount	Calories	Carbs (g)	Fat (g)	Protein (g)	Fiber (g)
TIME: _____ a.m. / p.m.		**MEAL TOTALS:**					

EVENING	☐ WATER (8 oz.)	Amount	Calories	Carbs (g)	Fat (g)	Protein (g)	Fiber (g)
TIME: _____ a.m. / p.m.		**MEAL TOTALS:**					

			Calories	*Carbs* (g)	*Fat* (g)	*Protein* (g)	*Fiber* (g)
Today's Weight: _____ lb/kg		**DAILY TOTALS:**					

MAY 10

BREAKFAST	☐ WATER (8 oz.)	Amount	Calories	Carbs (g)	Fat (g)	Protein (g)	Fiber (g)
TIME: a.m. / p.m.		**MEAL TOTALS:**					

MIDMORNING	☐ WATER (8 oz.)	Amount	Calories	Carbs (g)	Fat (g)	Protein (g)	Fiber (g)
TIME: a.m. / p.m.		**MEAL TOTALS:**					

LUNCH	☐ WATER (8 oz.)	Amount	Calories	Carbs (g)	Fat (g)	Protein (g)	Fiber (g)
TIME: a.m. / p.m.		**MEAL TOTALS:**					

AFTERNOON	☐ WATER (8 oz.)	Amount	Calories	Carbs (g)	Fat (g)	Protein (g)	Fiber (g)
TIME: a.m. / p.m.		**MEAL TOTALS:**					

DINNER	☐ WATER (8 oz.)	Amount	Calories	Carbs (g)	Fat (g)	Protein (g)	Fiber (g)
TIME: a.m. / p.m.		**MEAL TOTALS:**					

EVENING	☐ WATER (8 oz.)	Amount	Calories	Carbs (g)	Fat (g)	Protein (g)	Fiber (g)
TIME: a.m. / p.m.		**MEAL TOTALS:**					

			Calories	*Carbs (g)*	*Fat (g)*	*Protein (g)*	*Fiber (g)*
Today's Weight: _____ lb/kg		**DAILY TOTALS:**					

MAY 11

BREAKFAST	☐ WATER (8 oz.)	Amount	Calories	Carbs (g)	Fat (g)	Protein (g)	Fiber (g)
TIME: _____ a.m. / p.m.		**MEAL TOTALS:**					

MIDMORNING	☐ WATER (8 oz.)	Amount	Calories	Carbs (g)	Fat (g)	Protein (g)	Fiber (g)
TIME: _____ a.m. / p.m.		**MEAL TOTALS:**					

LUNCH	☐ WATER (8 oz.)	Amount	Calories	Carbs (g)	Fat (g)	Protein (g)	Fiber (g)
TIME: _____ a.m. / p.m.		**MEAL TOTALS:**					

AFTERNOON	☐ WATER (8 oz.)	Amount	Calories	Carbs (g)	Fat (g)	Protein (g)	Fiber (g)
TIME: _____ a.m. / p.m.		**MEAL TOTALS:**					

DINNER	☐ WATER (8 oz.)	Amount	Calories	Carbs (g)	Fat (g)	Protein (g)	Fiber (g)
TIME: _____ a.m. / p.m.		**MEAL TOTALS:**					

EVENING	☐ WATER (8 oz.)	Amount	Calories	Carbs (g)	Fat (g)	Protein (g)	Fiber (g)
TIME: _____ a.m. / p.m.		**MEAL TOTALS:**					

			Calories	*Carbs* (g)	*Fat* (g)	*Protein* (g)	*Fiber* (g)
Today's Weight: _____ lb/kg		**DAILY TOTALS:**					

MAY 12

BREAKFAST	☐ WATER (8 oz.)	Amount	Calories	Carbs (g)	Fat (g)	Protein (g)	Fiber (g)
TIME: a.m. / p.m.		**MEAL TOTALS:**					

MIDMORNING	☐ WATER (8 oz.)	Amount	Calories	Carbs (g)	Fat (g)	Protein (g)	Fiber (g)
TIME: a.m. / p.m.		**MEAL TOTALS:**					

LUNCH	☐ WATER (8 oz.)	Amount	Calories	Carbs (g)	Fat (g)	Protein (g)	Fiber (g)
TIME: a.m. / p.m.		**MEAL TOTALS:**					

AFTERNOON	☐ WATER (8 oz.)	Amount	Calories	Carbs (g)	Fat (g)	Protein (g)	Fiber (g)
TIME: a.m. / p.m.		**MEAL TOTALS:**					

DINNER	☐ WATER (8 oz.)	Amount	Calories	Carbs (g)	Fat (g)	Protein (g)	Fiber (g)
TIME: a.m. / p.m.		**MEAL TOTALS:**					

EVENING	☐ WATER (8 oz.)	Amount	Calories	Carbs (g)	Fat (g)	Protein (g)	Fiber (g)
TIME: a.m. / p.m.		**MEAL TOTALS:**					

			Calories	*Carbs* (g)	*Fat* (g)	*Protein* (g)	*Fiber* (g)
Today's Weight: _____ lb/kg		**DAILY TOTALS:**					

MAY 13

BREAKFAST	☐ WATER (8 oz.)	Amount	Calories	Carbs (g)	Fat (g)	Protein (g)	Fiber (g)
TIME: _____ a.m. / p.m.		**MEAL TOTALS:**					

MIDMORNING	☐ WATER (8 oz.)	Amount	Calories	Carbs (g)	Fat (g)	Protein (g)	Fiber (g)
TIME: _____ a.m. / p.m.		**MEAL TOTALS:**					

LUNCH	☐ WATER (8 oz.)	Amount	Calories	Carbs (g)	Fat (g)	Protein (g)	Fiber (g)
TIME: _____ a.m. / p.m.		**MEAL TOTALS:**					

AFTERNOON	☐ WATER (8 oz.)	Amount	Calories	Carbs (g)	Fat (g)	Protein (g)	Fiber (g)
TIME: _____ a.m. / p.m.		**MEAL TOTALS:**					

DINNER	☐ WATER (8 oz.)	Amount	Calories	Carbs (g)	Fat (g)	Protein (g)	Fiber (g)
TIME: _____ a.m. / p.m.		**MEAL TOTALS:**					

EVENING	☐ WATER (8 oz.)	Amount	Calories	Carbs (g)	Fat (g)	Protein (g)	Fiber (g)
TIME: _____ a.m. / p.m.		**MEAL TOTALS:**					

			Calories	*Carbs* (g)	*Fat* (g)	*Protein* (g)	*Fiber* (g)
Today's Weight: _____ lb/kg		**DAILY TOTALS:**					

MAY 14

BREAKFAST	☐ WATER (8 oz.)	Amount	Calories	Carbs (g)	Fat (g)	Protein (g)	Fiber (g)
TIME: _____ a.m. / p.m.		**MEAL TOTALS:**					

MIDMORNING	☐ WATER (8 oz.)	Amount	Calories	Carbs (g)	Fat (g)	Protein (g)	Fiber (g)
TIME: _____ a.m. / p.m.		**MEAL TOTALS:**					

LUNCH	☐ WATER (8 oz.)	Amount	Calories	Carbs (g)	Fat (g)	Protein (g)	Fiber (g)
TIME: _____ a.m. / p.m.		**MEAL TOTALS:**					

AFTERNOON	☐ WATER (8 oz.)	Amount	Calories	Carbs (g)	Fat (g)	Protein (g)	Fiber (g)
TIME: _____ a.m. / p.m.		**MEAL TOTALS:**					

DINNER	☐ WATER (8 oz.)	Amount	Calories	Carbs (g)	Fat (g)	Protein (g)	Fiber (g)
TIME: _____ a.m. / p.m.		**MEAL TOTALS:**					

EVENING	☐ WATER (8 oz.)	Amount	Calories	Carbs (g)	Fat (g)	Protein (g)	Fiber (g)
TIME: _____ a.m. / p.m.		**MEAL TOTALS:**					

			Calories	*Carbs* (g)	*Fat* (g)	*Protein* (g)	*Fiber* (g)
Today's Weight: _____ lb/kg		**DAILY TOTALS:**					

MAY 15

BREAKFAST	☐ WATER (8 oz.)	Amount	Calories	Carbs (g)	Fat (g)	Protein (g)	Fiber (g)
TIME: ____ a.m./p.m.		**MEAL TOTALS:**					

MIDMORNING	☐ WATER (8 oz.)	Amount	Calories	Carbs (g)	Fat (g)	Protein (g)	Fiber (g)
TIME: ____ a.m./p.m.		**MEAL TOTALS:**					

LUNCH	☐ WATER (8 oz.)	Amount	Calories	Carbs (g)	Fat (g)	Protein (g)	Fiber (g)
TIME: ____ a.m./p.m.		**MEAL TOTALS:**					

AFTERNOON	☐ WATER (8 oz.)	Amount	Calories	Carbs (g)	Fat (g)	Protein (g)	Fiber (g)
TIME: ____ a.m./p.m.		**MEAL TOTALS:**					

DINNER	☐ WATER (8 oz.)	Amount	Calories	Carbs (g)	Fat (g)	Protein (g)	Fiber (g)
TIME: ____ a.m./p.m.		**MEAL TOTALS:**					

EVENING	☐ WATER (8 oz.)	Amount	Calories	Carbs (g)	Fat (g)	Protein (g)	Fiber (g)
TIME: ____ a.m./p.m.		**MEAL TOTALS:**					

			Calories	*Carbs* (g)	*Fat* (g)	*Protein* (g)	*Fiber* (g)
Today's Weight: ____ lb/kg		**DAILY TOTALS:**					

MAY 16

BREAKFAST	☐ WATER (8 oz.)	Amount	Calories	Carbs (g)	Fat (g)	Protein (g)	Fiber (g)
TIME: _____ a.m. / p.m.		**MEAL TOTALS:**					

MIDMORNING	☐ WATER (8 oz.)	Amount	Calories	Carbs (g)	Fat (g)	Protein (g)	Fiber (g)
TIME: _____ a.m. / p.m.		**MEAL TOTALS:**					

LUNCH	☐ WATER (8 oz.)	Amount	Calories	Carbs (g)	Fat (g)	Protein (g)	Fiber (g)
TIME: _____ a.m. / p.m.		**MEAL TOTALS:**					

AFTERNOON	☐ WATER (8 oz.)	Amount	Calories	Carbs (g)	Fat (g)	Protein (g)	Fiber (g)
TIME: _____ a.m. / p.m.		**MEAL TOTALS:**					

DINNER	☐ WATER (8 oz.)	Amount	Calories	Carbs (g)	Fat (g)	Protein (g)	Fiber (g)
TIME: _____ a.m. / p.m.		**MEAL TOTALS:**					

EVENING	☐ WATER (8 oz.)	Amount	Calories	Carbs (g)	Fat (g)	Protein (g)	Fiber (g)
TIME: _____ a.m. / p.m.		**MEAL TOTALS:**					

			Calories	*Carbs* (g)	*Fat* (g)	*Protein* (g)	*Fiber* (g)
Today's Weight: _____ lb/kg		**DAILY TOTALS:**					

MAY 17

BREAKFAST	☐ WATER (8 oz.)	Amount	Calories	Carbs (g)	Fat (g)	Protein (g)	Fiber (g)
TIME: _____ a.m. / p.m.		**MEAL TOTALS:**					

MIDMORNING	☐ WATER (8 oz.)	Amount	Calories	Carbs (g)	Fat (g)	Protein (g)	Fiber (g)
TIME: _____ a.m. / p.m.		**MEAL TOTALS:**					

LUNCH	☐ WATER (8 oz.)	Amount	Calories	Carbs (g)	Fat (g)	Protein (g)	Fiber (g)
TIME: _____ a.m. / p.m.		**MEAL TOTALS:**					

AFTERNOON	☐ WATER (8 oz.)	Amount	Calories	Carbs (g)	Fat (g)	Protein (g)	Fiber (g)
TIME: _____ a.m. / p.m.		**MEAL TOTALS:**					

DINNER	☐ WATER (8 oz.)	Amount	Calories	Carbs (g)	Fat (g)	Protein (g)	Fiber (g)
TIME: _____ a.m. / p.m.		**MEAL TOTALS:**					

EVENING	☐ WATER (8 oz.)	Amount	Calories	Carbs (g)	Fat (g)	Protein (g)	Fiber (g)
TIME: _____ a.m. / p.m.		**MEAL TOTALS:**					

			Calories	*Carbs (g)*	*Fat (g)*	*Protein (g)*	*Fiber (g)*
Today's Weight: _____ lb/kg		**DAILY TOTALS:**					

MAY 18

BREAKFAST	☐ WATER (8 oz.)	Amount	Calories	Carbs (g)	Fat (g)	Protein (g)	Fiber (g)
TIME: a.m. / p.m.		**MEAL TOTALS:**					

MIDMORNING	☐ WATER (8 oz.)	Amount	Calories	Carbs (g)	Fat (g)	Protein (g)	Fiber (g)
TIME: a.m. / p.m.		**MEAL TOTALS:**					

LUNCH	☐ WATER (8 oz.)	Amount	Calories	Carbs (g)	Fat (g)	Protein (g)	Fiber (g)
TIME: a.m. / p.m.		**MEAL TOTALS:**					

AFTERNOON	☐ WATER (8 oz.)	Amount	Calories	Carbs (g)	Fat (g)	Protein (g)	Fiber (g)
TIME: a.m. / p.m.		**MEAL TOTALS:**					

DINNER	☐ WATER (8 oz.)	Amount	Calories	Carbs (g)	Fat (g)	Protein (g)	Fiber (g)
TIME: a.m. / p.m.		**MEAL TOTALS:**					

EVENING	☐ WATER (8 oz.)	Amount	Calories	Carbs (g)	Fat (g)	Protein (g)	Fiber (g)
TIME: a.m. / p.m.		**MEAL TOTALS:**					

			Calories	*Carbs* (g)	*Fat* (g)	*Protein* (g)	*Fiber* (g)
Today's Weight: _____ lb/kg		**DAILY TOTALS:**					

MAY 19

BREAKFAST	☐ WATER (8 oz.)	Amount	Calories	Carbs (g)	Fat (g)	Protein (g)	Fiber (g)

TIME: _____ a.m. / p.m. | **MEAL TOTALS:** | | | | | |

MIDMORNING	☐ WATER (8 oz.)	Amount	Calories	Carbs (g)	Fat (g)	Protein (g)	Fiber (g)

TIME: _____ a.m. / p.m. | **MEAL TOTALS:** | | | | | |

LUNCH	☐ WATER (8 oz.)	Amount	Calories	Carbs (g)	Fat (g)	Protein (g)	Fiber (g)

TIME: _____ a.m. / p.m. | **MEAL TOTALS:** | | | | | |

AFTERNOON	☐ WATER (8 oz.)	Amount	Calories	Carbs (g)	Fat (g)	Protein (g)	Fiber (g)

TIME: _____ a.m. / p.m. | **MEAL TOTALS:** | | | | | |

DINNER	☐ WATER (8 oz.)	Amount	Calories	Carbs (g)	Fat (g)	Protein (g)	Fiber (g)

TIME: _____ a.m. / p.m. | **MEAL TOTALS:** | | | | | |

EVENING	☐ WATER (8 oz.)	Amount	Calories	Carbs (g)	Fat (g)	Protein (g)	Fiber (g)

TIME: _____ a.m. / p.m. | **MEAL TOTALS:** | | | | | |

		Calories	*Carbs (g)*	*Fat (g)*	*Protein (g)*	*Fiber (g)*
Today's Weight: _____ lb/kg	**DAILY TOTALS:**					

MAY 20

BREAKFAST	☐ WATER (8 oz.)	Amount	Calories	Carbs (g)	Fat (g)	Protein (g)	Fiber (g)

TIME: _____ a.m. / p.m.   **MEAL TOTALS:**

MIDMORNING	☐ WATER (8 oz.)	Amount	Calories	Carbs (g)	Fat (g)	Protein (g)	Fiber (g)

TIME: _____ a.m. / p.m.   **MEAL TOTALS:**

LUNCH	☐ WATER (8 oz.)	Amount	Calories	Carbs (g)	Fat (g)	Protein (g)	Fiber (g)

TIME: _____ a.m. / p.m.   **MEAL TOTALS:**

AFTERNOON	☐ WATER (8 oz.)	Amount	Calories	Carbs (g)	Fat (g)	Protein (g)	Fiber (g)

TIME: _____ a.m. / p.m.   **MEAL TOTALS:**

DINNER	☐ WATER (8 oz.)	Amount	Calories	Carbs (g)	Fat (g)	Protein (g)	Fiber (g)

TIME: _____ a.m. / p.m.   **MEAL TOTALS:**

EVENING	☐ WATER (8 oz.)	Amount	Calories	Carbs (g)	Fat (g)	Protein (g)	Fiber (g)

TIME: _____ a.m. / p.m.   **MEAL TOTALS:**

Today's Weight: _____ lb/kg

DAILY TOTALS:	Calories	Carbs (g)	Fat (g)	Protein (g)	Fiber (g)

MAY 21

BREAKFAST	☐ WATER (8 oz.)	Amount	Calories	Carbs (g)	Fat (g)	Protein (g)	Fiber (g)

TIME: _____ a.m. / p.m.   **MEAL TOTALS:**

MIDMORNING	☐ WATER (8 oz.)	Amount	Calories	Carbs (g)	Fat (g)	Protein (g)	Fiber (g)

TIME: _____ a.m. / p.m.   **MEAL TOTALS:**

LUNCH	☐ WATER (8 oz.)	Amount	Calories	Carbs (g)	Fat (g)	Protein (g)	Fiber (g)

TIME: _____ a.m. / p.m.   **MEAL TOTALS:**

AFTERNOON	☐ WATER (8 oz.)	Amount	Calories	Carbs (g)	Fat (g)	Protein (g)	Fiber (g)

TIME: _____ a.m. / p.m.   **MEAL TOTALS:**

DINNER	☐ WATER (8 oz.)	Amount	Calories	Carbs (g)	Fat (g)	Protein (g)	Fiber (g)

TIME: _____ a.m. / p.m.   **MEAL TOTALS:**

EVENING	☐ WATER (8 oz.)	Amount	Calories	Carbs (g)	Fat (g)	Protein (g)	Fiber (g)

TIME: _____ a.m. / p.m.   **MEAL TOTALS:**

Today's Weight: _____ lb/kg

	Calories	*Carbs* (g)	*Fat* (g)	*Protein* (g)	*Fiber* (g)
DAILY TOTALS:					

MAY 22

BREAKFAST	☐ WATER (8 oz.)	Amount	Calories	Carbs (g)	Fat (g)	Protein (g)	Fiber (g)
TIME: _____ a.m./p.m.		**MEAL TOTALS:**					

MIDMORNING	☐ WATER (8 oz.)	Amount	Calories	Carbs (g)	Fat (g)	Protein (g)	Fiber (g)
TIME: _____ a.m./p.m.		**MEAL TOTALS:**					

LUNCH	☐ WATER (8 oz.)	Amount	Calories	Carbs (g)	Fat (g)	Protein (g)	Fiber (g)
TIME: _____ a.m./p.m.		**MEAL TOTALS:**					

AFTERNOON	☐ WATER (8 oz.)	Amount	Calories	Carbs (g)	Fat (g)	Protein (g)	Fiber (g)
TIME: _____ a.m./p.m.		**MEAL TOTALS:**					

DINNER	☐ WATER (8 oz.)	Amount	Calories	Carbs (g)	Fat (g)	Protein (g)	Fiber (g)
TIME: _____ a.m./p.m.		**MEAL TOTALS:**					

EVENING	☐ WATER (8 oz.)	Amount	Calories	Carbs (g)	Fat (g)	Protein (g)	Fiber (g)
TIME: _____ a.m./p.m.		**MEAL TOTALS:**					

			Calories	Carbs (g)	Fat (g)	Protein (g)	Fiber (g)
Today's Weight: _____ lb/kg		**DAILY TOTALS:**					

MAY 23

BREAKFAST	☐ WATER (8 oz.)	Amount	Calories	Carbs (g)	Fat (g)	Protein (g)	Fiber (g)

TIME: _____ a.m. / p.m. **MEAL TOTALS:**

MIDMORNING	☐ WATER (8 oz.)	Amount	Calories	Carbs (g)	Fat (g)	Protein (g)	Fiber (g)

TIME: _____ a.m. / p.m. **MEAL TOTALS:**

LUNCH	☐ WATER (8 oz.)	Amount	Calories	Carbs (g)	Fat (g)	Protein (g)	Fiber (g)

TIME: _____ a.m. / p.m. **MEAL TOTALS:**

AFTERNOON	☐ WATER (8 oz.)	Amount	Calories	Carbs (g)	Fat (g)	Protein (g)	Fiber (g)

TIME: _____ a.m. / p.m. **MEAL TOTALS:**

DINNER	☐ WATER (8 oz.)	Amount	Calories	Carbs (g)	Fat (g)	Protein (g)	Fiber (g)

TIME: _____ a.m. / p.m. **MEAL TOTALS:**

EVENING	☐ WATER (8 oz.)	Amount	Calories	Carbs (g)	Fat (g)	Protein (g)	Fiber (g)

TIME: _____ a.m. / p.m. **MEAL TOTALS:**

	Calories	*Carbs* (g)	*Fat* (g)	*Protein* (g)	*Fiber* (g)
Today's Weight: _____ lb/kg **DAILY TOTALS:**					

MAY 24

BREAKFAST	☐ WATER (8 oz.)	Amount	Calories	Carbs (g)	Fat (g)	Protein (g)	Fiber (g)

TIME: _____ a.m. / p.m.   **MEAL TOTALS:**

MIDMORNING	☐ WATER (8 oz.)	Amount	Calories	Carbs (g)	Fat (g)	Protein (g)	Fiber (g)

TIME: _____ a.m. / p.m.   **MEAL TOTALS:**

LUNCH	☐ WATER (8 oz.)	Amount	Calories	Carbs (g)	Fat (g)	Protein (g)	Fiber (g)

TIME: _____ a.m. / p.m.   **MEAL TOTALS:**

AFTERNOON	☐ WATER (8 oz.)	Amount	Calories	Carbs (g)	Fat (g)	Protein (g)	Fiber (g)

TIME: _____ a.m. / p.m.   **MEAL TOTALS:**

DINNER	☐ WATER (8 oz.)	Amount	Calories	Carbs (g)	Fat (g)	Protein (g)	Fiber (g)

TIME: _____ a.m. / p.m.   **MEAL TOTALS:**

EVENING	☐ WATER (8 oz.)	Amount	Calories	Carbs (g)	Fat (g)	Protein (g)	Fiber (g)

TIME: _____ a.m. / p.m.   **MEAL TOTALS:**

	Calories	Carbs (g)	Fat (g)	Protein (g)	Fiber (g)
Today's Weight: _____ lb/kg **DAILY TOTALS:**					

MAY 25

BREAKFAST	☐ WATER (8 oz.)	Amount	Calories	Carbs (g)	Fat (g)	Protein (g)	Fiber (g)

TIME: _____ a.m. / p.m. | **MEAL TOTALS:** | | | | | |

MIDMORNING	☐ WATER (8 oz.)	Amount	Calories	Carbs (g)	Fat (g)	Protein (g)	Fiber (g)

TIME: _____ a.m. / p.m. | **MEAL TOTALS:** | | | | | |

LUNCH	☐ WATER (8 oz.)	Amount	Calories	Carbs (g)	Fat (g)	Protein (g)	Fiber (g)

TIME: _____ a.m. / p.m. | **MEAL TOTALS:** | | | | | |

AFTERNOON	☐ WATER (8 oz.)	Amount	Calories	Carbs (g)	Fat (g)	Protein (g)	Fiber (g)

TIME: _____ a.m. / p.m. | **MEAL TOTALS:** | | | | | |

DINNER	☐ WATER (8 oz.)	Amount	Calories	Carbs (g)	Fat (g)	Protein (g)	Fiber (g)

TIME: _____ a.m. / p.m. | **MEAL TOTALS:** | | | | | |

EVENING	☐ WATER (8 oz.)	Amount	Calories	Carbs (g)	Fat (g)	Protein (g)	Fiber (g)

TIME: _____ a.m. / p.m. | **MEAL TOTALS:** | | | | | |

		Calories	*Carbs* (g)	*Fat* (g)	*Protein* (g)	*Fiber* (g)
Today's Weight: _____ lb/kg	**DAILY TOTALS:**					

MAY 26

BREAKFAST	☐ WATER (8 oz.)	Amount	Calories	Carbs (g)	Fat (g)	Protein (g)	Fiber (g)

TIME: _____ a.m. / p.m. | **MEAL TOTALS:**

MIDMORNING	☐ WATER (8 oz.)	Amount	Calories	Carbs (g)	Fat (g)	Protein (g)	Fiber (g)

TIME: _____ a.m. / p.m. | **MEAL TOTALS:**

LUNCH	☐ WATER (8 oz.)	Amount	Calories	Carbs (g)	Fat (g)	Protein (g)	Fiber (g)

TIME: _____ a.m. / p.m. | **MEAL TOTALS:**

AFTERNOON	☐ WATER (8 oz.)	Amount	Calories	Carbs (g)	Fat (g)	Protein (g)	Fiber (g)

TIME: _____ a.m. / p.m. | **MEAL TOTALS:**

DINNER	☐ WATER (8 oz.)	Amount	Calories	Carbs (g)	Fat (g)	Protein (g)	Fiber (g)

TIME: _____ a.m. / p.m. | **MEAL TOTALS:**

EVENING	☐ WATER (8 oz.)	Amount	Calories	Carbs (g)	Fat (g)	Protein (g)	Fiber (g)

TIME: _____ a.m. / p.m. | **MEAL TOTALS:**

		Calories	*Carbs (g)*	*Fat (g)*	*Protein (g)*	*Fiber (g)*
Today's Weight: _____ lb/kg	**DAILY TOTALS:**					

MAY 27

BREAKFAST	☐ WATER (8 oz.)	Amount	Calories	Carbs (g)	Fat (g)	Protein (g)	Fiber (g)
TIME: _____ a.m. / p.m.		**MEAL TOTALS:**					

MIDMORNING	☐ WATER (8 oz.)	Amount	Calories	Carbs (g)	Fat (g)	Protein (g)	Fiber (g)
TIME: _____ a.m. / p.m.		**MEAL TOTALS:**					

LUNCH	☐ WATER (8 oz.)	Amount	Calories	Carbs (g)	Fat (g)	Protein (g)	Fiber (g)
TIME: _____ a.m. / p.m.		**MEAL TOTALS:**					

AFTERNOON	☐ WATER (8 oz.)	Amount	Calories	Carbs (g)	Fat (g)	Protein (g)	Fiber (g)
TIME: _____ a.m. / p.m.		**MEAL TOTALS:**					

DINNER	☐ WATER (8 oz.)	Amount	Calories	Carbs (g)	Fat (g)	Protein (g)	Fiber (g)
TIME: _____ a.m. / p.m.		**MEAL TOTALS:**					

EVENING	☐ WATER (8 oz.)	Amount	Calories	Carbs (g)	Fat (g)	Protein (g)	Fiber (g)
TIME: _____ a.m. / p.m.		**MEAL TOTALS:**					

			Calories	*Carbs* (g)	*Fat* (g)	*Protein* (g)	*Fiber* (g)
Today's Weight: _____ lb/kg		**DAILY TOTALS:**					

MAY 28

BREAKFAST	☐ WATER (8 oz.)	Amount	Calories	Carbs (g)	Fat (g)	Protein (g)	Fiber (g)
TIME: a.m./p.m.		**MEAL TOTALS:**					

MIDMORNING	☐ WATER (8 oz.)	Amount	Calories	Carbs (g)	Fat (g)	Protein (g)	Fiber (g)
TIME: a.m./p.m.		**MEAL TOTALS:**					

LUNCH	☐ WATER (8 oz.)	Amount	Calories	Carbs (g)	Fat (g)	Protein (g)	Fiber (g)
TIME: a.m./p.m.		**MEAL TOTALS:**					

AFTERNOON	☐ WATER (8 oz.)	Amount	Calories	Carbs (g)	Fat (g)	Protein (g)	Fiber (g)
TIME: a.m./p.m.		**MEAL TOTALS:**					

DINNER	☐ WATER (8 oz.)	Amount	Calories	Carbs (g)	Fat (g)	Protein (g)	Fiber (g)
TIME: a.m./p.m.		**MEAL TOTALS:**					

EVENING	☐ WATER (8 oz.)	Amount	Calories	Carbs (g)	Fat (g)	Protein (g)	Fiber (g)
TIME: a.m./p.m.		**MEAL TOTALS:**					

			Calories	*Carbs (g)*	*Fat (g)*	*Protein (g)*	*Fiber (g)*
Today's Weight: _____ lb/kg		**DAILY TOTALS:**					

MAY 29

BREAKFAST	☐ WATER (8 oz.)	Amount	Calories	Carbs (g)	Fat (g)	Protein (g)	Fiber (g)
TIME: _____ a.m. / p.m.		**MEAL TOTALS:**					

MIDMORNING	☐ WATER (8 oz.)	Amount	Calories	Carbs (g)	Fat (g)	Protein (g)	Fiber (g)
TIME: _____ a.m. / p.m.		**MEAL TOTALS:**					

LUNCH	☐ WATER (8 oz.)	Amount	Calories	Carbs (g)	Fat (g)	Protein (g)	Fiber (g)
TIME: _____ a.m. / p.m.		**MEAL TOTALS:**					

AFTERNOON	☐ WATER (8 oz.)	Amount	Calories	Carbs (g)	Fat (g)	Protein (g)	Fiber (g)
TIME: _____ a.m. / p.m.		**MEAL TOTALS:**					

DINNER	☐ WATER (8 oz.)	Amount	Calories	Carbs (g)	Fat (g)	Protein (g)	Fiber (g)
TIME: _____ a.m. / p.m.		**MEAL TOTALS:**					

EVENING	☐ WATER (8 oz.)	Amount	Calories	Carbs (g)	Fat (g)	Protein (g)	Fiber (g)
TIME: _____ a.m. / p.m.		**MEAL TOTALS:**					
			Calories	*Carbs* (g)	*Fat* (g)	**Protein** (g)	*Fiber* (g)
Today's Weight: _____ lb/kg		**DAILY TOTALS:**					

MAY 30

BREAKFAST	☐ WATER (8 oz.)	Amount	Calories	Carbs (g)	Fat (g)	Protein (g)	Fiber (g)

TIME: _____ a.m. / p.m. **MEAL TOTALS:**

MIDMORNING	☐ WATER (8 oz.)	Amount	Calories	Carbs (g)	Fat (g)	Protein (g)	Fiber (g)

TIME: _____ a.m. / p.m. **MEAL TOTALS:**

LUNCH	☐ WATER (8 oz.)	Amount	Calories	Carbs (g)	Fat (g)	Protein (g)	Fiber (g)

TIME: _____ a.m. / p.m. **MEAL TOTALS:**

AFTERNOON	☐ WATER (8 oz.)	Amount	Calories	Carbs (g)	Fat (g)	Protein (g)	Fiber (g)

TIME: _____ a.m. / p.m. **MEAL TOTALS:**

DINNER	☐ WATER (8 oz.)	Amount	Calories	Carbs (g)	Fat (g)	Protein (g)	Fiber (g)

TIME: _____ a.m. / p.m. **MEAL TOTALS:**

EVENING	☐ WATER (8 oz.)	Amount	Calories	Carbs (g)	Fat (g)	Protein (g)	Fiber (g)

TIME: _____ a.m. / p.m. **MEAL TOTALS:**

	Calories	**Carbs** *(g)*	**Fat** *(g)*	**Protein** *(g)*	**Fiber** *(g)*
Today's Weight: _____ lb/kg **DAILY TOTALS:**					

MAY 31

BREAKFAST	☐ WATER (8 oz.)	Amount	Calories	Carbs (g)	Fat (g)	Protein (g)	Fiber (g)
TIME: a.m. / p.m.		MEAL TOTALS:					

MIDMORNING	☐ WATER (8 oz.)	Amount	Calories	Carbs (g)	Fat (g)	Protein (g)	Fiber (g)
TIME: a.m. / p.m.		MEAL TOTALS:					

LUNCH	☐ WATER (8 oz.)	Amount	Calories	Carbs (g)	Fat (g)	Protein (g)	Fiber (g)
TIME: a.m. / p.m.		MEAL TOTALS:					

AFTERNOON	☐ WATER (8 oz.)	Amount	Calories	Carbs (g)	Fat (g)	Protein (g)	Fiber (g)
TIME: a.m. / p.m.		MEAL TOTALS:					

DINNER	☐ WATER (8 oz.)	Amount	Calories	Carbs (g)	Fat (g)	Protein (g)	Fiber (g)
TIME: a.m. / p.m.		MEAL TOTALS:					

EVENING	☐ WATER (8 oz.)	Amount	Calories	Carbs (g)	Fat (g)	Protein (g)	Fiber (g)
TIME: a.m. / p.m.		MEAL TOTALS:					

			Calories	*Carbs* (g)	*Fat* (g)	*Protein* (g)	*Fiber* (g)
Today's Weight: _____ lb/kg		DAILY TOTALS:					

JUNE NOTES:

JUNE 1

BREAKFAST	☐ WATER (8 oz.)	Amount	Calories	Carbs (g)	Fat (g)	Protein (g)	Fiber (g)
TIME: _____ a.m. / p.m.		**MEAL TOTALS:**					

MIDMORNING	☐ WATER (8 oz.)	Amount	Calories	Carbs (g)	Fat (g)	Protein (g)	Fiber (g)
TIME: _____ a.m. / p.m.		**MEAL TOTALS:**					

LUNCH	☐ WATER (8 oz.)	Amount	Calories	Carbs (g)	Fat (g)	Protein (g)	Fiber (g)
TIME: _____ a.m. / p.m.		**MEAL TOTALS:**					

AFTERNOON	☐ WATER (8 oz.)	Amount	Calories	Carbs (g)	Fat (g)	Protein (g)	Fiber (g)
TIME: _____ a.m. / p.m.		**MEAL TOTALS:**					

DINNER	☐ WATER (8 oz.)	Amount	Calories	Carbs (g)	Fat (g)	Protein (g)	Fiber (g)
TIME: _____ a.m. / p.m.		**MEAL TOTALS:**					

EVENING	☐ WATER (8 oz.)	Amount	Calories	Carbs (g)	Fat (g)	Protein (g)	Fiber (g)
TIME: _____ a.m. / p.m.		**MEAL TOTALS:**					

			Calories	*Carbs* (g)	*Fat* (g)	*Protein* (g)	*Fiber* (g)
Today's Weight: _____ lb/kg		**DAILY TOTALS:**					

JUNE 2

BREAKFAST	☐ WATER (8 oz.)	Amount	Calories	Carbs (g)	Fat (g)	Protein (g)	Fiber (g)

TIME: _____ a.m. / p.m.   **MEAL TOTALS:**

MIDMORNING	☐ WATER (8 oz.)	Amount	Calories	Carbs (g)	Fat (g)	Protein (g)	Fiber (g)

TIME: _____ a.m. / p.m.   **MEAL TOTALS:**

LUNCH	☐ WATER (8 oz.)	Amount	Calories	Carbs (g)	Fat (g)	Protein (g)	Fiber (g)

TIME: _____ a.m. / p.m.   **MEAL TOTALS:**

AFTERNOON	☐ WATER (8 oz.)	Amount	Calories	Carbs (g)	Fat (g)	Protein (g)	Fiber (g)

TIME: _____ a.m. / p.m.   **MEAL TOTALS:**

DINNER	☐ WATER (8 oz.)	Amount	Calories	Carbs (g)	Fat (g)	Protein (g)	Fiber (g)

TIME: _____ a.m. / p.m.   **MEAL TOTALS:**

EVENING	☐ WATER (8 oz.)	Amount	Calories	Carbs (g)	Fat (g)	Protein (g)	Fiber (g)

TIME: _____ a.m. / p.m.   **MEAL TOTALS:**

	Calories	Carbs (g)	Fat (g)	Protein (g)	Fiber (g)
DAILY TOTALS:					

Today's Weight: _____ lb/kg

JUNE 3

BREAKFAST	☐ WATER (8 oz.)	Amount	Calories	Carbs (g)	Fat (g)	Protein (g)	Fiber (g)
TIME: _____ a.m. / p.m.		**MEAL TOTALS:**					

MIDMORNING	☐ WATER (8 oz.)	Amount	Calories	Carbs (g)	Fat (g)	Protein (g)	Fiber (g)
TIME: _____ a.m. / p.m.		**MEAL TOTALS:**					

LUNCH	☐ WATER (8 oz.)	Amount	Calories	Carbs (g)	Fat (g)	Protein (g)	Fiber (g)
TIME: _____ a.m. / p.m.		**MEAL TOTALS:**					

AFTERNOON	☐ WATER (8 oz.)	Amount	Calories	Carbs (g)	Fat (g)	Protein (g)	Fiber (g)
TIME: _____ a.m. / p.m.		**MEAL TOTALS:**					

DINNER	☐ WATER (8 oz.)	Amount	Calories	Carbs (g)	Fat (g)	Protein (g)	Fiber (g)
TIME: _____ a.m. / p.m.		**MEAL TOTALS:**					

EVENING	☐ WATER (8 oz.)	Amount	Calories	Carbs (g)	Fat (g)	Protein (g)	Fiber (g)
TIME: _____ a.m. / p.m.		**MEAL TOTALS:**					

			Calories	*Carbs* (g)	*Fat* (g)	*Protein* (g)	*Fiber* (g)
Today's Weight: _____ lb/kg		**DAILY TOTALS:**					

JUNE 4

BREAKFAST	☐ WATER (8 oz.)	Amount	Calories	Carbs (g)	Fat (g)	Protein (g)	Fiber (g)
TIME: _____ a.m./p.m.		**MEAL TOTALS:**					

MIDMORNING	☐ WATER (8 oz.)	Amount	Calories	Carbs (g)	Fat (g)	Protein (g)	Fiber (g)
TIME: _____ a.m./p.m.		**MEAL TOTALS:**					

LUNCH	☐ WATER (8 oz.)	Amount	Calories	Carbs (g)	Fat (g)	Protein (g)	Fiber (g)
TIME: _____ a.m./p.m.		**MEAL TOTALS:**					

AFTERNOON	☐ WATER (8 oz.)	Amount	Calories	Carbs (g)	Fat (g)	Protein (g)	Fiber (g)
TIME: _____ a.m./p.m.		**MEAL TOTALS:**					

DINNER	☐ WATER (8 oz.)	Amount	Calories	Carbs (g)	Fat (g)	Protein (g)	Fiber (g)
TIME: _____ a.m./p.m.		**MEAL TOTALS:**					

EVENING	☐ WATER (8 oz.)	Amount	Calories	Carbs (g)	Fat (g)	Protein (g)	Fiber (g)
TIME: _____ a.m./p.m.		**MEAL TOTALS:**					

			Calories	*Carbs (g)*	*Fat (g)*	*Protein (g)*	*Fiber (g)*
Today's Weight: _____ lb/kg		**DAILY TOTALS:**					

JUNE 5

BREAKFAST	☐ WATER (8 oz.)	Amount	Calories	Carbs (g)	Fat (g)	Protein (g)	Fiber (g)
TIME: _____ a.m. / p.m.		MEAL TOTALS:					

MIDMORNING	☐ WATER (8 oz.)	Amount	Calories	Carbs (g)	Fat (g)	Protein (g)	Fiber (g)
TIME: _____ a.m. / p.m.		MEAL TOTALS:					

LUNCH	☐ WATER (8 oz.)	Amount	Calories	Carbs (g)	Fat (g)	Protein (g)	Fiber (g)
TIME: _____ a.m. / p.m.		MEAL TOTALS:					

AFTERNOON	☐ WATER (8 oz.)	Amount	Calories	Carbs (g)	Fat (g)	Protein (g)	Fiber (g)
TIME: _____ a.m. / p.m.		MEAL TOTALS:					

DINNER	☐ WATER (8 oz.)	Amount	Calories	Carbs (g)	Fat (g)	Protein (g)	Fiber (g)
TIME: _____ a.m. / p.m.		MEAL TOTALS:					

EVENING	☐ WATER (8 oz.)	Amount	Calories	Carbs (g)	Fat (g)	Protein (g)	Fiber (g)
TIME: _____ a.m. / p.m.		MEAL TOTALS:					

			Calories	*Carbs* (g)	*Fat* (g)	*Protein* (g)	*Fiber* (g)
Today's Weight: _____ lb/kg		DAILY TOTALS:					

JUNE 6

BREAKFAST	☐ WATER (8 oz.)	Amount	Calories	Carbs (g)	Fat (g)	Protein (g)	Fiber (g)
TIME: _____ a.m. / p.m.		**MEAL TOTALS:**					
MIDMORNING	☐ WATER (8 oz.)	Amount	Calories	Carbs (g)	Fat (g)	Protein (g)	Fiber (g)
TIME: _____ a.m. / p.m.		**MEAL TOTALS:**					
LUNCH	☐ WATER (8 oz.)	Amount	Calories	Carbs (g)	Fat (g)	Protein (g)	Fiber (g)
TIME: _____ a.m. / p.m.		**MEAL TOTALS:**					
AFTERNOON	☐ WATER (8 oz.)	Amount	Calories	Carbs (g)	Fat (g)	Protein (g)	Fiber (g)
TIME: _____ a.m. / p.m.		**MEAL TOTALS:**					
DINNER	☐ WATER (8 oz.)	Amount	Calories	Carbs (g)	Fat (g)	Protein (g)	Fiber (g)
TIME: _____ a.m. / p.m.		**MEAL TOTALS:**					
EVENING	☐ WATER (8 oz.)	Amount	Calories	Carbs (g)	Fat (g)	Protein (g)	Fiber (g)
TIME: _____ a.m. / p.m.		**MEAL TOTALS:**					
			Calories	*Carbs (g)*	*Fat (g)*	*Protein (g)*	*Fiber (g)*
Today's Weight: _____ lb/kg		**DAILY TOTALS:**					

JUNE 7

BREAKFAST	☐ WATER (8 oz.)	Amount	Calories	Carbs (g)	Fat (g)	Protein (g)	Fiber (g)
TIME: _____ a.m. / p.m.		**MEAL TOTALS:**					

MIDMORNING	☐ WATER (8 oz.)	Amount	Calories	Carbs (g)	Fat (g)	Protein (g)	Fiber (g)
TIME: _____ a.m. / p.m.		**MEAL TOTALS:**					

LUNCH	☐ WATER (8 oz.)	Amount	Calories	Carbs (g)	Fat (g)	Protein (g)	Fiber (g)
TIME: _____ a.m. / p.m.		**MEAL TOTALS:**					

AFTERNOON	☐ WATER (8 oz.)	Amount	Calories	Carbs (g)	Fat (g)	Protein (g)	Fiber (g)
TIME: _____ a.m. / p.m.		**MEAL TOTALS:**					

DINNER	☐ WATER (8 oz.)	Amount	Calories	Carbs (g)	Fat (g)	Protein (g)	Fiber (g)
TIME: _____ a.m. / p.m.		**MEAL TOTALS:**					

EVENING	☐ WATER (8 oz.)	Amount	Calories	Carbs (g)	Fat (g)	Protein (g)	Fiber (g)
TIME: _____ a.m. / p.m.		**MEAL TOTALS:**					

			Calories	*Carbs* (g)	*Fat* (g)	*Protein* (g)	*Fiber* (g)
Today's Weight: _____ lb/kg		**DAILY TOTALS:**					

JUNE 8

BREAKFAST	☐ WATER (8 oz.)	Amount	Calories	Carbs (g)	Fat (g)	Protein (g)	Fiber (g)
TIME: _____ a.m./p.m.		**MEAL TOTALS:**					

MIDMORNING	☐ WATER (8 oz.)	Amount	Calories	Carbs (g)	Fat (g)	Protein (g)	Fiber (g)
TIME: _____ a.m./p.m.		**MEAL TOTALS:**					

LUNCH	☐ WATER (8 oz.)	Amount	Calories	Carbs (g)	Fat (g)	Protein (g)	Fiber (g)
TIME: _____ a.m./p.m.		**MEAL TOTALS:**					

AFTERNOON	☐ WATER (8 oz.)	Amount	Calories	Carbs (g)	Fat (g)	Protein (g)	Fiber (g)
TIME: _____ a.m./p.m.		**MEAL TOTALS:**					

DINNER	☐ WATER (8 oz.)	Amount	Calories	Carbs (g)	Fat (g)	Protein (g)	Fiber (g)
TIME: _____ a.m./p.m.		**MEAL TOTALS:**					

EVENING	☐ WATER (8 oz.)	Amount	Calories	Carbs (g)	Fat (g)	Protein (g)	Fiber (g)
TIME: _____ a.m./p.m.		**MEAL TOTALS:**					

			Calories	*Carbs* (g)	*Fat* (g)	*Protein* (g)	*Fiber* (g)
Today's Weight: _____ lb/kg		**DAILY TOTALS:**					

JUNE 9

BREAKFAST	☐ WATER (8 oz.)	Amount	Calories	Carbs (g)	Fat (g)	Protein (g)	Fiber (g)
TIME: _____ a.m. / p.m.		**MEAL TOTALS:**					

MIDMORNING	☐ WATER (8 oz.)	Amount	Calories	Carbs (g)	Fat (g)	Protein (g)	Fiber (g)
TIME: _____ a.m. / p.m.		**MEAL TOTALS:**					

LUNCH	☐ WATER (8 oz.)	Amount	Calories	Carbs (g)	Fat (g)	Protein (g)	Fiber (g)
TIME: _____ a.m. / p.m.		**MEAL TOTALS:**					

AFTERNOON	☐ WATER (8 oz.)	Amount	Calories	Carbs (g)	Fat (g)	Protein (g)	Fiber (g)
TIME: _____ a.m. / p.m.		**MEAL TOTALS:**					

DINNER	☐ WATER (8 oz.)	Amount	Calories	Carbs (g)	Fat (g)	Protein (g)	Fiber (g)
TIME: _____ a.m. / p.m.		**MEAL TOTALS:**					

EVENING	☐ WATER (8 oz.)	Amount	Calories	Carbs (g)	Fat (g)	Protein (g)	Fiber (g)
TIME: _____ a.m. / p.m.		**MEAL TOTALS:**					

			Calories	*Carbs (g)*	*Fat (g)*	*Protein (g)*	*Fiber (g)*
Today's Weight: _____ lb/kg		**DAILY TOTALS:**					

JUNE 10

BREAKFAST	☐ WATER (8 oz.)	Amount	Calories	Carbs (g)	Fat (g)	Protein (g)	Fiber (g)

TIME: _____ a.m. / p.m. **MEAL TOTALS:**

MIDMORNING	☐ WATER (8 oz.)	Amount	Calories	Carbs (g)	Fat (g)	Protein (g)	Fiber (g)

TIME: _____ a.m. / p.m. **MEAL TOTALS:**

LUNCH	☐ WATER (8 oz.)	Amount	Calories	Carbs (g)	Fat (g)	Protein (g)	Fiber (g)

TIME: _____ a.m. / p.m. **MEAL TOTALS:**

AFTERNOON	☐ WATER (8 oz.)	Amount	Calories	Carbs (g)	Fat (g)	Protein (g)	Fiber (g)

TIME: _____ a.m. / p.m. **MEAL TOTALS:**

DINNER	☐ WATER (8 oz.)	Amount	Calories	Carbs (g)	Fat (g)	Protein (g)	Fiber (g)

TIME: _____ a.m. / p.m. **MEAL TOTALS:**

EVENING	☐ WATER (8 oz.)	Amount	Calories	Carbs (g)	Fat (g)	Protein (g)	Fiber (g)

TIME: _____ a.m. / p.m. **MEAL TOTALS:**

Today's Weight: _____ lb/kg

	Calories	Carbs (g)	Fat (g)	Protein (g)	Fiber (g)
DAILY TOTALS:					

JUNE 11

BREAKFAST	☐ WATER (8 oz.)	Amount	Calories	Carbs (g)	Fat (g)	Protein (g)	Fiber (g)
TIME: ____ a.m. / p.m.		**MEAL TOTALS:**					

MIDMORNING	☐ WATER (8 oz.)	Amount	Calories	Carbs (g)	Fat (g)	Protein (g)	Fiber (g)
TIME: ____ a.m. / p.m.		**MEAL TOTALS:**					

LUNCH	☐ WATER (8 oz.)	Amount	Calories	Carbs (g)	Fat (g)	Protein (g)	Fiber (g)
TIME: ____ a.m. / p.m.		**MEAL TOTALS:**					

AFTERNOON	☐ WATER (8 oz.)	Amount	Calories	Carbs (g)	Fat (g)	Protein (g)	Fiber (g)
TIME: ____ a.m. / p.m.		**MEAL TOTALS:**					

DINNER	☐ WATER (8 oz.)	Amount	Calories	Carbs (g)	Fat (g)	Protein (g)	Fiber (g)
TIME: ____ a.m. / p.m.		**MEAL TOTALS:**					

EVENING	☐ WATER (8 oz.)	Amount	Calories	Carbs (g)	Fat (g)	Protein (g)	Fiber (g)
TIME: ____ a.m. / p.m.		**MEAL TOTALS:**					

			Calories	*Carbs* (g)	*Fat* (g)	*Protein* (g)	*Fiber* (g)
Today's Weight: _____ lb/kg		**DAILY TOTALS:**					

JUNE 12

BREAKFAST	☐ WATER (8 oz.)	Amount	Calories	Carbs (g)	Fat (g)	Protein (g)	Fiber (g)

TIME: _____ a.m. / p.m. **MEAL TOTALS:**

MIDMORNING	☐ WATER (8 oz.)	Amount	Calories	Carbs (g)	Fat (g)	Protein (g)	Fiber (g)

TIME: _____ a.m. / p.m. **MEAL TOTALS:**

LUNCH	☐ WATER (8 oz.)	Amount	Calories	Carbs (g)	Fat (g)	Protein (g)	Fiber (g)

TIME: _____ a.m. / p.m. **MEAL TOTALS:**

AFTERNOON	☐ WATER (8 oz.)	Amount	Calories	Carbs (g)	Fat (g)	Protein (g)	Fiber (g)

TIME: _____ a.m. / p.m. **MEAL TOTALS:**

DINNER	☐ WATER (8 oz.)	Amount	Calories	Carbs (g)	Fat (g)	Protein (g)	Fiber (g)

TIME: _____ a.m. / p.m. **MEAL TOTALS:**

EVENING	☐ WATER (8 oz.)	Amount	Calories	Carbs (g)	Fat (g)	Protein (g)	Fiber (g)

TIME: _____ a.m. / p.m. **MEAL TOTALS:**

	Calories	*Carbs (g)*	*Fat (g)*	*Protein (g)*	*Fiber (g)*
Today's Weight: _____ lb/kg	**DAILY TOTALS:**				

JUNE 13

BREAKFAST	☐ WATER (8 oz.)	Amount	Calories	Carbs (g)	Fat (g)	Protein (g)	Fiber (g)

TIME: _____ a.m. / p.m.	**MEAL TOTALS:**					

MIDMORNING	☐ WATER (8 oz.)	Amount	Calories	Carbs (g)	Fat (g)	Protein (g)	Fiber (g)

TIME: _____ a.m. / p.m.	**MEAL TOTALS:**					

LUNCH	☐ WATER (8 oz.)	Amount	Calories	Carbs (g)	Fat (g)	Protein (g)	Fiber (g)

TIME: _____ a.m. / p.m.	**MEAL TOTALS:**					

AFTERNOON	☐ WATER (8 oz.)	Amount	Calories	Carbs (g)	Fat (g)	Protein (g)	Fiber (g)

TIME: _____ a.m. / p.m.	**MEAL TOTALS:**					

DINNER	☐ WATER (8 oz.)	Amount	Calories	Carbs (g)	Fat (g)	Protein (g)	Fiber (g)

TIME: _____ a.m. / p.m.	**MEAL TOTALS:**					

EVENING	☐ WATER (8 oz.)	Amount	Calories	Carbs (g)	Fat (g)	Protein (g)	Fiber (g)

TIME: _____ a.m. / p.m.	**MEAL TOTALS:**					

		Calories	*Carbs* (g)	*Fat* (g)	*Protein* (g)	*Fiber* (g)
Today's Weight: _____ lb/kg	**DAILY TOTALS:**					

JUNE 14

BREAKFAST	☐ WATER (8 oz.)	Amount	Calories	Carbs (g)	Fat (g)	Protein (g)	Fiber (g)

TIME: a.m. / p.m.	**MEAL TOTALS:**					

MIDMORNING	☐ WATER (8 oz.)	Amount	Calories	Carbs (g)	Fat (g)	Protein (g)	Fiber (g)

TIME: a.m. / p.m.	**MEAL TOTALS:**					

LUNCH	☐ WATER (8 oz.)	Amount	Calories	Carbs (g)	Fat (g)	Protein (g)	Fiber (g)

TIME: a.m. / p.m.	**MEAL TOTALS:**					

AFTERNOON	☐ WATER (8 oz.)	Amount	Calories	Carbs (g)	Fat (g)	Protein (g)	Fiber (g)

TIME: a.m. / p.m.	**MEAL TOTALS:**					

DINNER	☐ WATER (8 oz.)	Amount	Calories	Carbs (g)	Fat (g)	Protein (g)	Fiber (g)

TIME: a.m. / p.m.	**MEAL TOTALS:**					

EVENING	☐ WATER (8 oz.)	Amount	Calories	Carbs (g)	Fat (g)	Protein (g)	Fiber (g)

TIME: a.m. / p.m.	**MEAL TOTALS:**					

		Calories	**Carbs** (g)	**Fat** (g)	**Protein** (g)	**Fiber** (g)
Today's Weight: _____ lb/kg	**DAILY TOTALS:**					

JUNE 15

BREAKFAST	☐ WATER (8 oz.)	Amount	Calories	Carbs (g)	Fat (g)	Protein (g)	Fiber (g)

TIME: _____ a.m. / p.m.   **MEAL TOTALS:**

MIDMORNING	☐ WATER (8 oz.)	Amount	Calories	Carbs (g)	Fat (g)	Protein (g)	Fiber (g)

TIME: _____ a.m. / p.m.   **MEAL TOTALS:**

LUNCH	☐ WATER (8 oz.)	Amount	Calories	Carbs (g)	Fat (g)	Protein (g)	Fiber (g)

TIME: _____ a.m. / p.m.   **MEAL TOTALS:**

AFTERNOON	☐ WATER (8 oz.)	Amount	Calories	Carbs (g)	Fat (g)	Protein (g)	Fiber (g)

TIME: _____ a.m. / p.m.   **MEAL TOTALS:**

DINNER	☐ WATER (8 oz.)	Amount	Calories	Carbs (g)	Fat (g)	Protein (g)	Fiber (g)

TIME: _____ a.m. / p.m.   **MEAL TOTALS:**

EVENING	☐ WATER (8 oz.)	Amount	Calories	Carbs (g)	Fat (g)	Protein (g)	Fiber (g)

TIME: _____ a.m. / p.m.   **MEAL TOTALS:**

	Calories	*Carbs* (g)	*Fat* (g)	*Protein* (g)	*Fiber* (g)
Today's Weight: _____ lb/kg **DAILY TOTALS:**					

JUNE 16

BREAKFAST	☐ WATER (8 oz.)	Amount	Calories	Carbs (g)	Fat (g)	Protein (g)	Fiber (g)
TIME: _____ a.m. / p.m.		**MEAL TOTALS:**					

MIDMORNING	☐ WATER (8 oz.)	Amount	Calories	Carbs (g)	Fat (g)	Protein (g)	Fiber (g)
TIME: _____ a.m. / p.m.		**MEAL TOTALS:**					

LUNCH	☐ WATER (8 oz.)	Amount	Calories	Carbs (g)	Fat (g)	Protein (g)	Fiber (g)
TIME: _____ a.m. / p.m.		**MEAL TOTALS:**					

AFTERNOON	☐ WATER (8 oz.)	Amount	Calories	Carbs (g)	Fat (g)	Protein (g)	Fiber (g)
TIME: _____ a.m. / p.m.		**MEAL TOTALS:**					

DINNER	☐ WATER (8 oz.)	Amount	Calories	Carbs (g)	Fat (g)	Protein (g)	Fiber (g)
TIME: _____ a.m. / p.m.		**MEAL TOTALS:**					

EVENING	☐ WATER (8 oz.)	Amount	Calories	Carbs (g)	Fat (g)	Protein (g)	Fiber (g)
TIME: _____ a.m. / p.m.		**MEAL TOTALS:**					

			Calories	*Carbs (g)*	*Fat (g)*	*Protein (g)*	*Fiber (g)*
Today's Weight: _____ lb/kg		**DAILY TOTALS:**					

JUNE 17

BREAKFAST	☐ WATER (8 oz.)	Amount	Calories	Carbs (g)	Fat (g)	Protein (g)	Fiber (g)
TIME: _____ a.m. / p.m.		**MEAL TOTALS:**					

MIDMORNING	☐ WATER (8 oz.)	Amount	Calories	Carbs (g)	Fat (g)	Protein (g)	Fiber (g)
TIME: _____ a.m. / p.m.		**MEAL TOTALS:**					

LUNCH	☐ WATER (8 oz.)	Amount	Calories	Carbs (g)	Fat (g)	Protein (g)	Fiber (g)
TIME: _____ a.m. / p.m.		**MEAL TOTALS:**					

AFTERNOON	☐ WATER (8 oz.)	Amount	Calories	Carbs (g)	Fat (g)	Protein (g)	Fiber (g)
TIME: _____ a.m. / p.m.		**MEAL TOTALS:**					

DINNER	☐ WATER (8 oz.)	Amount	Calories	Carbs (g)	Fat (g)	Protein (g)	Fiber (g)
TIME: _____ a.m. / p.m.		**MEAL TOTALS:**					

EVENING	☐ WATER (8 oz.)	Amount	Calories	Carbs (g)	Fat (g)	Protein (g)	Fiber (g)
TIME: _____ a.m. / p.m.		**MEAL TOTALS:**					

			Calories	*Carbs* (g)	*Fat* (g)	*Protein* (g)	*Fiber* (g)
Today's Weight: _____ lb/kg		**DAILY TOTALS:**					

JUNE 18

BREAKFAST ☐ WATER (8 oz.)

	Amount	Calories	Carbs (g)	Fat (g)	Protein (g)	Fiber (g)

TIME: _____ a.m. / p.m.   **MEAL TOTALS:**

MIDMORNING ☐ WATER (8 oz.)

	Amount	Calories	Carbs (g)	Fat (g)	Protein (g)	Fiber (g)

TIME: _____ a.m. / p.m.   **MEAL TOTALS:**

LUNCH ☐ WATER (8 oz.)

	Amount	Calories	Carbs (g)	Fat (g)	Protein (g)	Fiber (g)

TIME: _____ a.m. / p.m.   **MEAL TOTALS:**

AFTERNOON ☐ WATER (8 oz.)

	Amount	Calories	Carbs (g)	Fat (g)	Protein (g)	Fiber (g)

TIME: _____ a.m. / p.m.   **MEAL TOTALS:**

DINNER ☐ WATER (8 oz.)

	Amount	Calories	Carbs (g)	Fat (g)	Protein (g)	Fiber (g)

TIME: _____ a.m. / p.m.   **MEAL TOTALS:**

EVENING ☐ WATER (8 oz.)

	Amount	Calories	Carbs (g)	Fat (g)	Protein (g)	Fiber (g)

TIME: _____ a.m. / p.m.   **MEAL TOTALS:**

Today's Weight: _____ lb/kg

	Calories	Carbs (g)	Fat (g)	Protein (g)	Fiber (g)
DAILY TOTALS:					

JUNE 19

BREAKFAST	☐ WATER (8 oz.)	Amount	Calories	Carbs (g)	Fat (g)	Protein (g)	Fiber (g)

TIME: _____ a.m. / p.m.

MEAL TOTALS:					

MIDMORNING	☐ WATER (8 oz.)	Amount	Calories	Carbs (g)	Fat (g)	Protein (g)	Fiber (g)

TIME: _____ a.m. / p.m.

MEAL TOTALS:					

LUNCH	☐ WATER (8 oz.)	Amount	Calories	Carbs (g)	Fat (g)	Protein (g)	Fiber (g)

TIME: _____ a.m. / p.m.

MEAL TOTALS:					

AFTERNOON	☐ WATER (8 oz.)	Amount	Calories	Carbs (g)	Fat (g)	Protein (g)	Fiber (g)

TIME: _____ a.m. / p.m.

MEAL TOTALS:					

DINNER	☐ WATER (8 oz.)	Amount	Calories	Carbs (g)	Fat (g)	Protein (g)	Fiber (g)

TIME: _____ a.m. / p.m.

MEAL TOTALS:					

EVENING	☐ WATER (8 oz.)	Amount	Calories	Carbs (g)	Fat (g)	Protein (g)	Fiber (g)

TIME: _____ a.m. / p.m.

MEAL TOTALS:					
	Calories	*Carbs (g)*	*Fat (g)*	*Protein (g)*	*Fiber (g)*
DAILY TOTALS:					

Today's Weight: _____ lb/kg

JUNE 20

BREAKFAST	☐ WATER (8 oz.)	Amount	Calories	Carbs (g)	Fat (g)	Protein (g)	Fiber (g)
TIME: _____ a.m. / p.m.		**MEAL TOTALS:**					

MIDMORNING	☐ WATER (8 oz.)	Amount	Calories	Carbs (g)	Fat (g)	Protein (g)	Fiber (g)
TIME: _____ a.m. / p.m.		**MEAL TOTALS:**					

LUNCH	☐ WATER (8 oz.)	Amount	Calories	Carbs (g)	Fat (g)	Protein (g)	Fiber (g)
TIME: _____ a.m. / p.m.		**MEAL TOTALS:**					

AFTERNOON	☐ WATER (8 oz.)	Amount	Calories	Carbs (g)	Fat (g)	Protein (g)	Fiber (g)
TIME: _____ a.m. / p.m.		**MEAL TOTALS:**					

DINNER	☐ WATER (8 oz.)	Amount	Calories	Carbs (g)	Fat (g)	Protein (g)	Fiber (g)
TIME: _____ a.m. / p.m.		**MEAL TOTALS:**					

EVENING	☐ WATER (8 oz.)	Amount	Calories	Carbs (g)	Fat (g)	Protein (g)	Fiber (g)
TIME: _____ a.m. / p.m.		**MEAL TOTALS:**					

			Calories	*Carbs* (g)	*Fat* (g)	*Protein* (g)	*Fiber* (g)
Today's Weight: _____ lb/kg		**DAILY TOTALS:**					

JUNE 21

BREAKFAST	☐ WATER (8 oz.)	Amount	Calories	Carbs (g)	Fat (g)	Protein (g)	Fiber (g)
TIME: _____ a.m. / p.m.		**MEAL TOTALS:**					

MIDMORNING	☐ WATER (8 oz.)	Amount	Calories	Carbs (g)	Fat (g)	Protein (g)	Fiber (g)
TIME: _____ a.m. / p.m.		**MEAL TOTALS:**					

LUNCH	☐ WATER (8 oz.)	Amount	Calories	Carbs (g)	Fat (g)	Protein (g)	Fiber (g)
TIME: _____ a.m. / p.m.		**MEAL TOTALS:**					

AFTERNOON	☐ WATER (8 oz.)	Amount	Calories	Carbs (g)	Fat (g)	Protein (g)	Fiber (g)
TIME: _____ a.m. / p.m.		**MEAL TOTALS:**					

DINNER	☐ WATER (8 oz.)	Amount	Calories	Carbs (g)	Fat (g)	Protein (g)	Fiber (g)
TIME: _____ a.m. / p.m.		**MEAL TOTALS:**					

EVENING	☐ WATER (8 oz.)	Amount	Calories	Carbs (g)	Fat (g)	Protein (g)	Fiber (g)
TIME: _____ a.m. / p.m.		**MEAL TOTALS:**					

			Calories	*Carbs* (g)	*Fat* (g)	*Protein* (g)	*Fiber* (g)
Today's Weight: _____ lb/kg		**DAILY TOTALS:**					

JUNE 22

BREAKFAST	☐ WATER (8 oz.)	Amount	Calories	Carbs (g)	Fat (g)	Protein (g)	Fiber (g)
TIME: _____ a.m./p.m.		**MEAL TOTALS:**					

MIDMORNING	☐ WATER (8 oz.)	Amount	Calories	Carbs (g)	Fat (g)	Protein (g)	Fiber (g)
TIME: _____ a.m./p.m.		**MEAL TOTALS:**					

LUNCH	☐ WATER (8 oz.)	Amount	Calories	Carbs (g)	Fat (g)	Protein (g)	Fiber (g)
TIME: _____ a.m./p.m.		**MEAL TOTALS:**					

AFTERNOON	☐ WATER (8 oz.)	Amount	Calories	Carbs (g)	Fat (g)	Protein (g)	Fiber (g)
TIME: _____ a.m./p.m.		**MEAL TOTALS:**					

DINNER	☐ WATER (8 oz.)	Amount	Calories	Carbs (g)	Fat (g)	Protein (g)	Fiber (g)
TIME: _____ a.m./p.m.		**MEAL TOTALS:**					

EVENING	☐ WATER (8 oz.)	Amount	Calories	Carbs (g)	Fat (g)	Protein (g)	Fiber (g)
TIME: _____ a.m./p.m.		**MEAL TOTALS:**					

		Calories	*Carbs (g)*	*Fat (g)*	*Protein (g)*	*Fiber (g)*
Today's Weight: _____ lb/kg	**DAILY TOTALS:**					

JUNE 23

BREAKFAST	☐ WATER (8 oz.)	Amount	Calories	Carbs (g)	Fat (g)	Protein (g)	Fiber (g)
TIME: _____ a.m. / p.m.		**MEAL TOTALS:**					

MIDMORNING	☐ WATER (8 oz.)	Amount	Calories	Carbs (g)	Fat (g)	Protein (g)	Fiber (g)
TIME: _____ a.m. / p.m.		**MEAL TOTALS:**					

LUNCH	☐ WATER (8 oz.)	Amount	Calories	Carbs (g)	Fat (g)	Protein (g)	Fiber (g)
TIME: _____ a.m. / p.m.		**MEAL TOTALS:**					

AFTERNOON	☐ WATER (8 oz.)	Amount	Calories	Carbs (g)	Fat (g)	Protein (g)	Fiber (g)
TIME: _____ a.m. / p.m.		**MEAL TOTALS:**					

DINNER	☐ WATER (8 oz.)	Amount	Calories	Carbs (g)	Fat (g)	Protein (g)	Fiber (g)
TIME: _____ a.m. / p.m.		**MEAL TOTALS:**					

EVENING	☐ WATER (8 oz.)	Amount	Calories	Carbs (g)	Fat (g)	Protein (g)	Fiber (g)
TIME: _____ a.m. / p.m.		**MEAL TOTALS:**					

			Calories	*Carbs* (g)	*Fat* (g)	*Protein* (g)	*Fiber* (g)
Today's Weight: _____ lb/kg		**DAILY TOTALS:**					

JUNE 24

BREAKFAST	☐ WATER (8 oz.)	Amount	Calories	Carbs (g)	Fat (g)	Protein (g)	Fiber (g)

TIME: _____ a.m. / p.m. **MEAL TOTALS:**

MIDMORNING	☐ WATER (8 oz.)	Amount	Calories	Carbs (g)	Fat (g)	Protein (g)	Fiber (g)

TIME: _____ a.m. / p.m. **MEAL TOTALS:**

LUNCH	☐ WATER (8 oz.)	Amount	Calories	Carbs (g)	Fat (g)	Protein (g)	Fiber (g)

TIME: _____ a.m. / p.m. **MEAL TOTALS:**

AFTERNOON	☐ WATER (8 oz.)	Amount	Calories	Carbs (g)	Fat (g)	Protein (g)	Fiber (g)

TIME: _____ a.m. / p.m. **MEAL TOTALS:**

DINNER	☐ WATER (8 oz.)	Amount	Calories	Carbs (g)	Fat (g)	Protein (g)	Fiber (g)

TIME: _____ a.m. / p.m. **MEAL TOTALS:**

EVENING	☐ WATER (8 oz.)	Amount	Calories	Carbs (g)	Fat (g)	Protein (g)	Fiber (g)

TIME: _____ a.m. / p.m. **MEAL TOTALS:**

Today's Weight: _____ lb/kg

DAILY TOTALS:	Calories	Carbs (g)	Fat (g)	Protein (g)	Fiber (g)

JUNE 25

BREAKFAST	☐ WATER (8 oz.)	Amount	Calories	Carbs (g)	Fat (g)	Protein (g)	Fiber (g)
TIME: _____ a.m. / p.m.		**MEAL TOTALS:**					

MIDMORNING	☐ WATER (8 oz.)	Amount	Calories	Carbs (g)	Fat (g)	Protein (g)	Fiber (g)
TIME: _____ a.m. / p.m.		**MEAL TOTALS:**					

LUNCH	☐ WATER (8 oz.)	Amount	Calories	Carbs (g)	Fat (g)	Protein (g)	Fiber (g)
TIME: _____ a.m. / p.m.		**MEAL TOTALS:**					

AFTERNOON	☐ WATER (8 oz.)	Amount	Calories	Carbs (g)	Fat (g)	Protein (g)	Fiber (g)
TIME: _____ a.m. / p.m.		**MEAL TOTALS:**					

DINNER	☐ WATER (8 oz.)	Amount	Calories	Carbs (g)	Fat (g)	Protein (g)	Fiber (g)
TIME: _____ a.m. / p.m.		**MEAL TOTALS:**					

EVENING	☐ WATER (8 oz.)	Amount	Calories	Carbs (g)	Fat (g)	Protein (g)	Fiber (g)
TIME: _____ a.m. / p.m.		**MEAL TOTALS:**					
			Calories	*Carbs* (g)	*Fat* (g)	*Protein* (g)	*Fiber* (g)
Today's Weight: _____ lb/kg		**DAILY TOTALS:**					

JUNE 26

BREAKFAST	☐ WATER (8 oz.)	Amount	Calories	Carbs (g)	Fat (g)	Protein (g)	Fiber (g)
_____		_____	_____	_____	_____	_____	_____
_____		_____	_____	_____	_____	_____	_____
_____		_____	_____	_____	_____	_____	_____
_____		_____	_____	_____	_____	_____	_____
_____		_____	_____	_____	_____	_____	_____

TIME: _____ a.m. / p.m. **MEAL TOTALS:**

MIDMORNING	☐ WATER (8 oz.)	Amount	Calories	Carbs (g)	Fat (g)	Protein (g)	Fiber (g)
_____		_____	_____	_____	_____	_____	_____
_____		_____	_____	_____	_____	_____	_____
_____		_____	_____	_____	_____	_____	_____
_____		_____	_____	_____	_____	_____	_____
_____		_____	_____	_____	_____	_____	_____

TIME: _____ a.m. / p.m. **MEAL TOTALS:**

LUNCH	☐ WATER (8 oz.)	Amount	Calories	Carbs (g)	Fat (g)	Protein (g)	Fiber (g)
_____		_____	_____	_____	_____	_____	_____
_____		_____	_____	_____	_____	_____	_____
_____		_____	_____	_____	_____	_____	_____
_____		_____	_____	_____	_____	_____	_____
_____		_____	_____	_____	_____	_____	_____

TIME: _____ a.m. / p.m. **MEAL TOTALS:**

AFTERNOON	☐ WATER (8 oz.)	Amount	Calories	Carbs (g)	Fat (g)	Protein (g)	Fiber (g)
_____		_____	_____	_____	_____	_____	_____
_____		_____	_____	_____	_____	_____	_____
_____		_____	_____	_____	_____	_____	_____
_____		_____	_____	_____	_____	_____	_____
_____		_____	_____	_____	_____	_____	_____

TIME: _____ a.m. / p.m. **MEAL TOTALS:**

DINNER	☐ WATER (8 oz.)	Amount	Calories	Carbs (g)	Fat (g)	Protein (g)	Fiber (g)
_____		_____	_____	_____	_____	_____	_____
_____		_____	_____	_____	_____	_____	_____
_____		_____	_____	_____	_____	_____	_____
_____		_____	_____	_____	_____	_____	_____
_____		_____	_____	_____	_____	_____	_____

TIME: _____ a.m. / p.m. **MEAL TOTALS:**

EVENING	☐ WATER (8 oz.)	Amount	Calories	Carbs (g)	Fat (g)	Protein (g)	Fiber (g)
_____		_____	_____	_____	_____	_____	_____
_____		_____	_____	_____	_____	_____	_____
_____		_____	_____	_____	_____	_____	_____
_____		_____	_____	_____	_____	_____	_____
_____		_____	_____	_____	_____	_____	_____

TIME: _____ a.m. / p.m. **MEAL TOTALS:**

		Calories	*Carbs* (g)	*Fat* (g)	*Protein* (g)	*Fiber* (g)
Today's Weight: _____ lb/kg	**DAILY TOTALS:**					

JUNE 27

BREAKFAST	☐ WATER (8 oz.)	Amount	Calories	Carbs (g)	Fat (g)	Protein (g)	Fiber (g)

TIME: _____ a.m. / p.m. | MEAL TOTALS: | | | | | |

MIDMORNING	☐ WATER (8 oz.)	Amount	Calories	Carbs (g)	Fat (g)	Protein (g)	Fiber (g)

TIME: _____ a.m. / p.m. | MEAL TOTALS: | | | | | |

LUNCH	☐ WATER (8 oz.)	Amount	Calories	Carbs (g)	Fat (g)	Protein (g)	Fiber (g)

TIME: _____ a.m. / p.m. | MEAL TOTALS: | | | | | |

AFTERNOON	☐ WATER (8 oz.)	Amount	Calories	Carbs (g)	Fat (g)	Protein (g)	Fiber (g)

TIME: _____ a.m. / p.m. | MEAL TOTALS: | | | | | |

DINNER	☐ WATER (8 oz.)	Amount	Calories	Carbs (g)	Fat (g)	Protein (g)	Fiber (g)

TIME: _____ a.m. / p.m. | MEAL TOTALS: | | | | | |

EVENING	☐ WATER (8 oz.)	Amount	Calories	Carbs (g)	Fat (g)	Protein (g)	Fiber (g)

TIME: _____ a.m. / p.m. | MEAL TOTALS: | | | | | |

Today's Weight: _____ lb/kg

	Calories	Carbs (g)	Fat (g)	Protein (g)	Fiber (g)
DAILY TOTALS:					

JUNE 28

BREAKFAST	☐ WATER (8 oz.)	Amount	Calories	Carbs (g)	Fat (g)	Protein (g)	Fiber (g)
TIME: _____ a.m. / p.m.		**MEAL TOTALS:**					

MIDMORNING	☐ WATER (8 oz.)	Amount	Calories	Carbs (g)	Fat (g)	Protein (g)	Fiber (g)
TIME: _____ a.m. / p.m.		**MEAL TOTALS:**					

LUNCH	☐ WATER (8 oz.)	Amount	Calories	Carbs (g)	Fat (g)	Protein (g)	Fiber (g)
TIME: _____ a.m. / p.m.		**MEAL TOTALS:**					

AFTERNOON	☐ WATER (8 oz.)	Amount	Calories	Carbs (g)	Fat (g)	Protein (g)	Fiber (g)
TIME: _____ a.m. / p.m.		**MEAL TOTALS:**					

DINNER	☐ WATER (8 oz.)	Amount	Calories	Carbs (g)	Fat (g)	Protein (g)	Fiber (g)
TIME: _____ a.m. / p.m.		**MEAL TOTALS:**					

EVENING	☐ WATER (8 oz.)	Amount	Calories	Carbs (g)	Fat (g)	Protein (g)	Fiber (g)
TIME: _____ a.m. / p.m.		**MEAL TOTALS:**					

			Calories	*Carbs* (g)	*Fat* (g)	*Protein* (g)	*Fiber* (g)
Today's Weight: _____ lb/kg		**DAILY TOTALS:**					

JUNE 29

BREAKFAST	☐ WATER (8 oz.)	Amount	Calories	Carbs (g)	Fat (g)	Protein (g)	Fiber (g)
TIME: ___ a.m./p.m.		**MEAL TOTALS:**					

MIDMORNING	☐ WATER (8 oz.)	Amount	Calories	Carbs (g)	Fat (g)	Protein (g)	Fiber (g)
TIME: ___ a.m./p.m.		**MEAL TOTALS:**					

LUNCH	☐ WATER (8 oz.)	Amount	Calories	Carbs (g)	Fat (g)	Protein (g)	Fiber (g)
TIME: ___ a.m./p.m.		**MEAL TOTALS:**					

AFTERNOON	☐ WATER (8 oz.)	Amount	Calories	Carbs (g)	Fat (g)	Protein (g)	Fiber (g)
TIME: ___ a.m./p.m.		**MEAL TOTALS:**					

DINNER	☐ WATER (8 oz.)	Amount	Calories	Carbs (g)	Fat (g)	Protein (g)	Fiber (g)
TIME: ___ a.m./p.m.		**MEAL TOTALS:**					

EVENING	☐ WATER (8 oz.)	Amount	Calories	Carbs (g)	Fat (g)	Protein (g)	Fiber (g)
TIME: ___ a.m./p.m.		**MEAL TOTALS:**					

			Calories	*Carbs* (g)	*Fat* (g)	*Protein* (g)	*Fiber* (g)
Today's Weight: _____ lb/kg		**DAILY TOTALS:**					

JUNE 30

BREAKFAST	☐ WATER (8 oz.)	Amount	Calories	Carbs (g)	Fat (g)	Protein (g)	Fiber (g)

TIME: _____ a.m. / p.m.   **MEAL TOTALS:**

MIDMORNING	☐ WATER (8 oz.)	Amount	Calories	Carbs (g)	Fat (g)	Protein (g)	Fiber (g)

TIME: _____ a.m. / p.m.   **MEAL TOTALS:**

LUNCH	☐ WATER (8 oz.)	Amount	Calories	Carbs (g)	Fat (g)	Protein (g)	Fiber (g)

TIME: _____ a.m. / p.m.   **MEAL TOTALS:**

AFTERNOON	☐ WATER (8 oz.)	Amount	Calories	Carbs (g)	Fat (g)	Protein (g)	Fiber (g)

TIME: _____ a.m. / p.m.   **MEAL TOTALS:**

DINNER	☐ WATER (8 oz.)	Amount	Calories	Carbs (g)	Fat (g)	Protein (g)	Fiber (g)

TIME: _____ a.m. / p.m.   **MEAL TOTALS:**

EVENING	☐ WATER (8 oz.)	Amount	Calories	Carbs (g)	Fat (g)	Protein (g)	Fiber (g)

TIME: _____ a.m. / p.m.   **MEAL TOTALS:**

		Calories	*Carbs* (g)	*Fat* (g)	*Protein* (g)	*Fiber* (g)
Today's Weight: _____ lb/kg	**DAILY TOTALS:**					

JULY NOTES:

JULY 1

BREAKFAST	☐ WATER (8 oz.)	Amount	Calories	Carbs (g)	Fat (g)	Protein (g)	Fiber (g)
TIME: _____ a.m. / p.m.		**MEAL TOTALS:**					

MIDMORNING	☐ WATER (8 oz.)	Amount	Calories	Carbs (g)	Fat (g)	Protein (g)	Fiber (g)
TIME: _____ a.m. / p.m.		**MEAL TOTALS:**					

LUNCH	☐ WATER (8 oz.)	Amount	Calories	Carbs (g)	Fat (g)	Protein (g)	Fiber (g)
TIME: _____ a.m. / p.m.		**MEAL TOTALS:**					

AFTERNOON	☐ WATER (8 oz.)	Amount	Calories	Carbs (g)	Fat (g)	Protein (g)	Fiber (g)
TIME: _____ a.m. / p.m.		**MEAL TOTALS:**					

DINNER	☐ WATER (8 oz.)	Amount	Calories	Carbs (g)	Fat (g)	Protein (g)	Fiber (g)
TIME: _____ a.m. / p.m.		**MEAL TOTALS:**					

EVENING	☐ WATER (8 oz.)	Amount	Calories	Carbs (g)	Fat (g)	Protein (g)	Fiber (g)
TIME: _____ a.m. / p.m.		**MEAL TOTALS:**					

			Calories	*Carbs* (g)	*Fat* (g)	*Protein* (g)	*Fiber* (g)
Today's Weight: _____ lb/kg		**DAILY TOTALS:**					

JULY 2

BREAKFAST	☐ WATER (8 oz.)	Amount	Calories	Carbs (g)	Fat (g)	Protein (g)	Fiber (g)

TIME: _____ a.m. / p.m.   **MEAL TOTALS:**

MIDMORNING	☐ WATER (8 oz.)	Amount	Calories	Carbs (g)	Fat (g)	Protein (g)	Fiber (g)

TIME: _____ a.m. / p.m.   **MEAL TOTALS:**

LUNCH	☐ WATER (8 oz.)	Amount	Calories	Carbs (g)	Fat (g)	Protein (g)	Fiber (g)

TIME: _____ a.m. / p.m.   **MEAL TOTALS:**

AFTERNOON	☐ WATER (8 oz.)	Amount	Calories	Carbs (g)	Fat (g)	Protein (g)	Fiber (g)

TIME: _____ a.m. / p.m.   **MEAL TOTALS:**

DINNER	☐ WATER (8 oz.)	Amount	Calories	Carbs (g)	Fat (g)	Protein (g)	Fiber (g)

TIME: _____ a.m. / p.m.   **MEAL TOTALS:**

EVENING	☐ WATER (8 oz.)	Amount	Calories	Carbs (g)	Fat (g)	Protein (g)	Fiber (g)

TIME: _____ a.m. / p.m.   **MEAL TOTALS:**

Today's Weight: _____ lb/kg

	Calories	Carbs (g)	Fat (g)	Protein (g)	Fiber (g)
DAILY TOTALS:					

JULY 3

BREAKFAST	☐ WATER (8 oz.)	Amount	Calories	Carbs (g)	Fat (g)	Protein (g)	Fiber (g)
TIME: _a.m. / p.m._		**MEAL TOTALS:**					

MIDMORNING	☐ WATER (8 oz.)	Amount	Calories	Carbs (g)	Fat (g)	Protein (g)	Fiber (g)
TIME: _a.m. / p.m._		**MEAL TOTALS:**					

LUNCH	☐ WATER (8 oz.)	Amount	Calories	Carbs (g)	Fat (g)	Protein (g)	Fiber (g)
TIME: _a.m. / p.m._		**MEAL TOTALS:**					

AFTERNOON	☐ WATER (8 oz.)	Amount	Calories	Carbs (g)	Fat (g)	Protein (g)	Fiber (g)
TIME: _a.m. / p.m._		**MEAL TOTALS:**					

DINNER	☐ WATER (8 oz.)	Amount	Calories	Carbs (g)	Fat (g)	Protein (g)	Fiber (g)
TIME: _a.m. / p.m._		**MEAL TOTALS:**					

EVENING	☐ WATER (8 oz.)	Amount	Calories	Carbs (g)	Fat (g)	Protein (g)	Fiber (g)
TIME: _a.m. / p.m._		**MEAL TOTALS:**					

			Calories	*Carbs (g)*	*Fat (g)*	*Protein (g)*	*Fiber (g)*
Today's Weight: _____ lb/kg		**DAILY TOTALS:**					

JULY 4

BREAKFAST	☐ WATER (8 oz.)	Amount	Calories	Carbs (g)	Fat (g)	Protein (g)	Fiber (g)
TIME: _____ a.m. / p.m.		**MEAL TOTALS:**					

MIDMORNING	☐ WATER (8 oz.)	Amount	Calories	Carbs (g)	Fat (g)	Protein (g)	Fiber (g)
TIME: _____ a.m. / p.m.		**MEAL TOTALS:**					

LUNCH	☐ WATER (8 oz.)	Amount	Calories	Carbs (g)	Fat (g)	Protein (g)	Fiber (g)
TIME: _____ a.m. / p.m.		**MEAL TOTALS:**					

AFTERNOON	☐ WATER (8 oz.)	Amount	Calories	Carbs (g)	Fat (g)	Protein (g)	Fiber (g)
TIME: _____ a.m. / p.m.		**MEAL TOTALS:**					

DINNER	☐ WATER (8 oz.)	Amount	Calories	Carbs (g)	Fat (g)	Protein (g)	Fiber (g)
TIME: _____ a.m. / p.m.		**MEAL TOTALS:**					

EVENING	☐ WATER (8 oz.)	Amount	Calories	Carbs (g)	Fat (g)	Protein (g)	Fiber (g)
TIME: _____ a.m. / p.m.		**MEAL TOTALS:**					

			Calories	*Carbs (g)*	*Fat (g)*	*Protein (g)*	*Fiber (g)*
Today's Weight: _____ lb/kg		**DAILY TOTALS:**					

JULY 5

BREAKFAST	☐ WATER (8 oz.)	Amount	Calories	Carbs (g)	Fat (g)	Protein (g)	Fiber (g)
TIME: _____ a.m. / p.m.		**MEAL TOTALS:**					

MIDMORNING	☐ WATER (8 oz.)	Amount	Calories	Carbs (g)	Fat (g)	Protein (g)	Fiber (g)
TIME: _____ a.m. / p.m.		**MEAL TOTALS:**					

LUNCH	☐ WATER (8 oz.)	Amount	Calories	Carbs (g)	Fat (g)	Protein (g)	Fiber (g)
TIME: _____ a.m. / p.m.		**MEAL TOTALS:**					

AFTERNOON	☐ WATER (8 oz.)	Amount	Calories	Carbs (g)	Fat (g)	Protein (g)	Fiber (g)
TIME: _____ a.m. / p.m.		**MEAL TOTALS:**					

DINNER	☐ WATER (8 oz.)	Amount	Calories	Carbs (g)	Fat (g)	Protein (g)	Fiber (g)
TIME: _____ a.m. / p.m.		**MEAL TOTALS:**					

EVENING	☐ WATER (8 oz.)	Amount	Calories	Carbs (g)	Fat (g)	Protein (g)	Fiber (g)
TIME: _____ a.m. / p.m.		**MEAL TOTALS:**					

			Calories	Carbs (g)	Fat (g)	Protein (g)	Fiber (g)
Today's Weight: _____ lb/kg		**DAILY TOTALS:**					

JULY 6

BREAKFAST	☐ WATER (8 oz.)	Amount	Calories	Carbs (g)	Fat (g)	Protein (g)	Fiber (g)
_____		_____	_____	_____	_____	_____	_____
_____		_____	_____	_____	_____	_____	_____
_____		_____	_____	_____	_____	_____	_____
_____		_____	_____	_____	_____	_____	_____
_____		_____	_____	_____	_____	_____	_____
_____		_____	_____	_____	_____	_____	_____
TIME: _____ a.m. / p.m.		**MEAL TOTALS:**					

MIDMORNING	☐ WATER (8 oz.)	Amount	Calories	Carbs (g)	Fat (g)	Protein (g)	Fiber (g)
_____		_____	_____	_____	_____	_____	_____
_____		_____	_____	_____	_____	_____	_____
_____		_____	_____	_____	_____	_____	_____
_____		_____	_____	_____	_____	_____	_____
_____		_____	_____	_____	_____	_____	_____
_____		_____	_____	_____	_____	_____	_____
TIME: _____ a.m. / p.m.		**MEAL TOTALS:**					

LUNCH	☐ WATER (8 oz.)	Amount	Calories	Carbs (g)	Fat (g)	Protein (g)	Fiber (g)
_____		_____	_____	_____	_____	_____	_____
_____		_____	_____	_____	_____	_____	_____
_____		_____	_____	_____	_____	_____	_____
_____		_____	_____	_____	_____	_____	_____
_____		_____	_____	_____	_____	_____	_____
_____		_____	_____	_____	_____	_____	_____
TIME: _____ a.m. / p.m.		**MEAL TOTALS:**					

AFTERNOON	☐ WATER (8 oz.)	Amount	Calories	Carbs (g)	Fat (g)	Protein (g)	Fiber (g)
_____		_____	_____	_____	_____	_____	_____
_____		_____	_____	_____	_____	_____	_____
_____		_____	_____	_____	_____	_____	_____
_____		_____	_____	_____	_____	_____	_____
_____		_____	_____	_____	_____	_____	_____
_____		_____	_____	_____	_____	_____	_____
TIME: _____ a.m. / p.m.		**MEAL TOTALS:**					

DINNER	☐ WATER (8 oz.)	Amount	Calories	Carbs (g)	Fat (g)	Protein (g)	Fiber (g)
_____		_____	_____	_____	_____	_____	_____
_____		_____	_____	_____	_____	_____	_____
_____		_____	_____	_____	_____	_____	_____
_____		_____	_____	_____	_____	_____	_____
_____		_____	_____	_____	_____	_____	_____
_____		_____	_____	_____	_____	_____	_____
TIME: _____ a.m. / p.m.		**MEAL TOTALS:**					

EVENING	☐ WATER (8 oz.)	Amount	Calories	Carbs (g)	Fat (g)	Protein (g)	Fiber (g)
_____		_____	_____	_____	_____	_____	_____
_____		_____	_____	_____	_____	_____	_____
_____		_____	_____	_____	_____	_____	_____
_____		_____	_____	_____	_____	_____	_____
_____		_____	_____	_____	_____	_____	_____
_____		_____	_____	_____	_____	_____	_____
TIME: _____ a.m. / p.m.		**MEAL TOTALS:**					

		Calories	*Carbs (g)*	*Fat (g)*	*Protein (g)*	*Fiber (g)*
Today's Weight: _____ lb/kg	**DAILY TOTALS:**					

JULY 7

BREAKFAST	☐ WATER (8 oz.)	Amount	Calories	Carbs (g)	Fat (g)	Protein (g)	Fiber (g)
TIME: _____ a.m./p.m.		**MEAL TOTALS:**					

MIDMORNING	☐ WATER (8 oz.)	Amount	Calories	Carbs (g)	Fat (g)	Protein (g)	Fiber (g)
TIME: _____ a.m./p.m.		**MEAL TOTALS:**					

LUNCH	☐ WATER (8 oz.)	Amount	Calories	Carbs (g)	Fat (g)	Protein (g)	Fiber (g)
TIME: _____ a.m./p.m.		**MEAL TOTALS:**					

AFTERNOON	☐ WATER (8 oz.)	Amount	Calories	Carbs (g)	Fat (g)	Protein (g)	Fiber (g)
TIME: _____ a.m./p.m.		**MEAL TOTALS:**					

DINNER	☐ WATER (8 oz.)	Amount	Calories	Carbs (g)	Fat (g)	Protein (g)	Fiber (g)
TIME: _____ a.m./p.m.		**MEAL TOTALS:**					

EVENING	☐ WATER (8 oz.)	Amount	Calories	Carbs (g)	Fat (g)	Protein (g)	Fiber (g)
TIME: _____ a.m./p.m.		**MEAL TOTALS:**					

			Calories	*Carbs (g)*	*Fat (g)*	*Protein (g)*	*Fiber (g)*
Today's Weight: _____ lb/kg		**DAILY TOTALS:**					

JULY 8

BREAKFAST	☐ WATER (8 oz.)	Amount	Calories	Carbs (g)	Fat (g)	Protein (g)	Fiber (g)

TIME: _____ a.m. / p.m.   **MEAL TOTALS:**

MIDMORNING	☐ WATER (8 oz.)	Amount	Calories	Carbs (g)	Fat (g)	Protein (g)	Fiber (g)

TIME: _____ a.m. / p.m.   **MEAL TOTALS:**

LUNCH	☐ WATER (8 oz.)	Amount	Calories	Carbs (g)	Fat (g)	Protein (g)	Fiber (g)

TIME: _____ a.m. / p.m.   **MEAL TOTALS:**

AFTERNOON	☐ WATER (8 oz.)	Amount	Calories	Carbs (g)	Fat (g)	Protein (g)	Fiber (g)

TIME: _____ a.m. / p.m.   **MEAL TOTALS:**

DINNER	☐ WATER (8 oz.)	Amount	Calories	Carbs (g)	Fat (g)	Protein (g)	Fiber (g)

TIME: _____ a.m. / p.m.   **MEAL TOTALS:**

EVENING	☐ WATER (8 oz.)	Amount	Calories	Carbs (g)	Fat (g)	Protein (g)	Fiber (g)

TIME: _____ a.m. / p.m.   **MEAL TOTALS:**

Today's Weight: _____ lb/kg

DAILY TOTALS:	Calories	Carbs (g)	Fat (g)	Protein (g)	Fiber (g)

JULY 9

BREAKFAST	☐ WATER (8 oz.)	Amount	Calories	Carbs (g)	Fat (g)	Protein (g)	Fiber (g)
TIME: a.m. / p.m.		**MEAL TOTALS:**					

MIDMORNING	☐ WATER (8 oz.)	Amount	Calories	Carbs (g)	Fat (g)	Protein (g)	Fiber (g)
TIME: a.m. / p.m.		**MEAL TOTALS:**					

LUNCH	☐ WATER (8 oz.)	Amount	Calories	Carbs (g)	Fat (g)	Protein (g)	Fiber (g)
TIME: a.m. / p.m.		**MEAL TOTALS:**					

AFTERNOON	☐ WATER (8 oz.)	Amount	Calories	Carbs (g)	Fat (g)	Protein (g)	Fiber (g)
TIME: a.m. / p.m.		**MEAL TOTALS:**					

DINNER	☐ WATER (8 oz.)	Amount	Calories	Carbs (g)	Fat (g)	Protein (g)	Fiber (g)
TIME: a.m. / p.m.		**MEAL TOTALS:**					

EVENING	☐ WATER (8 oz.)	Amount	Calories	Carbs (g)	Fat (g)	Protein (g)	Fiber (g)
TIME: a.m. / p.m.		**MEAL TOTALS:**					

			Calories	*Carbs* (g)	*Fat* (g)	*Protein* (g)	*Fiber* (g)
Today's Weight: _____ lb/kg		**DAILY TOTALS:**					

JULY 10

BREAKFAST	☐ WATER (8 oz.)	Amount	Calories	Carbs (g)	Fat (g)	Protein (g)	Fiber (g)
TIME: _____ a.m./p.m.		**MEAL TOTALS:**					

MIDMORNING	☐ WATER (8 oz.)	Amount	Calories	Carbs (g)	Fat (g)	Protein (g)	Fiber (g)
TIME: _____ a.m./p.m.		**MEAL TOTALS:**					

LUNCH	☐ WATER (8 oz.)	Amount	Calories	Carbs (g)	Fat (g)	Protein (g)	Fiber (g)
TIME: _____ a.m./p.m.		**MEAL TOTALS:**					

AFTERNOON	☐ WATER (8 oz.)	Amount	Calories	Carbs (g)	Fat (g)	Protein (g)	Fiber (g)
TIME: _____ a.m./p.m.		**MEAL TOTALS:**					

DINNER	☐ WATER (8 oz.)	Amount	Calories	Carbs (g)	Fat (g)	Protein (g)	Fiber (g)
TIME: _____ a.m./p.m.		**MEAL TOTALS:**					

EVENING	☐ WATER (8 oz.)	Amount	Calories	Carbs (g)	Fat (g)	Protein (g)	Fiber (g)
TIME: _____ a.m./p.m.		**MEAL TOTALS:**					

Today's Weight: _____ lb/kg

	Calories	*Carbs (g)*	*Fat (g)*	*Protein (g)*	*Fiber (g)*
DAILY TOTALS:					

JULY 11

BREAKFAST	☐ WATER (8 oz.)	Amount	Calories	Carbs (g)	Fat (g)	Protein (g)	Fiber (g)
_____		_____	_____	_____	_____	_____	_____
_____		_____	_____	_____	_____	_____	_____
_____		_____	_____	_____	_____	_____	_____
_____		_____	_____	_____	_____	_____	_____
_____		_____	_____	_____	_____	_____	_____
TIME: _____ a.m. / p.m.		**MEAL TOTALS:**					

MIDMORNING	☐ WATER (8 oz.)	Amount	Calories	Carbs (g)	Fat (g)	Protein (g)	Fiber (g)
_____		_____	_____	_____	_____	_____	_____
_____		_____	_____	_____	_____	_____	_____
_____		_____	_____	_____	_____	_____	_____
_____		_____	_____	_____	_____	_____	_____
TIME: _____ a.m. / p.m.		**MEAL TOTALS:**					

LUNCH	☐ WATER (8 oz.)	Amount	Calories	Carbs (g)	Fat (g)	Protein (g)	Fiber (g)
_____		_____	_____	_____	_____	_____	_____
_____		_____	_____	_____	_____	_____	_____
_____		_____	_____	_____	_____	_____	_____
_____		_____	_____	_____	_____	_____	_____
_____		_____	_____	_____	_____	_____	_____
_____		_____	_____	_____	_____	_____	_____
TIME: _____ a.m. / p.m.		**MEAL TOTALS:**					

AFTERNOON	☐ WATER (8 oz.)	Amount	Calories	Carbs (g)	Fat (g)	Protein (g)	Fiber (g)
_____		_____	_____	_____	_____	_____	_____
_____		_____	_____	_____	_____	_____	_____
_____		_____	_____	_____	_____	_____	_____
_____		_____	_____	_____	_____	_____	_____
_____		_____	_____	_____	_____	_____	_____
TIME: _____ a.m. / p.m.		**MEAL TOTALS:**					

DINNER	☐ WATER (8 oz.)	Amount	Calories	Carbs (g)	Fat (g)	Protein (g)	Fiber (g)
_____		_____	_____	_____	_____	_____	_____
_____		_____	_____	_____	_____	_____	_____
_____		_____	_____	_____	_____	_____	_____
_____		_____	_____	_____	_____	_____	_____
_____		_____	_____	_____	_____	_____	_____
TIME: _____ a.m. / p.m.		**MEAL TOTALS:**					

EVENING	☐ WATER (8 oz.)	Amount	Calories	Carbs (g)	Fat (g)	Protein (g)	Fiber (g)
_____		_____	_____	_____	_____	_____	_____
_____		_____	_____	_____	_____	_____	_____
_____		_____	_____	_____	_____	_____	_____
_____		_____	_____	_____	_____	_____	_____
_____		_____	_____	_____	_____	_____	_____
TIME: _____ a.m. / p.m.		**MEAL TOTALS:**					

			Calories	*Carbs (g)*	*Fat (g)*	*Protein (g)*	*Fiber (g)*
Today's Weight: _____ lb/kg		**DAILY TOTALS:**					

JULY 12

BREAKFAST	☐ WATER (8 oz.)	Amount	Calories	Carbs (g)	Fat (g)	Protein (g)	Fiber (g)
TIME: _____ a.m./p.m.		**MEAL TOTALS:**					

MIDMORNING	☐ WATER (8 oz.)	Amount	Calories	Carbs (g)	Fat (g)	Protein (g)	Fiber (g)
TIME: _____ a.m./p.m.		**MEAL TOTALS:**					

LUNCH	☐ WATER (8 oz.)	Amount	Calories	Carbs (g)	Fat (g)	Protein (g)	Fiber (g)
TIME: _____ a.m./p.m.		**MEAL TOTALS:**					

AFTERNOON	☐ WATER (8 oz.)	Amount	Calories	Carbs (g)	Fat (g)	Protein (g)	Fiber (g)
TIME: _____ a.m./p.m.		**MEAL TOTALS:**					

DINNER	☐ WATER (8 oz.)	Amount	Calories	Carbs (g)	Fat (g)	Protein (g)	Fiber (g)
TIME: _____ a.m./p.m.		**MEAL TOTALS:**					

EVENING	☐ WATER (8 oz.)	Amount	Calories	Carbs (g)	Fat (g)	Protein (g)	Fiber (g)
TIME: _____ a.m./p.m.		**MEAL TOTALS:**					

		Calories	*Carbs (g)*	*Fat (g)*	*Protein (g)*	*Fiber (g)*
Today's Weight: _____ lb/kg	**DAILY TOTALS:**					

JULY 13

BREAKFAST	☐ WATER (8 oz.)	Amount	Calories	Carbs (g)	Fat (g)	Protein (g)	Fiber (g)
TIME: _____ a.m. / p.m.		**MEAL TOTALS:**					

MIDMORNING	☐ WATER (8 oz.)	Amount	Calories	Carbs (g)	Fat (g)	Protein (g)	Fiber (g)
TIME: _____ a.m. / p.m.		**MEAL TOTALS:**					

LUNCH	☐ WATER (8 oz.)	Amount	Calories	Carbs (g)	Fat (g)	Protein (g)	Fiber (g)
TIME: _____ a.m. / p.m.		**MEAL TOTALS:**					

AFTERNOON	☐ WATER (8 oz.)	Amount	Calories	Carbs (g)	Fat (g)	Protein (g)	Fiber (g)
TIME: _____ a.m. / p.m.		**MEAL TOTALS:**					

DINNER	☐ WATER (8 oz.)	Amount	Calories	Carbs (g)	Fat (g)	Protein (g)	Fiber (g)
TIME: _____ a.m. / p.m.		**MEAL TOTALS:**					

EVENING	☐ WATER (8 oz.)	Amount	Calories	Carbs (g)	Fat (g)	Protein (g)	Fiber (g)
TIME: _____ a.m. / p.m.		**MEAL TOTALS:**					

	Calories	Carbs (g)	Fat (g)	Protein (g)	Fiber (g)
Today's Weight: _____ lb/kg **DAILY TOTALS:**					

JULY 14

BREAKFAST	☐ WATER (8 oz.)	Amount	Calories	Carbs (g)	Fat (g)	Protein (g)	Fiber (g)
TIME: _____ a.m. / p.m.		**MEAL TOTALS:**					

MIDMORNING	☐ WATER (8 oz.)	Amount	Calories	Carbs (g)	Fat (g)	Protein (g)	Fiber (g)
TIME: _____ a.m. / p.m.		**MEAL TOTALS:**					

LUNCH	☐ WATER (8 oz.)	Amount	Calories	Carbs (g)	Fat (g)	Protein (g)	Fiber (g)
TIME: _____ a.m. / p.m.		**MEAL TOTALS:**					

AFTERNOON	☐ WATER (8 oz.)	Amount	Calories	Carbs (g)	Fat (g)	Protein (g)	Fiber (g)
TIME: _____ a.m. / p.m.		**MEAL TOTALS:**					

DINNER	☐ WATER (8 oz.)	Amount	Calories	Carbs (g)	Fat (g)	Protein (g)	Fiber (g)
TIME: _____ a.m. / p.m.		**MEAL TOTALS:**					

EVENING	☐ WATER (8 oz.)	Amount	Calories	Carbs (g)	Fat (g)	Protein (g)	Fiber (g)
TIME: _____ a.m. / p.m.		**MEAL TOTALS:**					

			Calories	Carbs (g)	Fat (g)	Protein (g)	Fiber (g)
Today's Weight: _____ lb/kg		**DAILY TOTALS:**					

JULY 15

BREAKFAST	☐ WATER (8 oz.)	Amount	Calories	Carbs (g)	Fat (g)	Protein (g)	Fiber (g)
TIME: _____ a.m. / p.m.		**MEAL TOTALS:**					

MIDMORNING	☐ WATER (8 oz.)	Amount	Calories	Carbs (g)	Fat (g)	Protein (g)	Fiber (g)
TIME: _____ a.m. / p.m.		**MEAL TOTALS:**					

LUNCH	☐ WATER (8 oz.)	Amount	Calories	Carbs (g)	Fat (g)	Protein (g)	Fiber (g)
TIME: _____ a.m. / p.m.		**MEAL TOTALS:**					

AFTERNOON	☐ WATER (8 oz.)	Amount	Calories	Carbs (g)	Fat (g)	Protein (g)	Fiber (g)
TIME: _____ a.m. / p.m.		**MEAL TOTALS:**					

DINNER	☐ WATER (8 oz.)	Amount	Calories	Carbs (g)	Fat (g)	Protein (g)	Fiber (g)
TIME: _____ a.m. / p.m.		**MEAL TOTALS:**					

EVENING	☐ WATER (8 oz.)	Amount	Calories	Carbs (g)	Fat (g)	Protein (g)	Fiber (g)
TIME: _____ a.m. / p.m.		**MEAL TOTALS:**					

			Calories	Carbs (g)	Fat (g)	Protein (g)	Fiber (g)
Today's Weight: _____ lb/kg		**DAILY TOTALS:**					

JULY 16

BREAKFAST   ☐ WATER (8 oz.)   Amount   Calories   Carbs (g)   Fat (g)   Protein (g)   Fiber (g)

TIME: _____ a.m. / p.m.   **MEAL TOTALS:**

MIDMORNING   ☐ WATER (8 oz.)   Amount   Calories   Carbs (g)   Fat (g)   Protein (g)   Fiber (g)

TIME: _____ a.m. / p.m.   **MEAL TOTALS:**

LUNCH   ☐ WATER (8 oz.)   Amount   Calories   Carbs (g)   Fat (g)   Protein (g)   Fiber (g)

TIME: _____ a.m. / p.m.   **MEAL TOTALS:**

AFTERNOON   ☐ WATER (8 oz.)   Amount   Calories   Carbs (g)   Fat (g)   Protein (g)   Fiber (g)

TIME: _____ a.m. / p.m.   **MEAL TOTALS:**

DINNER   ☐ WATER (8 oz.)   Amount   Calories   Carbs (g)   Fat (g)   Protein (g)   Fiber (g)

TIME: _____ a.m. / p.m.   **MEAL TOTALS:**

EVENING   ☐ WATER (8 oz.)   Amount   Calories   Carbs (g)   Fat (g)   Protein (g)   Fiber (g)

TIME: _____ a.m. / p.m.   **MEAL TOTALS:**

Today's Weight: _____ lb/kg   **DAILY TOTALS:**   *Calories*   *Carbs (g)*   *Fat (g)*   *Protein (g)*   *Fiber (g)*

JULY 17

BREAKFAST	☐ WATER (8 oz.)	Amount	Calories	Carbs (g)	Fat (g)	Protein (g)	Fiber (g)
TIME: _____ a.m./p.m.		**MEAL TOTALS:**					

MIDMORNING	☐ WATER (8 oz.)	Amount	Calories	Carbs (g)	Fat (g)	Protein (g)	Fiber (g)
TIME: _____ a.m./p.m.		**MEAL TOTALS:**					

LUNCH	☐ WATER (8 oz.)	Amount	Calories	Carbs (g)	Fat (g)	Protein (g)	Fiber (g)
TIME: _____ a.m./p.m.		**MEAL TOTALS:**					

AFTERNOON	☐ WATER (8 oz.)	Amount	Calories	Carbs (g)	Fat (g)	Protein (g)	Fiber (g)
TIME: _____ a.m./p.m.		**MEAL TOTALS:**					

DINNER	☐ WATER (8 oz.)	Amount	Calories	Carbs (g)	Fat (g)	Protein (g)	Fiber (g)
TIME: _____ a.m./p.m.		**MEAL TOTALS:**					

EVENING	☐ WATER (8 oz.)	Amount	Calories	Carbs (g)	Fat (g)	Protein (g)	Fiber (g)
TIME: _____ a.m./p.m.		**MEAL TOTALS:**					

			Calories	*Carbs (g)*	*Fat (g)*	*Protein (g)*	*Fiber (g)*
Today's Weight: _____ lb/kg		**DAILY TOTALS:**					

JULY 18

BREAKFAST	☐ WATER (8 oz.)	Amount	Calories	Carbs (g)	Fat (g)	Protein (g)	Fiber (g)

TIME: _____ a.m. / p.m. | MEAL TOTALS: | | | | | |

MIDMORNING	☐ WATER (8 oz.)	Amount	Calories	Carbs (g)	Fat (g)	Protein (g)	Fiber (g)

TIME: _____ a.m. / p.m. | MEAL TOTALS: | | | | | |

LUNCH	☐ WATER (8 oz.)	Amount	Calories	Carbs (g)	Fat (g)	Protein (g)	Fiber (g)

TIME: _____ a.m. / p.m. | MEAL TOTALS: | | | | | |

AFTERNOON	☐ WATER (8 oz.)	Amount	Calories	Carbs (g)	Fat (g)	Protein (g)	Fiber (g)

TIME: _____ a.m. / p.m. | MEAL TOTALS: | | | | | |

DINNER	☐ WATER (8 oz.)	Amount	Calories	Carbs (g)	Fat (g)	Protein (g)	Fiber (g)

TIME: _____ a.m. / p.m. | MEAL TOTALS: | | | | | |

EVENING	☐ WATER (8 oz.)	Amount	Calories	Carbs (g)	Fat (g)	Protein (g)	Fiber (g)

TIME: _____ a.m. / p.m. | MEAL TOTALS: | | | | | |

		Calories	*Carbs* (g)	*Fat* (g)	*Protein* (g)	*Fiber* (g)
Today's Weight: _____ lb/kg	**DAILY TOTALS:**					

JULY 19

BREAKFAST	☐ WATER (8 oz.)	Amount	Calories	Carbs (g)	Fat (g)	Protein (g)	Fiber (g)
_____		_____	_____	_____	_____	_____	_____
_____		_____	_____	_____	_____	_____	_____
_____		_____	_____	_____	_____	_____	_____
_____		_____	_____	_____	_____	_____	_____
_____		_____	_____	_____	_____	_____	_____
TIME: _____ a.m. / p.m.		**MEAL TOTALS:**					

MIDMORNING	☐ WATER (8 oz.)	Amount	Calories	Carbs (g)	Fat (g)	Protein (g)	Fiber (g)
_____		_____	_____	_____	_____	_____	_____
_____		_____	_____	_____	_____	_____	_____
_____		_____	_____	_____	_____	_____	_____
_____		_____	_____	_____	_____	_____	_____
_____		_____	_____	_____	_____	_____	_____
TIME: _____ a.m. / p.m.		**MEAL TOTALS:**					

LUNCH	☐ WATER (8 oz.)	Amount	Calories	Carbs (g)	Fat (g)	Protein (g)	Fiber (g)
_____		_____	_____	_____	_____	_____	_____
_____		_____	_____	_____	_____	_____	_____
_____		_____	_____	_____	_____	_____	_____
_____		_____	_____	_____	_____	_____	_____
_____		_____	_____	_____	_____	_____	_____
TIME: _____ a.m. / p.m.		**MEAL TOTALS:**					

AFTERNOON	☐ WATER (8 oz.)	Amount	Calories	Carbs (g)	Fat (g)	Protein (g)	Fiber (g)
_____		_____	_____	_____	_____	_____	_____
_____		_____	_____	_____	_____	_____	_____
_____		_____	_____	_____	_____	_____	_____
_____		_____	_____	_____	_____	_____	_____
_____		_____	_____	_____	_____	_____	_____
TIME: _____ a.m. / p.m.		**MEAL TOTALS:**					

DINNER	☐ WATER (8 oz.)	Amount	Calories	Carbs (g)	Fat (g)	Protein (g)	Fiber (g)
_____		_____	_____	_____	_____	_____	_____
_____		_____	_____	_____	_____	_____	_____
_____		_____	_____	_____	_____	_____	_____
_____		_____	_____	_____	_____	_____	_____
_____		_____	_____	_____	_____	_____	_____
TIME: _____ a.m. / p.m.		**MEAL TOTALS:**					

EVENING	☐ WATER (8 oz.)	Amount	Calories	Carbs (g)	Fat (g)	Protein (g)	Fiber (g)
_____		_____	_____	_____	_____	_____	_____
_____		_____	_____	_____	_____	_____	_____
_____		_____	_____	_____	_____	_____	_____
_____		_____	_____	_____	_____	_____	_____
_____		_____	_____	_____	_____	_____	_____
TIME: _____ a.m. / p.m.		**MEAL TOTALS:**					

	Calories	*Carbs (g)*	*Fat (g)*	*Protein (g)*	*Fiber (g)*
Today's Weight: _____ lb/kg	**DAILY TOTALS:**				

JULY 20

BREAKFAST	☐ WATER (8 oz.)	Amount	Calories	Carbs (g)	Fat (g)	Protein (g)	Fiber (g)
TIME: _____ a.m. / p.m.		**MEAL TOTALS:**					

MIDMORNING	☐ WATER (8 oz.)	Amount	Calories	Carbs (g)	Fat (g)	Protein (g)	Fiber (g)
TIME: _____ a.m. / p.m.		**MEAL TOTALS:**					

LUNCH	☐ WATER (8 oz.)	Amount	Calories	Carbs (g)	Fat (g)	Protein (g)	Fiber (g)
TIME: _____ a.m. / p.m.		**MEAL TOTALS:**					

AFTERNOON	☐ WATER (8 oz.)	Amount	Calories	Carbs (g)	Fat (g)	Protein (g)	Fiber (g)
TIME: _____ a.m. / p.m.		**MEAL TOTALS:**					

DINNER	☐ WATER (8 oz.)	Amount	Calories	Carbs (g)	Fat (g)	Protein (g)	Fiber (g)
TIME: _____ a.m. / p.m.		**MEAL TOTALS:**					

EVENING	☐ WATER (8 oz.)	Amount	Calories	Carbs (g)	Fat (g)	Protein (g)	Fiber (g)
TIME: _____ a.m. / p.m.		**MEAL TOTALS:**					

			Calories	**Carbs (g)**	**Fat (g)**	**Protein (g)**	**Fiber (g)**
Today's Weight: _____ lb/kg		**DAILY TOTALS:**					

JULY 21

BREAKFAST	☐ WATER (8 oz.)	Amount	Calories	Carbs (g)	Fat (g)	Protein (g)	Fiber (g)
TIME: _____ a.m. / p.m.		**MEAL TOTALS:**					

MIDMORNING	☐ WATER (8 oz.)	Amount	Calories	Carbs (g)	Fat (g)	Protein (g)	Fiber (g)
TIME: _____ a.m. / p.m.		**MEAL TOTALS:**					

LUNCH	☐ WATER (8 oz.)	Amount	Calories	Carbs (g)	Fat (g)	Protein (g)	Fiber (g)
TIME: _____ a.m. / p.m.		**MEAL TOTALS:**					

AFTERNOON	☐ WATER (8 oz.)	Amount	Calories	Carbs (g)	Fat (g)	Protein (g)	Fiber (g)
TIME: _____ a.m. / p.m.		**MEAL TOTALS:**					

DINNER	☐ WATER (8 oz.)	Amount	Calories	Carbs (g)	Fat (g)	Protein (g)	Fiber (g)
TIME: _____ a.m. / p.m.		**MEAL TOTALS:**					

EVENING	☐ WATER (8 oz.)	Amount	Calories	Carbs (g)	Fat (g)	Protein (g)	Fiber (g)
TIME: _____ a.m. / p.m.		**MEAL TOTALS:**					

			Calories	Carbs (g)	Fat (g)	Protein (g)	Fiber (g)
Today's Weight: _____ lb/kg		**DAILY TOTALS**					

JULY 22

BREAKFAST	☐ WATER (8 oz.)	Amount	Calories	Carbs (g)	Fat (g)	Protein (g)	Fiber (g)
TIME: _____ a.m./p.m.		**MEAL TOTALS:**					

MIDMORNING	☐ WATER (8 oz.)	Amount	Calories	Carbs (g)	Fat (g)	Protein (g)	Fiber (g)
TIME: _____ a.m./p.m.		**MEAL TOTALS:**					

LUNCH	☐ WATER (8 oz.)	Amount	Calories	Carbs (g)	Fat (g)	Protein (g)	Fiber (g)
TIME: _____ a.m./p.m.		**MEAL TOTALS:**					

AFTERNOON	☐ WATER (8 oz.)	Amount	Calories	Carbs (g)	Fat (g)	Protein (g)	Fiber (g)
TIME: _____ a.m./p.m.		**MEAL TOTALS:**					

DINNER	☐ WATER (8 oz.)	Amount	Calories	Carbs (g)	Fat (g)	Protein (g)	Fiber (g)
TIME: _____ a.m./p.m.		**MEAL TOTALS:**					

EVENING	☐ WATER (8 oz.)	Amount	Calories	Carbs (g)	Fat (g)	Protein (g)	Fiber (g)
TIME: _____ a.m./p.m.		**MEAL TOTALS:**					

			Calories	*Carbs (g)*	*Fat (g)*	*Protein (g)*	*Fiber (g)*
Today's Weight: _____ lb/kg		**DAILY TOTALS:**					

JULY 23

BREAKFAST	☐ WATER (8 oz.)	Amount	Calories	Carbs (g)	Fat (g)	Protein (g)	Fiber (g)
_____							
_____							
_____							
_____							
_____							
_____							
TIME: _____ a.m. / p.m.		**MEAL TOTALS:**					

MIDMORNING	☐ WATER (8 oz.)	Amount	Calories	Carbs (g)	Fat (g)	Protein (g)	Fiber (g)
_____							
_____							
_____							
_____							
_____							
_____							
TIME: _____ a.m. / p.m.		**MEAL TOTALS:**					

LUNCH	☐ WATER (8 oz.)	Amount	Calories	Carbs (g)	Fat (g)	Protein (g)	Fiber (g)
_____							
_____							
_____							
_____							
_____							
_____							
TIME: _____ a.m. / p.m.		**MEAL TOTALS:**					

AFTERNOON	☐ WATER (8 oz.)	Amount	Calories	Carbs (g)	Fat (g)	Protein (g)	Fiber (g)
_____							
_____							
_____							
_____							
_____							
_____							
TIME: _____ a.m. / p.m.		**MEAL TOTALS:**					

DINNER	☐ WATER (8 oz.)	Amount	Calories	Carbs (g)	Fat (g)	Protein (g)	Fiber (g)
_____							
_____							
_____							
_____							
_____							
_____							
TIME: _____ a.m. / p.m.		**MEAL TOTALS:**					

EVENING	☐ WATER (8 oz.)	Amount	Calories	Carbs (g)	Fat (g)	Protein (g)	Fiber (g)
_____							
_____							
_____							
_____							
_____							
_____							
TIME: _____ a.m. / p.m.		**MEAL TOTALS:**					
			Calories	*Carbs (g)*	*Fat (g)*	*Protein (g)*	*Fiber (g)*
Today's Weight: _____ lb/kg		**DAILY TOTALS:**					

JULY 24

BREAKFAST	☐ WATER (8 oz.)	Amount	Calories	Carbs (g)	Fat (g)	Protein (g)	Fiber (g)
TIME: _____ a.m. / p.m.		**MEAL TOTALS:**					

MIDMORNING	☐ WATER (8 oz.)	Amount	Calories	Carbs (g)	Fat (g)	Protein (g)	Fiber (g)
TIME: _____ a.m. / p.m.		**MEAL TOTALS:**					

LUNCH	☐ WATER (8 oz.)	Amount	Calories	Carbs (g)	Fat (g)	Protein (g)	Fiber (g)
TIME: _____ a.m. / p.m.		**MEAL TOTALS:**					

AFTERNOON	☐ WATER (8 oz.)	Amount	Calories	Carbs (g)	Fat (g)	Protein (g)	Fiber (g)
TIME: _____ a.m. / p.m.		**MEAL TOTALS:**					

DINNER	☐ WATER (8 oz.)	Amount	Calories	Carbs (g)	Fat (g)	Protein (g)	Fiber (g)
TIME: _____ a.m. / p.m.		**MEAL TOTALS:**					

EVENING	☐ WATER (8 oz.)	Amount	Calories	Carbs (g)	Fat (g)	Protein (g)	Fiber (g)
TIME: _____ a.m. / p.m.		**MEAL TOTALS:**					

		Calories	Carbs (g)	Fat (g)	Protein (g)	Fiber (g)
Today's Weight: _____ lb/kg	**DAILY TOTALS:**					

JULY 25

BREAKFAST	☐ WATER (8 oz.)	Amount	Calories	Carbs (g)	Fat (g)	Protein (g)	Fiber (g)
TIME: _____ a.m. / p.m.		**MEAL TOTALS:**					

MIDMORNING	☐ WATER (8 oz.)	Amount	Calories	Carbs (g)	Fat (g)	Protein (g)	Fiber (g)
TIME: _____ a.m. / p.m.		**MEAL TOTALS:**					

LUNCH	☐ WATER (8 oz.)	Amount	Calories	Carbs (g)	Fat (g)	Protein (g)	Fiber (g)
TIME: _____ a.m. / p.m.		**MEAL TOTALS:**					

AFTERNOON	☐ WATER (8 oz.)	Amount	Calories	Carbs (g)	Fat (g)	Protein (g)	Fiber (g)
TIME: _____ a.m. / p.m.		**MEAL TOTALS:**					

DINNER	☐ WATER (8 oz.)	Amount	Calories	Carbs (g)	Fat (g)	Protein (g)	Fiber (g)
TIME: _____ a.m. / p.m.		**MEAL TOTALS:**					

EVENING	☐ WATER (8 oz.)	Amount	Calories	Carbs (g)	Fat (g)	Protein (g)	Fiber (g)
TIME: _____ a.m. / p.m.		**MEAL TOTALS:**					

			Calories	*Carbs (g)*	*Fat (g)*	*Protein (g)*	*Fiber (g)*
Today's Weight: _____ lb/kg		**DAILY TOTALS:**					

JULY 26

BREAKFAST	☐ WATER (8 oz.)	Amount	Calories	Carbs (g)	Fat (g)	Protein (g)	Fiber (g)

TIME: _____ a.m. / p.m.	**MEAL TOTALS:**					

MIDMORNING	☐ WATER (8 oz.)	Amount	Calories	Carbs (g)	Fat (g)	Protein (g)	Fiber (g)

TIME: _____ a.m. / p.m.	**MEAL TOTALS:**					

LUNCH	☐ WATER (8 oz.)	Amount	Calories	Carbs (g)	Fat (g)	Protein (g)	Fiber (g)

TIME: _____ a.m. / p.m.	**MEAL TOTALS:**					

AFTERNOON	☐ WATER (8 oz.)	Amount	Calories	Carbs (g)	Fat (g)	Protein (g)	Fiber (g)

TIME: _____ a.m. / p.m.	**MEAL TOTALS:**					

DINNER	☐ WATER (8 oz.)	Amount	Calories	Carbs (g)	Fat (g)	Protein (g)	Fiber (g)

TIME: _____ a.m. / p.m.	**MEAL TOTALS:**					

EVENING	☐ WATER (8 oz.)	Amount	Calories	Carbs (g)	Fat (g)	Protein (g)	Fiber (g)

TIME: _____ a.m. / p.m.	**MEAL TOTALS:**					

		Calories	*Carbs (g)*	*Fat (g)*	*Protein (g)*	*Fiber (g)*
Today's Weight: _____ lb/kg	**DAILY TOTALS:**					

JULY 27

BREAKFAST	☐ WATER (8 oz.)	Amount	Calories	Carbs (g)	Fat (g)	Protein (g)	Fiber (g)
TIME: _____ a.m. / p.m.		**MEAL TOTALS:**					

MIDMORNING	☐ WATER (8 oz.)	Amount	Calories	Carbs (g)	Fat (g)	Protein (g)	Fiber (g)
TIME: _____ a.m. / p.m.		**MEAL TOTALS:**					

LUNCH	☐ WATER (8 oz.)	Amount	Calories	Carbs (g)	Fat (g)	Protein (g)	Fiber (g)
TIME: _____ a.m. / p.m.		**MEAL TOTALS:**					

AFTERNOON	☐ WATER (8 oz.)	Amount	Calories	Carbs (g)	Fat (g)	Protein (g)	Fiber (g)
TIME: _____ a.m. / p.m.		**MEAL TOTALS:**					

DINNER	☐ WATER (8 oz.)	Amount	Calories	Carbs (g)	Fat (g)	Protein (g)	Fiber (g)
TIME: _____ a.m. / p.m.		**MEAL TOTALS:**					

EVENING	☐ WATER (8 oz.)	Amount	Calories	Carbs (g)	Fat (g)	Protein (g)	Fiber (g)
TIME: _____ a.m. / p.m.		**MEAL TOTALS:**					

		Calories	Carbs (g)	Fat (g)	Protein (g)	Fiber (g)
Today's Weight: _____ lb/kg	**DAILY TOTALS**					

JULY 28

BREAKFAST	☐ WATER (8 oz.)	Amount	Calories	Carbs (g)	Fat (g)	Protein (g)	Fiber (g)
TIME: _____ a.m./p.m.		MEAL TOTALS:					

MIDMORNING	☐ WATER (8 oz.)	Amount	Calories	Carbs (g)	Fat (g)	Protein (g)	Fiber (g)
TIME: _____ a.m./p.m.		MEAL TOTALS:					

LUNCH	☐ WATER (8 oz.)	Amount	Calories	Carbs (g)	Fat (g)	Protein (g)	Fiber (g)
TIME: _____ a.m./p.m.		MEAL TOTALS:					

AFTERNOON	☐ WATER (8 oz.)	Amount	Calories	Carbs (g)	Fat (g)	Protein (g)	Fiber (g)
TIME: _____ a.m./p.m.		MEAL TOTALS:					

DINNER	☐ WATER (8 oz.)	Amount	Calories	Carbs (g)	Fat (g)	Protein (g)	Fiber (g)
TIME: _____ a.m./p.m.		MEAL TOTALS:					

EVENING	☐ WATER (8 oz.)	Amount	Calories	Carbs (g)	Fat (g)	Protein (g)	Fiber (g)
TIME: _____ a.m./p.m.		MEAL TOTALS:					

	Calories	Carbs (g)	Fat (g)	Protein (g)	Fiber (g)
Today's Weight: _____ lb/kg — DAILY TOTALS:					

JULY 29

BREAKFAST	☐ WATER (8 oz.)	Amount	Calories	Carbs (g)	Fat (g)	Protein (g)	Fiber (g)
_____		_____	_____	_____	_____	_____	_____
_____		_____	_____	_____	_____	_____	_____
_____		_____	_____	_____	_____	_____	_____
_____		_____	_____	_____	_____	_____	_____
_____		_____	_____	_____	_____	_____	_____
TIME: _____ a.m. / p.m.		MEAL TOTALS:					

MIDMORNING	☐ WATER (8 oz.)	Amount	Calories	Carbs (g)	Fat (g)	Protein (g)	Fiber (g)
_____		_____	_____	_____	_____	_____	_____
_____		_____	_____	_____	_____	_____	_____
_____		_____	_____	_____	_____	_____	_____
_____		_____	_____	_____	_____	_____	_____
_____		_____	_____	_____	_____	_____	_____
TIME: _____ a.m. / p.m.		MEAL TOTALS:					

LUNCH	☐ WATER (8 oz.)	Amount	Calories	Carbs (g)	Fat (g)	Protein (g)	Fiber (g)
_____		_____	_____	_____	_____	_____	_____
_____		_____	_____	_____	_____	_____	_____
_____		_____	_____	_____	_____	_____	_____
_____		_____	_____	_____	_____	_____	_____
_____		_____	_____	_____	_____	_____	_____
TIME: _____ a.m. / p.m.		MEAL TOTALS:					

AFTERNOON	☐ WATER (8 oz.)	Amount	Calories	Carbs (g)	Fat (g)	Protein (g)	Fiber (g)
_____		_____	_____	_____	_____	_____	_____
_____		_____	_____	_____	_____	_____	_____
_____		_____	_____	_____	_____	_____	_____
_____		_____	_____	_____	_____	_____	_____
_____		_____	_____	_____	_____	_____	_____
TIME: _____ a.m. / p.m.		MEAL TOTALS:					

DINNER	☐ WATER (8 oz.)	Amount	Calories	Carbs (g)	Fat (g)	Protein (g)	Fiber (g)
_____		_____	_____	_____	_____	_____	_____
_____		_____	_____	_____	_____	_____	_____
_____		_____	_____	_____	_____	_____	_____
_____		_____	_____	_____	_____	_____	_____
_____		_____	_____	_____	_____	_____	_____
TIME: _____ a.m. / p.m.		MEAL TOTALS:					

EVENING	☐ WATER (8 oz.)	Amount	Calories	Carbs (g)	Fat (g)	Protein (g)	Fiber (g)
_____		_____	_____	_____	_____	_____	_____
_____		_____	_____	_____	_____	_____	_____
_____		_____	_____	_____	_____	_____	_____
_____		_____	_____	_____	_____	_____	_____
_____		_____	_____	_____	_____	_____	_____
TIME: _____ a.m. / p.m.		MEAL TOTALS:					

			Calories	Carbs (g)	Fat (g)	Protein (g)	Fiber (g)
Today's Weight: _____ lb/kg		DAILY TOTALS:					

JULY 30

BREAKFAST	☐ WATER (8 oz.)	Amount	Calories	Carbs (g)	Fat (g)	Protein (g)	Fiber (g)
TIME: _____ a.m./p.m.		**MEAL TOTALS:**					

MIDMORNING	☐ WATER (8 oz.)	Amount	Calories	Carbs (g)	Fat (g)	Protein (g)	Fiber (g)
TIME: _____ a.m./p.m.		**MEAL TOTALS:**					

LUNCH	☐ WATER (8 oz.)	Amount	Calories	Carbs (g)	Fat (g)	Protein (g)	Fiber (g)
TIME: _____ a.m./p.m.		**MEAL TOTALS:**					

AFTERNOON	☐ WATER (8 oz.)	Amount	Calories	Carbs (g)	Fat (g)	Protein (g)	Fiber (g)
TIME: _____ a.m./p.m.		**MEAL TOTALS:**					

DINNER	☐ WATER (8 oz.)	Amount	Calories	Carbs (g)	Fat (g)	Protein (g)	Fiber (g)
TIME: _____ a.m./p.m.		**MEAL TOTALS:**					

EVENING	☐ WATER (8 oz.)	Amount	Calories	Carbs (g)	Fat (g)	Protein (g)	Fiber (g)
TIME: _____ a.m./p.m.		**MEAL TOTALS:**					

		Calories	*Carbs (g)*	*Fat (g)*	*Protein (g)*	*Fiber (g)*
Today's Weight: _____ lb/kg	**DAILY TOTALS:**					

JULY 31

BREAKFAST	☐ WATER (8 oz.)	Amount	Calories	Carbs (g)	Fat (g)	Protein (g)	Fiber (g)
_____		_____	_____	_____	_____	_____	_____
_____		_____	_____	_____	_____	_____	_____
_____		_____	_____	_____	_____	_____	_____
_____		_____	_____	_____	_____	_____	_____
_____		_____	_____	_____	_____	_____	_____
_____		_____	_____	_____	_____	_____	_____
TIME: _____ a.m. / p.m.		**MEAL TOTALS:**					

MIDMORNING	☐ WATER (8 oz.)	Amount	Calories	Carbs (g)	Fat (g)	Protein (g)	Fiber (g)
_____		_____	_____	_____	_____	_____	_____
_____		_____	_____	_____	_____	_____	_____
_____		_____	_____	_____	_____	_____	_____
_____		_____	_____	_____	_____	_____	_____
_____		_____	_____	_____	_____	_____	_____
TIME: _____ a.m. / p.m.		**MEAL TOTALS:**					

LUNCH	☐ WATER (8 oz.)	Amount	Calories	Carbs (g)	Fat (g)	Protein (g)	Fiber (g)
_____		_____	_____	_____	_____	_____	_____
_____		_____	_____	_____	_____	_____	_____
_____		_____	_____	_____	_____	_____	_____
_____		_____	_____	_____	_____	_____	_____
_____		_____	_____	_____	_____	_____	_____
_____		_____	_____	_____	_____	_____	_____
TIME: _____ a.m. / p.m.		**MEAL TOTALS:**					

AFTERNOON	☐ WATER (8 oz.)	Amount	Calories	Carbs (g)	Fat (g)	Protein (g)	Fiber (g)
_____		_____	_____	_____	_____	_____	_____
_____		_____	_____	_____	_____	_____	_____
_____		_____	_____	_____	_____	_____	_____
_____		_____	_____	_____	_____	_____	_____
_____		_____	_____	_____	_____	_____	_____
TIME: _____ a.m. / p.m.		**MEAL TOTALS:**					

DINNER	☐ WATER (8 oz.)	Amount	Calories	Carbs (g)	Fat (g)	Protein (g)	Fiber (g)
_____		_____	_____	_____	_____	_____	_____
_____		_____	_____	_____	_____	_____	_____
_____		_____	_____	_____	_____	_____	_____
_____		_____	_____	_____	_____	_____	_____
_____		_____	_____	_____	_____	_____	_____
_____		_____	_____	_____	_____	_____	_____
TIME: _____ a.m. / p.m.		**MEAL TOTALS:**					

EVENING	☐ WATER (8 oz.)	Amount	Calories	Carbs (g)	Fat (g)	Protein (g)	Fiber (g)
_____		_____	_____	_____	_____	_____	_____
_____		_____	_____	_____	_____	_____	_____
_____		_____	_____	_____	_____	_____	_____
_____		_____	_____	_____	_____	_____	_____
_____		_____	_____	_____	_____	_____	_____
_____		_____	_____	_____	_____	_____	_____
TIME: _____ a.m. / p.m.		**MEAL TOTALS:**					

			Calories	*Carbs (g)*	*Fat (g)*	*Protein (g)*	*Fiber (g)*
Today's Weight: _____ lb/kg		**DAILY TOTALS:**					

AUGUST NOTES:

AUGUST 1

BREAKFAST	☐ WATER (8 oz.)	Amount	Calories	Carbs (g)	Fat (g)	Protein (g)	Fiber (g)
TIME: _____ a.m. / p.m.		**MEAL TOTALS:**					

MIDMORNING	☐ WATER (8 oz.)	Amount	Calories	Carbs (g)	Fat (g)	Protein (g)	Fiber (g)
TIME: _____ a.m. / p.m.		**MEAL TOTALS:**					

LUNCH	☐ WATER (8 oz.)	Amount	Calories	Carbs (g)	Fat (g)	Protein (g)	Fiber (g)
TIME: _____ a.m. / p.m.		**MEAL TOTALS:**					

AFTERNOON	☐ WATER (8 oz.)	Amount	Calories	Carbs (g)	Fat (g)	Protein (g)	Fiber (g)
TIME: _____ a.m. / p.m.		**MEAL TOTALS:**					

DINNER	☐ WATER (8 oz.)	Amount	Calories	Carbs (g)	Fat (g)	Protein (g)	Fiber (g)
TIME: _____ a.m. / p.m.		**MEAL TOTALS:**					

EVENING	☐ WATER (8 oz.)	Amount	Calories	Carbs (g)	Fat (g)	Protein (g)	Fiber (g)
TIME: _____ a.m. / p.m.		**MEAL TOTALS:**					

			Calories	Carbs (g)	Fat (g)	Protein (g)	Fiber (g)
Today's Weight: _____ lb/kg		**DAILY TOTALS:**					

AUGUST 2

BREAKFAST	☐ WATER (8 oz.)	Amount	Calories	Carbs (g)	Fat (g)	Protein (g)	Fiber (g)
TIME: _____ a.m. / p.m.		**MEAL TOTALS:**					

MIDMORNING	☐ WATER (8 oz.)	Amount	Calories	Carbs (g)	Fat (g)	Protein (g)	Fiber (g)
TIME: _____ a.m. / p.m.		**MEAL TOTALS:**					

LUNCH	☐ WATER (8 oz.)	Amount	Calories	Carbs (g)	Fat (g)	Protein (g)	Fiber (g)
TIME: _____ a.m. / p.m.		**MEAL TOTALS:**					

AFTERNOON	☐ WATER (8 oz.)	Amount	Calories	Carbs (g)	Fat (g)	Protein (g)	Fiber (g)
TIME: _____ a.m. / p.m.		**MEAL TOTALS:**					

DINNER	☐ WATER (8 oz.)	Amount	Calories	Carbs (g)	Fat (g)	Protein (g)	Fiber (g)
TIME: _____ a.m. / p.m.		**MEAL TOTALS:**					

EVENING	☐ WATER (8 oz.)	Amount	Calories	Carbs (g)	Fat (g)	Protein (g)	Fiber (g)
TIME: _____ a.m. / p.m.		**MEAL TOTALS:**					

			Calories	Carbs (g)	Fat (g)	Protein (g)	Fiber (g)
Today's Weight: _____ lb/kg		**DAILY TOTALS:**					

AUGUST 3

BREAKFAST	☐ WATER (8 oz.)	Amount	Calories	Carbs (g)	Fat (g)	Protein (g)	Fiber (g)
_____		_____	_____	_____	_____	_____	_____
_____		_____	_____	_____	_____	_____	_____
_____		_____	_____	_____	_____	_____	_____
_____		_____	_____	_____	_____	_____	_____
_____		_____	_____	_____	_____	_____	_____
TIME: _____ a.m. / p.m.		**MEAL TOTALS:**					

MIDMORNING	☐ WATER (8 oz.)	Amount	Calories	Carbs (g)	Fat (g)	Protein (g)	Fiber (g)
_____		_____	_____	_____	_____	_____	_____
_____		_____	_____	_____	_____	_____	_____
_____		_____	_____	_____	_____	_____	_____
_____		_____	_____	_____	_____	_____	_____
_____		_____	_____	_____	_____	_____	_____
TIME: _____ a.m. / p.m.		**MEAL TOTALS:**					

LUNCH	☐ WATER (8 oz.)	Amount	Calories	Carbs (g)	Fat (g)	Protein (g)	Fiber (g)
_____		_____	_____	_____	_____	_____	_____
_____		_____	_____	_____	_____	_____	_____
_____		_____	_____	_____	_____	_____	_____
_____		_____	_____	_____	_____	_____	_____
_____		_____	_____	_____	_____	_____	_____
TIME: _____ a.m. / p.m.		**MEAL TOTALS:**					

AFTERNOON	☐ WATER (8 oz.)	Amount	Calories	Carbs (g)	Fat (g)	Protein (g)	Fiber (g)
_____		_____	_____	_____	_____	_____	_____
_____		_____	_____	_____	_____	_____	_____
_____		_____	_____	_____	_____	_____	_____
_____		_____	_____	_____	_____	_____	_____
_____		_____	_____	_____	_____	_____	_____
TIME: _____ a.m. / p.m.		**MEAL TOTALS:**					

DINNER	☐ WATER (8 oz.)	Amount	Calories	Carbs (g)	Fat (g)	Protein (g)	Fiber (g)
_____		_____	_____	_____	_____	_____	_____
_____		_____	_____	_____	_____	_____	_____
_____		_____	_____	_____	_____	_____	_____
_____		_____	_____	_____	_____	_____	_____
_____		_____	_____	_____	_____	_____	_____
TIME: _____ a.m. / p.m.		**MEAL TOTALS:**					

EVENING	☐ WATER (8 oz.)	Amount	Calories	Carbs (g)	Fat (g)	Protein (g)	Fiber (g)
_____		_____	_____	_____	_____	_____	_____
_____		_____	_____	_____	_____	_____	_____
_____		_____	_____	_____	_____	_____	_____
_____		_____	_____	_____	_____	_____	_____
_____		_____	_____	_____	_____	_____	_____
TIME: _____ a.m. / p.m.		**MEAL TOTALS:**					

			Calories	*Carbs (g)*	*Fat (g)*	*Protein (g)*	*Fiber (g)*
Today's Weight: _____ lb/kg		**DAILY TOTALS:**					

AUGUST 4

BREAKFAST	☐ WATER (8 oz.)	Amount	Calories	Carbs (g)	Fat (g)	Protein (g)	Fiber (g)

TIME: _____ a.m. / p.m. **MEAL TOTALS:**

MIDMORNING	☐ WATER (8 oz.)	Amount	Calories	Carbs (g)	Fat (g)	Protein (g)	Fiber (g)

TIME: _____ a.m. / p.m. **MEAL TOTALS:**

LUNCH	☐ WATER (8 oz.)	Amount	Calories	Carbs (g)	Fat (g)	Protein (g)	Fiber (g)

TIME: _____ a.m. / p.m. **MEAL TOTALS:**

AFTERNOON	☐ WATER (8 oz.)	Amount	Calories	Carbs (g)	Fat (g)	Protein (g)	Fiber (g)

TIME: _____ a.m. / p.m. **MEAL TOTALS:**

DINNER	☐ WATER (8 oz.)	Amount	Calories	Carbs (g)	Fat (g)	Protein (g)	Fiber (g)

TIME: _____ a.m. / p.m. **MEAL TOTALS:**

EVENING	☐ WATER (8 oz.)	Amount	Calories	Carbs (g)	Fat (g)	Protein (g)	Fiber (g)

TIME: _____ a.m. / p.m. **MEAL TOTALS:**

Today's Weight: _____ lb/kg

DAILY TOTALS:	Calories	Carbs (g)	Fat (g)	Protein (g)	Fiber (g)

AUGUST 5

BREAKFAST	☐ WATER (8 oz.)	Amount	Calories	Carbs (g)	Fat (g)	Protein (g)	Fiber (g)
TIME: ___ a.m./p.m.		MEAL TOTALS:					

MIDMORNING	☐ WATER (8 oz.)	Amount	Calories	Carbs (g)	Fat (g)	Protein (g)	Fiber (g)
TIME: ___ a.m./p.m.		MEAL TOTALS:					

LUNCH	☐ WATER (8 oz.)	Amount	Calories	Carbs (g)	Fat (g)	Protein (g)	Fiber (g)
TIME: ___ a.m./p.m.		MEAL TOTALS:					

AFTERNOON	☐ WATER (8 oz.)	Amount	Calories	Carbs (g)	Fat (g)	Protein (g)	Fiber (g)
TIME: ___ a.m./p.m.		MEAL TOTALS:					

DINNER	☐ WATER (8 oz.)	Amount	Calories	Carbs (g)	Fat (g)	Protein (g)	Fiber (g)
TIME: ___ a.m./p.m.		MEAL TOTALS:					

EVENING	☐ WATER (8 oz.)	Amount	Calories	Carbs (g)	Fat (g)	Protein (g)	Fiber (g)
TIME: ___ a.m./p.m.		MEAL TOTALS:					

		Calories	Carbs (g)	Fat (g)	Protein (g)	Fiber (g)
Today's Weight: _____ lb/kg	DAILY TOTALS:					

AUGUST 6

BREAKFAST ☐ WATER (8 oz.) | Amount | Calories | Carbs (g) | Fat (g) | Protein (g) | Fiber (g)

TIME: _____ a.m. / p.m. | **MEAL TOTALS:**

MIDMORNING ☐ WATER (8 oz.) | Amount | Calories | Carbs (g) | Fat (g) | Protein (g) | Fiber (g)

TIME: _____ a.m. / p.m. | **MEAL TOTALS:**

LUNCH ☐ WATER (8 oz.) | Amount | Calories | Carbs (g) | Fat (g) | Protein (g) | Fiber (g)

TIME: _____ a.m. / p.m. | **MEAL TOTALS:**

AFTERNOON ☐ WATER (8 oz.) | Amount | Calories | Carbs (g) | Fat (g) | Protein (g) | Fiber (g)

TIME: _____ a.m. / p.m. | **MEAL TOTALS:**

DINNER ☐ WATER (8 oz.) | Amount | Calories | Carbs (g) | Fat (g) | Protein (g) | Fiber (g)

TIME: _____ a.m. / p.m. | **MEAL TOTALS:**

EVENING ☐ WATER (8 oz.) | Amount | Calories | Carbs (g) | Fat (g) | Protein (g) | Fiber (g)

TIME: _____ a.m. / p.m. | **MEAL TOTALS:**

Today's Weight: _____ lb/kg | **DAILY TOTALS:** | *Calories* | *Carbs (g)* | *Fat (g)* | *Protein (g)* | *Fiber (g)*

AUGUST 7

BREAKFAST	☐ WATER (8 oz.)	Amount	Calories	Carbs (g)	Fat (g)	Protein (g)	Fiber (g)
TIME: _____ a.m. / p.m.		**MEAL TOTALS:**					

MIDMORNING	☐ WATER (8 oz.)	Amount	Calories	Carbs (g)	Fat (g)	Protein (g)	Fiber (g)
TIME: _____ a.m. / p.m.		**MEAL TOTALS:**					

LUNCH	☐ WATER (8 oz.)	Amount	Calories	Carbs (g)	Fat (g)	Protein (g)	Fiber (g)
TIME: _____ a.m. / p.m.		**MEAL TOTALS:**					

AFTERNOON	☐ WATER (8 oz.)	Amount	Calories	Carbs (g)	Fat (g)	Protein (g)	Fiber (g)
TIME: _____ a.m. / p.m.		**MEAL TOTALS:**					

DINNER	☐ WATER (8 oz.)	Amount	Calories	Carbs (g)	Fat (g)	Protein (g)	Fiber (g)
TIME: _____ a.m. / p.m.		**MEAL TOTALS:**					

EVENING	☐ WATER (8 oz.)	Amount	Calories	Carbs (g)	Fat (g)	Protein (g)	Fiber (g)
TIME: _____ a.m. / p.m.		**MEAL TOTALS:**					

		Calories	*Carbs* (g)	*Fat* (g)	*Protein* (g)	*Fiber* (g)
Today's Weight: _____ lb/kg	**DAILY TOTALS:**					

AUGUST 8

BREAKFAST	☐ WATER (8 oz.)	Amount	Calories	Carbs (g)	Fat (g)	Protein (g)	Fiber (g)
TIME: _____ a.m. / p.m.		**MEAL TOTALS:**					

MIDMORNING	☐ WATER (8 oz.)	Amount	Calories	Carbs (g)	Fat (g)	Protein (g)	Fiber (g)
TIME: _____ a.m. / p.m.		**MEAL TOTALS:**					

LUNCH	☐ WATER (8 oz.)	Amount	Calories	Carbs (g)	Fat (g)	Protein (g)	Fiber (g)
TIME: _____ a.m. / p.m.		**MEAL TOTALS:**					

AFTERNOON	☐ WATER (8 oz.)	Amount	Calories	Carbs (g)	Fat (g)	Protein (g)	Fiber (g)
TIME: _____ a.m. / p.m.		**MEAL TOTALS:**					

DINNER	☐ WATER (8 oz.)	Amount	Calories	Carbs (g)	Fat (g)	Protein (g)	Fiber (g)
TIME: _____ a.m. / p.m.		**MEAL TOTALS:**					

EVENING	☐ WATER (8 oz.)	Amount	Calories	Carbs (g)	Fat (g)	Protein (g)	Fiber (g)
TIME: _____ a.m. / p.m.		**MEAL TOTALS:**					

			Calories	*Carbs (g)*	*Fat (g)*	*Protein (g)*	*Fiber (g)*
Today's Weight: _____ lb/kg		**DAILY TOTALS:**					

AUGUST 9

BREAKFAST	☐ WATER (8 oz.)	Amount	Calories	Carbs (g)	Fat (g)	Protein (g)	Fiber (g)

TIME: _____ a.m. / p.m. MEAL TOTALS:

MIDMORNING	☐ WATER (8 oz.)	Amount	Calories	Carbs (g)	Fat (g)	Protein (g)	Fiber (g)

TIME: _____ a.m. / p.m. MEAL TOTALS:

LUNCH	☐ WATER (8 oz.)	Amount	Calories	Carbs (g)	Fat (g)	Protein (g)	Fiber (g)

TIME: _____ a.m. / p.m. MEAL TOTALS:

AFTERNOON	☐ WATER (8 oz.)	Amount	Calories	Carbs (g)	Fat (g)	Protein (g)	Fiber (g)

TIME: _____ a.m. / p.m. MEAL TOTALS:

DINNER	☐ WATER (8 oz.)	Amount	Calories	Carbs (g)	Fat (g)	Protein (g)	Fiber (g)

TIME: _____ a.m. / p.m. MEAL TOTALS:

EVENING	☐ WATER (8 oz.)	Amount	Calories	Carbs (g)	Fat (g)	Protein (g)	Fiber (g)

TIME: _____ a.m. / p.m. MEAL TOTALS:

	Calories	**Carbs** (g)	**Fat** (g)	**Protein** (g)	**Fiber** (g)
DAILY TOTALS					

Today's Weight: _____ lb/kg

AUGUST 10

BREAKFAST	☐ WATER (8 oz.)	Amount	Calories	Carbs (g)	Fat (g)	Protein (g)	Fiber (g)
TIME: _____ a.m./p.m.		**MEAL TOTALS:**					

MIDMORNING	☐ WATER (8 oz.)	Amount	Calories	Carbs (g)	Fat (g)	Protein (g)	Fiber (g)
TIME: _____ a.m./p.m.		**MEAL TOTALS:**					

LUNCH	☐ WATER (8 oz.)	Amount	Calories	Carbs (g)	Fat (g)	Protein (g)	Fiber (g)
TIME: _____ a.m./p.m.		**MEAL TOTALS:**					

AFTERNOON	☐ WATER (8 oz.)	Amount	Calories	Carbs (g)	Fat (g)	Protein (g)	Fiber (g)
TIME: _____ a.m./p.m.		**MEAL TOTALS:**					

DINNER	☐ WATER (8 oz.)	Amount	Calories	Carbs (g)	Fat (g)	Protein (g)	Fiber (g)
TIME: _____ a.m./p.m.		**MEAL TOTALS:**					

EVENING	☐ WATER (8 oz.)	Amount	Calories	Carbs (g)	Fat (g)	Protein (g)	Fiber (g)
TIME: _____ a.m./p.m.		**MEAL TOTALS:**					

		Calories	*Carbs (g)*	*Fat (g)*	*Protein (g)*	*Fiber (g)*
Today's Weight: _____ lb/kg	**DAILY TOTALS:**					

AUGUST 11

BREAKFAST	☐ WATER (8 oz.)	Amount	Calories	Carbs (g)	Fat (g)	Protein (g)	Fiber (g)
TIME: _____ a.m. / p.m.		**MEAL TOTALS:**					

MIDMORNING	☐ WATER (8 oz.)	Amount	Calories	Carbs (g)	Fat (g)	Protein (g)	Fiber (g)
TIME: _____ a.m. / p.m.		**MEAL TOTALS:**					

LUNCH	☐ WATER (8 oz.)	Amount	Calories	Carbs (g)	Fat (g)	Protein (g)	Fiber (g)
TIME: _____ a.m. / p.m.		**MEAL TOTALS:**					

AFTERNOON	☐ WATER (8 oz.)	Amount	Calories	Carbs (g)	Fat (g)	Protein (g)	Fiber (g)
TIME: _____ a.m. / p.m.		**MEAL TOTALS:**					

DINNER	☐ WATER (8 oz.)	Amount	Calories	Carbs (g)	Fat (g)	Protein (g)	Fiber (g)
TIME: _____ a.m. / p.m.		**MEAL TOTALS:**					

EVENING	☐ WATER (8 oz.)	Amount	Calories	Carbs (g)	Fat (g)	Protein (g)	Fiber (g)
TIME: _____ a.m. / p.m.		**MEAL TOTALS:**					

		Calories	*Carbs (g)*	*Fat (g)*	*Protein (g)*	*Fiber (g)*
Today's Weight: _____ lb/kg	**DAILY TOTALS:**					

AUGUST 12

BREAKFAST	☐ WATER (8 oz.)	Amount	Calories	Carbs (g)	Fat (g)	Protein (g)	Fiber (g)
TIME: _____ a.m./p.m.		**MEAL TOTALS:**					

MIDMORNING	☐ WATER (8 oz.)	Amount	Calories	Carbs (g)	Fat (g)	Protein (g)	Fiber (g)
TIME: _____ a.m./p.m.		**MEAL TOTALS:**					

LUNCH	☐ WATER (8 oz.)	Amount	Calories	Carbs (g)	Fat (g)	Protein (g)	Fiber (g)
TIME: _____ a.m./p.m.		**MEAL TOTALS:**					

AFTERNOON	☐ WATER (8 oz.)	Amount	Calories	Carbs (g)	Fat (g)	Protein (g)	Fiber (g)
TIME: _____ a.m./p.m.		**MEAL TOTALS:**					

DINNER	☐ WATER (8 oz.)	Amount	Calories	Carbs (g)	Fat (g)	Protein (g)	Fiber (g)
TIME: _____ a.m./p.m.		**MEAL TOTALS:**					

EVENING	☐ WATER (8 oz.)	Amount	Calories	Carbs (g)	Fat (g)	Protein (g)	Fiber (g)
TIME: _____ a.m./p.m.		**MEAL TOTALS:**					

		Calories	*Carbs (g)*	*Fat (g)*	*Protein (g)*	*Fiber (g)*
Today's Weight: _____ lb/kg	**DAILY TOTALS:**					

AUGUST 13

BREAKFAST	☐ WATER (8 oz.)	Amount	Calories	Carbs (g)	Fat (g)	Protein (g)	Fiber (g)
TIME: _____ a.m./p.m.		**MEAL TOTALS:**					

MIDMORNING	☐ WATER (8 oz.)	Amount	Calories	Carbs (g)	Fat (g)	Protein (g)	Fiber (g)
TIME: _____ a.m./p.m.		**MEAL TOTALS:**					

LUNCH	☐ WATER (8 oz.)	Amount	Calories	Carbs (g)	Fat (g)	Protein (g)	Fiber (g)
TIME: _____ a.m./p.m.		**MEAL TOTALS:**					

AFTERNOON	☐ WATER (8 oz.)	Amount	Calories	Carbs (g)	Fat (g)	Protein (g)	Fiber (g)
TIME: _____ a.m./p.m.		**MEAL TOTALS:**					

DINNER	☐ WATER (8 oz.)	Amount	Calories	Carbs (g)	Fat (g)	Protein (g)	Fiber (g)
TIME: _____ a.m./p.m.		**MEAL TOTALS:**					

EVENING	☐ WATER (8 oz.)	Amount	Calories	Carbs (g)	Fat (g)	Protein (g)	Fiber (g)
TIME: _____ a.m./p.m.		**MEAL TOTALS:**					

			Calories	*Carbs* (g)	*Fat* (g)	*Protein* (g)	*Fiber* (g)
Today's Weight: _____ lb/kg		**DAILY TOTALS**					

AUGUST 14

BREAKFAST	☐ WATER (8 oz.)	Amount	Calories	Carbs (g)	Fat (g)	Protein (g)	Fiber (g)

TIME: _____ a.m. / p.m.   **MEAL TOTALS:**

MIDMORNING	☐ WATER (8 oz.)	Amount	Calories	Carbs (g)	Fat (g)	Protein (g)	Fiber (g)

TIME: _____ a.m. / p.m.   **MEAL TOTALS:**

LUNCH	☐ WATER (8 oz.)	Amount	Calories	Carbs (g)	Fat (g)	Protein (g)	Fiber (g)

TIME: _____ a.m. / p.m.   **MEAL TOTALS:**

AFTERNOON	☐ WATER (8 oz.)	Amount	Calories	Carbs (g)	Fat (g)	Protein (g)	Fiber (g)

TIME: _____ a.m. / p.m.   **MEAL TOTALS:**

DINNER	☐ WATER (8 oz.)	Amount	Calories	Carbs (g)	Fat (g)	Protein (g)	Fiber (g)

TIME: _____ a.m. / p.m.   **MEAL TOTALS:**

EVENING	☐ WATER (8 oz.)	Amount	Calories	Carbs (g)	Fat (g)	Protein (g)	Fiber (g)

TIME: _____ a.m. / p.m.   **MEAL TOTALS:**

Today's Weight: _____ lb/kg

	Calories	Carbs (g)	Fat (g)	Protein (g)	Fiber (g)
DAILY TOTALS:					

AUGUST 15

BREAKFAST	☐ WATER (8 oz.)	Amount	Calories	Carbs (g)	Fat (g)	Protein (g)	Fiber (g)
TIME: _____ a.m./p.m.		MEAL TOTALS:					

MIDMORNING	☐ WATER (8 oz.)	Amount	Calories	Carbs (g)	Fat (g)	Protein (g)	Fiber (g)
TIME: _____ a.m./p.m.		MEAL TOTALS:					

LUNCH	☐ WATER (8 oz.)	Amount	Calories	Carbs (g)	Fat (g)	Protein (g)	Fiber (g)
TIME: _____ a.m./p.m.		MEAL TOTALS:					

AFTERNOON	☐ WATER (8 oz.)	Amount	Calories	Carbs (g)	Fat (g)	Protein (g)	Fiber (g)
TIME: _____ a.m./p.m.		MEAL TOTALS:					

DINNER	☐ WATER (8 oz.)	Amount	Calories	Carbs (g)	Fat (g)	Protein (g)	Fiber (g)
TIME: _____ a.m./p.m.		MEAL TOTALS:					

EVENING	☐ WATER (8 oz.)	Amount	Calories	Carbs (g)	Fat (g)	Protein (g)	Fiber (g)
TIME: _____ a.m./p.m.		MEAL TOTALS:					

		Calories	Carbs (g)	Fat (g)	Protein (g)	Fiber (g)
Today's Weight: _____ lb/kg	DAILY TOTALS:					

AUGUST 16

BREAKFAST   ☐ WATER (8 oz.)   Amount   Calories   Carbs (g)   Fat (g)   Protein (g)   Fiber (g)

TIME: _____ a.m. / p.m.   **MEAL TOTALS:**

MIDMORNING   ☐ WATER (8 oz.)   Amount   Calories   Carbs (g)   Fat (g)   Protein (g)   Fiber (g)

TIME: _____ a.m. / p.m.   **MEAL TOTALS:**

LUNCH   ☐ WATER (8 oz.)   Amount   Calories   Carbs (g)   Fat (g)   Protein (g)   Fiber (g)

TIME: _____ a.m. / p.m.   **MEAL TOTALS:**

AFTERNOON   ☐ WATER (8 oz.)   Amount   Calories   Carbs (g)   Fat (g)   Protein (g)   Fiber (g)

TIME: _____ a.m. / p.m.   **MEAL TOTALS:**

DINNER   ☐ WATER (8 oz.)   Amount   Calories   Carbs (g)   Fat (g)   Protein (g)   Fiber (g)

TIME: _____ a.m. / p.m.   **MEAL TOTALS:**

EVENING   ☐ WATER (8 oz.)   Amount   Calories   Carbs (g)   Fat (g)   Protein (g)   Fiber (g)

TIME: _____ a.m. / p.m.   **MEAL TOTALS:**

Today's Weight: _____ lb/kg

	Calories	Carbs (g)	Fat (g)	Protein (g)	Fiber (g)
DAILY TOTALS:					

AUGUST 17

BREAKFAST	☐ WATER (8 oz.)	Amount	Calories	Carbs (g)	Fat (g)	Protein (g)	Fiber (g)
TIME: _____ a.m. / p.m.		**MEAL TOTALS:**					

MIDMORNING	☐ WATER (8 oz.)	Amount	Calories	Carbs (g)	Fat (g)	Protein (g)	Fiber (g)
TIME: _____ a.m. / p.m.		**MEAL TOTALS:**					

LUNCH	☐ WATER (8 oz.)	Amount	Calories	Carbs (g)	Fat (g)	Protein (g)	Fiber (g)
TIME: _____ a.m. / p.m.		**MEAL TOTALS:**					

AFTERNOON	☐ WATER (8 oz.)	Amount	Calories	Carbs (g)	Fat (g)	Protein (g)	Fiber (g)
TIME: _____ a.m. / p.m.		**MEAL TOTALS:**					

DINNER	☐ WATER (8 oz.)	Amount	Calories	Carbs (g)	Fat (g)	Protein (g)	Fiber (g)
TIME: _____ a.m. / p.m.		**MEAL TOTALS:**					

EVENING	☐ WATER (8 oz.)	Amount	Calories	Carbs (g)	Fat (g)	Protein (g)	Fiber (g)
TIME: _____ a.m. / p.m.		**MEAL TOTALS:**					

			Calories	*Carbs (g)*	*Fat (g)*	*Protein (g)*	*Fiber (g)*
Today's Weight: _____ lb/kg		**DAILY TOTALS:**					

AUGUST 18

BREAKFAST	☐ WATER (8 oz.)	Amount	Calories	Carbs (g)	Fat (g)	Protein (g)	Fiber (g)
TIME: _____ a.m. / p.m.		MEAL TOTALS:					

MIDMORNING	☐ WATER (8 oz.)	Amount	Calories	Carbs (g)	Fat (g)	Protein (g)	Fiber (g)
TIME: _____ a.m. / p.m.		MEAL TOTALS:					

LUNCH	☐ WATER (8 oz.)	Amount	Calories	Carbs (g)	Fat (g)	Protein (g)	Fiber (g)
TIME: _____ a.m. / p.m.		MEAL TOTALS:					

AFTERNOON	☐ WATER (8 oz.)	Amount	Calories	Carbs (g)	Fat (g)	Protein (g)	Fiber (g)
TIME: _____ a.m. / p.m.		MEAL TOTALS:					

DINNER	☐ WATER (8 oz.)	Amount	Calories	Carbs (g)	Fat (g)	Protein (g)	Fiber (g)
TIME: _____ a.m. / p.m.		MEAL TOTALS:					

EVENING	☐ WATER (8 oz.)	Amount	Calories	Carbs (g)	Fat (g)	Protein (g)	Fiber (g)
TIME: _____ a.m. / p.m.		MEAL TOTALS:					

			Calories	Carbs (g)	Fat (g)	Protein (g)	Fiber (g)
Today's Weight: _____ lb/kg		DAILY TOTALS:					

AUGUST 19

BREAKFAST	☐ WATER (8 oz.)	Amount	Calories	Carbs (g)	Fat (g)	Protein (g)	Fiber (g)
_____		_____	_____	_____	_____	_____	_____
_____		_____	_____	_____	_____	_____	_____
_____		_____	_____	_____	_____	_____	_____
_____		_____	_____	_____	_____	_____	_____
_____		_____	_____	_____	_____	_____	_____
_____		_____	_____	_____	_____	_____	_____
TIME: _____ a.m./p.m.		**MEAL TOTALS:**					

MIDMORNING	☐ WATER (8 oz.)	Amount	Calories	Carbs (g)	Fat (g)	Protein (g)	Fiber (g)
_____		_____	_____	_____	_____	_____	_____
_____		_____	_____	_____	_____	_____	_____
_____		_____	_____	_____	_____	_____	_____
_____		_____	_____	_____	_____	_____	_____
TIME: _____ a.m./p.m.		**MEAL TOTALS:**					

LUNCH	☐ WATER (8 oz.)	Amount	Calories	Carbs (g)	Fat (g)	Protein (g)	Fiber (g)
_____		_____	_____	_____	_____	_____	_____
_____		_____	_____	_____	_____	_____	_____
_____		_____	_____	_____	_____	_____	_____
_____		_____	_____	_____	_____	_____	_____
_____		_____	_____	_____	_____	_____	_____
_____		_____	_____	_____	_____	_____	_____
_____		_____	_____	_____	_____	_____	_____
TIME: _____ a.m./p.m.		**MEAL TOTALS:**					

AFTERNOON	☐ WATER (8 oz.)	Amount	Calories	Carbs (g)	Fat (g)	Protein (g)	Fiber (g)
_____		_____	_____	_____	_____	_____	_____
_____		_____	_____	_____	_____	_____	_____
_____		_____	_____	_____	_____	_____	_____
_____		_____	_____	_____	_____	_____	_____
_____		_____	_____	_____	_____	_____	_____
TIME: _____ a.m./p.m.		**MEAL TOTALS:**					

DINNER	☐ WATER (8 oz.)	Amount	Calories	Carbs (g)	Fat (g)	Protein (g)	Fiber (g)
_____		_____	_____	_____	_____	_____	_____
_____		_____	_____	_____	_____	_____	_____
_____		_____	_____	_____	_____	_____	_____
_____		_____	_____	_____	_____	_____	_____
_____		_____	_____	_____	_____	_____	_____
_____		_____	_____	_____	_____	_____	_____
TIME: _____ a.m./p.m.		**MEAL TOTALS:**					

EVENING	☐ WATER (8 oz.)	Amount	Calories	Carbs (g)	Fat (g)	Protein (g)	Fiber (g)
_____		_____	_____	_____	_____	_____	_____
_____		_____	_____	_____	_____	_____	_____
_____		_____	_____	_____	_____	_____	_____
_____		_____	_____	_____	_____	_____	_____
_____		_____	_____	_____	_____	_____	_____
TIME: _____ a.m./p.m.		**MEAL TOTALS:**					

		Calories	*Carbs (g)*	*Fat (g)*	*Protein (g)*	*Fiber (g)*
Today's Weight: _____ lb/kg	**DAILY TOTALS**					

AUGUST 20

BREAKFAST ☐ WATER (8 oz.) | Amount | Calories | Carbs (g) | Fat (g) | Protein (g) | Fiber (g)

TIME: _____ a.m. / p.m. | **MEAL TOTALS:**

MIDMORNING ☐ WATER (8 oz.) | Amount | Calories | Carbs (g) | Fat (g) | Protein (g) | Fiber (g)

TIME: _____ a.m. / p.m. | **MEAL TOTALS:**

LUNCH ☐ WATER (8 oz.) | Amount | Calories | Carbs (g) | Fat (g) | Protein (g) | Fiber (g)

TIME: _____ a.m. / p.m. | **MEAL TOTALS:**

AFTERNOON ☐ WATER (8 oz.) | Amount | Calories | Carbs (g) | Fat (g) | Protein (g) | Fiber (g)

TIME: _____ a.m. / p.m. | **MEAL TOTALS:**

DINNER ☐ WATER (8 oz.) | Amount | Calories | Carbs (g) | Fat (g) | Protein (g) | Fiber (g)

TIME: _____ a.m. / p.m. | **MEAL TOTALS:**

EVENING ☐ WATER (8 oz.) | Amount | Calories | Carbs (g) | Fat (g) | Protein (g) | Fiber (g)

TIME: _____ a.m. / p.m. | **MEAL TOTALS:**

Today's Weight: _____ lb/kg | **DAILY TOTALS:** | *Calories* | *Carbs (g)* | *Fat (g)* | **Protein** (g) | **Fiber** (g)

AUGUST 21

BREAKFAST	☐ WATER (8 oz.)	Amount	Calories	Carbs (g)	Fat (g)	Protein (g)	Fiber (g)
TIME: _____ a.m. / p.m.		MEAL TOTALS:					

MIDMORNING	☐ WATER (8 oz.)	Amount	Calories	Carbs (g)	Fat (g)	Protein (g)	Fiber (g)
TIME: _____ a.m. / p.m.		MEAL TOTALS:					

LUNCH	☐ WATER (8 oz.)	Amount	Calories	Carbs (g)	Fat (g)	Protein (g)	Fiber (g)
TIME: _____ a.m. / p.m.		MEAL TOTALS:					

AFTERNOON	☐ WATER (8 oz.)	Amount	Calories	Carbs (g)	Fat (g)	Protein (g)	Fiber (g)
TIME: _____ a.m. / p.m.		MEAL TOTALS:					

DINNER	☐ WATER (8 oz.)	Amount	Calories	Carbs (g)	Fat (g)	Protein (g)	Fiber (g)
TIME: _____ a.m. / p.m.		MEAL TOTALS:					

EVENING	☐ WATER (8 oz.)	Amount	Calories	Carbs (g)	Fat (g)	Protein (g)	Fiber (g)
TIME: _____ a.m. / p.m.		MEAL TOTALS:					
			Calories	Carbs (g)	Fat (g)	Protein (g)	Fiber (g)
Today's Weight: _____ lb/kg		DAILY TOTALS:					

AUGUST 22

BREAKFAST ☐ WATER (8 oz.) | Amount | Calories | Carbs (g) | Fat (g) | Protein (g) | Fiber (g)

TIME: _____ a.m./p.m. | **MEAL TOTALS:**

MIDMORNING ☐ WATER (8 oz.) | Amount | Calories | Carbs (g) | Fat (g) | Protein (g) | Fiber (g)

TIME: _____ a.m./p.m. | **MEAL TOTALS:**

LUNCH ☐ WATER (8 oz.) | Amount | Calories | Carbs (g) | Fat (g) | Protein (g) | Fiber (g)

TIME: _____ a.m./p.m. | **MEAL TOTALS:**

AFTERNOON ☐ WATER (8 oz.) | Amount | Calories | Carbs (g) | Fat (g) | Protein (g) | Fiber (g)

TIME: _____ a.m./p.m. | **MEAL TOTALS:**

DINNER ☐ WATER (8 oz.) | Amount | Calories | Carbs (g) | Fat (g) | Protein (g) | Fiber (g)

TIME: _____ a.m./p.m. | **MEAL TOTALS:**

EVENING ☐ WATER (8 oz.) | Amount | Calories | Carbs (g) | Fat (g) | Protein (g) | Fiber (g)

TIME: _____ a.m./p.m. | **MEAL TOTALS:**

Today's Weight: _____ lb/kg

DAILY TOTALS: | *Calories* | *Carbs (g)* | *Fat (g)* | *Protein (g)* | *Fiber (g)*

AUGUST 23

BREAKFAST	☐ WATER (8 oz.)	Amount	Calories	Carbs (g)	Fat (g)	Protein (g)	Fiber (g)
TIME: _____ a.m. / p.m.		MEAL TOTALS:					

MIDMORNING	☐ WATER (8 oz.)	Amount	Calories	Carbs (g)	Fat (g)	Protein (g)	Fiber (g)
TIME: _____ a.m. / p.m.		MEAL TOTALS:					

LUNCH	☐ WATER (8 oz.)	Amount	Calories	Carbs (g)	Fat (g)	Protein (g)	Fiber (g)
TIME: _____ a.m. / p.m.		MEAL TOTALS:					

AFTERNOON	☐ WATER (8 oz.)	Amount	Calories	Carbs (g)	Fat (g)	Protein (g)	Fiber (g)
TIME: _____ a.m. / p.m.		MEAL TOTALS:					

DINNER	☐ WATER (8 oz.)	Amount	Calories	Carbs (g)	Fat (g)	Protein (g)	Fiber (g)
TIME: _____ a.m. / p.m.		MEAL TOTALS:					

EVENING	☐ WATER (8 oz.)	Amount	Calories	Carbs (g)	Fat (g)	Protein (g)	Fiber (g)
TIME: _____ a.m. / p.m.		MEAL TOTALS:					

	Calories	Carbs (g)	Fat (g)	Protein (g)	Fiber (g)
Today's Weight: _____ lb/kg DAILY TOTALS:					

AUGUST 24

BREAKFAST	☐ WATER (8 oz.)	Amount	Calories	Carbs (g)	Fat (g)	Protein (g)	Fiber (g)

TIME: _____ a.m. / p.m.   **MEAL TOTALS:**

MIDMORNING	☐ WATER (8 oz.)	Amount	Calories	Carbs (g)	Fat (g)	Protein (g)	Fiber (g)

TIME: _____ a.m. / p.m.   **MEAL TOTALS:**

LUNCH	☐ WATER (8 oz.)	Amount	Calories	Carbs (g)	Fat (g)	Protein (g)	Fiber (g)

TIME: _____ a.m. / p.m.   **MEAL TOTALS:**

AFTERNOON	☐ WATER (8 oz.)	Amount	Calories	Carbs (g)	Fat (g)	Protein (g)	Fiber (g)

TIME: _____ a.m. / p.m.   **MEAL TOTALS:**

DINNER	☐ WATER (8 oz.)	Amount	Calories	Carbs (g)	Fat (g)	Protein (g)	Fiber (g)

TIME: _____ a.m. / p.m.   **MEAL TOTALS:**

EVENING	☐ WATER (8 oz.)	Amount	Calories	Carbs (g)	Fat (g)	Protein (g)	Fiber (g)

TIME: _____ a.m. / p.m.   **MEAL TOTALS:**

	Calories	*Carbs (g)*	*Fat (g)*	*Protein (g)*	*Fiber (g)*
DAILY TOTALS:					

Today's Weight: _____ lb/kg

AUGUST 25

BREAKFAST	☐ WATER (8 oz.)	Amount	Calories	Carbs (g)	Fat (g)	Protein (g)	Fiber (g)
TIME: _____ a.m. / p.m.		MEAL TOTALS:					

MIDMORNING	☐ WATER (8 oz.)	Amount	Calories	Carbs (g)	Fat (g)	Protein (g)	Fiber (g)
TIME: _____ a.m. / p.m.		MEAL TOTALS:					

LUNCH	☐ WATER (8 oz.)	Amount	Calories	Carbs (g)	Fat (g)	Protein (g)	Fiber (g)
TIME: _____ a.m. / p.m.		MEAL TOTALS:					

AFTERNOON	☐ WATER (8 oz.)	Amount	Calories	Carbs (g)	Fat (g)	Protein (g)	Fiber (g)
TIME: _____ a.m. / p.m.		MEAL TOTALS:					

DINNER	☐ WATER (8 oz.)	Amount	Calories	Carbs (g)	Fat (g)	Protein (g)	Fiber (g)
TIME: _____ a.m. / p.m.		MEAL TOTALS:					

EVENING	☐ WATER (8 oz.)	Amount	Calories	Carbs (g)	Fat (g)	Protein (g)	Fiber (g)
TIME: _____ a.m. / p.m.		MEAL TOTALS:					

			Calories	Carbs (g)	Fat (g)	Protein (g)	Fiber (g)
Today's Weight: _____ lb/kg		DAILY TOTALS:					

AUGUST 26

BREAKFAST	☐ WATER (8 oz.)	Amount	Calories	Carbs (g)	Fat (g)	Protein (g)	Fiber (g)
TIME: a.m. / p.m.		**MEAL TOTALS:**					

MIDMORNING	☐ WATER (8 oz.)	Amount	Calories	Carbs (g)	Fat (g)	Protein (g)	Fiber (g)
TIME: a.m. / p.m.		**MEAL TOTALS:**					

LUNCH	☐ WATER (8 oz.)	Amount	Calories	Carbs (g)	Fat (g)	Protein (g)	Fiber (g)
TIME: a.m. / p.m.		**MEAL TOTALS:**					

AFTERNOON	☐ WATER (8 oz.)	Amount	Calories	Carbs (g)	Fat (g)	Protein (g)	Fiber (g)
TIME: a.m. / p.m.		**MEAL TOTALS:**					

DINNER	☐ WATER (8 oz.)	Amount	Calories	Carbs (g)	Fat (g)	Protein (g)	Fiber (g)
TIME: a.m. / p.m.		**MEAL TOTALS:**					

EVENING	☐ WATER (8 oz.)	Amount	Calories	Carbs (g)	Fat (g)	Protein (g)	Fiber (g)
TIME: a.m. / p.m.		**MEAL TOTALS:**					

			Calories	*Carbs (g)*	*Fat (g)*	*Protein (g)*	*Fiber (g)*
Today's Weight: _____ lb/kg		**DAILY TOTALS:**					

AUGUST 27

BREAKFAST	☐ WATER (8 oz.)	Amount	Calories	Carbs (g)	Fat (g)	Protein (g)	Fiber (g)
TIME: _____ a.m. / p.m.		**MEAL TOTALS:**					

MIDMORNING	☐ WATER (8 oz.)	Amount	Calories	Carbs (g)	Fat (g)	Protein (g)	Fiber (g)
TIME: _____ a.m. / p.m.		**MEAL TOTALS:**					

LUNCH	☐ WATER (8 oz.)	Amount	Calories	Carbs (g)	Fat (g)	Protein (g)	Fiber (g)
TIME: _____ a.m. / p.m.		**MEAL TOTALS:**					

AFTERNOON	☐ WATER (8 oz.)	Amount	Calories	Carbs (g)	Fat (g)	Protein (g)	Fiber (g)
TIME: _____ a.m. / p.m.		**MEAL TOTALS:**					

DINNER	☐ WATER (8 oz.)	Amount	Calories	Carbs (g)	Fat (g)	Protein (g)	Fiber (g)
TIME: _____ a.m. / p.m.		**MEAL TOTALS:**					

EVENING	☐ WATER (8 oz.)	Amount	Calories	Carbs (g)	Fat (g)	Protein (g)	Fiber (g)
TIME: _____ a.m. / p.m.		**MEAL TOTALS:**					

			Calories	*Carbs (g)*	*Fat (g)*	*Protein (g)*	*Fiber (g)*
Today's Weight: _____ lb/kg		**DAILY TOTALS:**					

AUGUST 28

BREAKFAST	☐ WATER (8 oz.)	Amount	Calories	Carbs (g)	Fat (g)	Protein (g)	Fiber (g)

TIME: _____ a.m. / p.m.   **MEAL TOTALS:**

MIDMORNING	☐ WATER (8 oz.)	Amount	Calories	Carbs (g)	Fat (g)	Protein (g)	Fiber (g)

TIME: _____ a.m. / p.m.   **MEAL TOTALS:**

LUNCH	☐ WATER (8 oz.)	Amount	Calories	Carbs (g)	Fat (g)	Protein (g)	Fiber (g)

TIME: _____ a.m. / p.m.   **MEAL TOTALS:**

AFTERNOON	☐ WATER (8 oz.)	Amount	Calories	Carbs (g)	Fat (g)	Protein (g)	Fiber (g)

TIME: _____ a.m. / p.m.   **MEAL TOTALS:**

DINNER	☐ WATER (8 oz.)	Amount	Calories	Carbs (g)	Fat (g)	Protein (g)	Fiber (g)

TIME: _____ a.m. / p.m.   **MEAL TOTALS:**

EVENING	☐ WATER (8 oz.)	Amount	Calories	Carbs (g)	Fat (g)	Protein (g)	Fiber (g)

TIME: _____ a.m. / p.m.   **MEAL TOTALS:**

Today's Weight: _____ lb/kg

	Calories	Carbs (g)	Fat (g)	Protein (g)	Fiber (g)
DAILY TOTALS:					

AUGUST 29

BREAKFAST	☐ WATER (8 oz.)	Amount	Calories	Carbs (g)	Fat (g)	Protein (g)	Fiber (g)
_____							
_____							
_____							
_____							
_____							
_____							
TIME: _____ a.m. / p.m.		**MEAL TOTALS:**					

MIDMORNING	☐ WATER (8 oz.)	Amount	Calories	Carbs (g)	Fat (g)	Protein (g)	Fiber (g)
_____							
_____							
_____							
_____							
_____							
_____							
TIME: _____ a.m. / p.m.		**MEAL TOTALS:**					

LUNCH	☐ WATER (8 oz.)	Amount	Calories	Carbs (g)	Fat (g)	Protein (g)	Fiber (g)
_____							
_____							
_____							
_____							
_____							
_____							
TIME: _____ a.m. / p.m.		**MEAL TOTALS:**					

AFTERNOON	☐ WATER (8 oz.)	Amount	Calories	Carbs (g)	Fat (g)	Protein (g)	Fiber (g)
_____							
_____							
_____							
_____							
_____							
_____							
TIME: _____ a.m. / p.m.		**MEAL TOTALS:**					

DINNER	☐ WATER (8 oz.)	Amount	Calories	Carbs (g)	Fat (g)	Protein (g)	Fiber (g)
_____							
_____							
_____							
_____							
_____							
_____							
TIME: _____ a.m. / p.m.		**MEAL TOTALS:**					

EVENING	☐ WATER (8 oz.)	Amount	Calories	Carbs (g)	Fat (g)	Protein (g)	Fiber (g)
_____							
_____							
_____							
_____							
_____							
_____							
TIME: _____ a.m. / p.m.		**MEAL TOTALS:**					

			Calories	*Carbs (g)*	*Fat (g)*	*Protein (g)*	*Fiber (g)*
Today's Weight: _____ lb/kg		**DAILY TOTALS**					

AUGUST 30

BREAKFAST	☐ WATER (8 oz.)	Amount	Calories	Carbs (g)	Fat (g)	Protein (g)	Fiber (g)
TIME: _____ a.m. / p.m.		**MEAL TOTALS:**					

MIDMORNING	☐ WATER (8 oz.)	Amount	Calories	Carbs (g)	Fat (g)	Protein (g)	Fiber (g)
TIME: _____ a.m. / p.m.		**MEAL TOTALS:**					

LUNCH	☐ WATER (8 oz.)	Amount	Calories	Carbs (g)	Fat (g)	Protein (g)	Fiber (g)
TIME: _____ a.m. / p.m.		**MEAL TOTALS:**					

AFTERNOON	☐ WATER (8 oz.)	Amount	Calories	Carbs (g)	Fat (g)	Protein (g)	Fiber (g)
TIME: _____ a.m. / p.m.		**MEAL TOTALS:**					

DINNER	☐ WATER (8 oz.)	Amount	Calories	Carbs (g)	Fat (g)	Protein (g)	Fiber (g)
TIME: _____ a.m. / p.m.		**MEAL TOTALS:**					

EVENING	☐ WATER (8 oz.)	Amount	Calories	Carbs (g)	Fat (g)	Protein (g)	Fiber (g)
TIME: _____ a.m. / p.m.		**MEAL TOTALS:**					

		Calories	Carbs (g)	Fat (g)	Protein (g)	Fiber (g)
Today's Weight: _____ lb/kg	**DAILY TOTALS:**					

AUGUST 31

BREAKFAST	☐ WATER (8 oz.)	Amount	Calories	Carbs (g)	Fat (g)	Protein (g)	Fiber (g)
TIME: _____ a.m./p.m.		**MEAL TOTALS:**					

MIDMORNING	☐ WATER (8 oz.)	Amount	Calories	Carbs (g)	Fat (g)	Protein (g)	Fiber (g)
TIME: _____ a.m./p.m.		**MEAL TOTALS:**					

LUNCH	☐ WATER (8 oz.)	Amount	Calories	Carbs (g)	Fat (g)	Protein (g)	Fiber (g)
TIME: _____ a.m./p.m.		**MEAL TOTALS:**					

AFTERNOON	☐ WATER (8 oz.)	Amount	Calories	Carbs (g)	Fat (g)	Protein (g)	Fiber (g)
TIME: _____ a.m./p.m.		**MEAL TOTALS:**					

DINNER	☐ WATER (8 oz.)	Amount	Calories	Carbs (g)	Fat (g)	Protein (g)	Fiber (g)
TIME: _____ a.m./p.m.		**MEAL TOTALS:**					

EVENING	☐ WATER (8 oz.)	Amount	Calories	Carbs (g)	Fat (g)	Protein (g)	Fiber (g)
TIME: _____ a.m./p.m.		**MEAL TOTALS:**					

			Calories	*Carbs* (g)	*Fat* (g)	**Protein** (g)	*Fiber* (g)
Today's Weight: _____ lb/kg		**DAILY TOTALS**					

SEPTEMBER NOTES:

SEPTEMBER 1

BREAKFAST	☐ WATER (8 oz.)	Amount	Calories	Carbs (g)	Fat (g)	Protein (g)	Fiber (g)

TIME: _____ a.m. / p.m. **MEAL TOTALS:**

MIDMORNING	☐ WATER (8 oz.)	Amount	Calories	Carbs (g)	Fat (g)	Protein (g)	Fiber (g)

TIME: _____ a.m. / p.m. **MEAL TOTALS:**

LUNCH	☐ WATER (8 oz.)	Amount	Calories	Carbs (g)	Fat (g)	Protein (g)	Fiber (g)

TIME: _____ a.m. / p.m. **MEAL TOTALS:**

AFTERNOON	☐ WATER (8 oz.)	Amount	Calories	Carbs (g)	Fat (g)	Protein (g)	Fiber (g)

TIME: _____ a.m. / p.m. **MEAL TOTALS:**

DINNER	☐ WATER (8 oz.)	Amount	Calories	Carbs (g)	Fat (g)	Protein (g)	Fiber (g)

TIME: _____ a.m. / p.m. **MEAL TOTALS:**

EVENING	☐ WATER (8 oz.)	Amount	Calories	Carbs (g)	Fat (g)	Protein (g)	Fiber (g)

TIME: _____ a.m. / p.m. **MEAL TOTALS:**

Today's Weight: _____ lb/kg

DAILY TOTALS	Calories	Carbs (g)	Fat (g)	Protein (g)	Fiber (g)

SEPTEMBER 2

BREAKFAST	☐ WATER (8 oz.)	Amount	Calories	Carbs (g)	Fat (g)	Protein (g)	Fiber (g)

TIME: _____ a.m. / p.m.   **MEAL TOTALS:**

MIDMORNING	☐ WATER (8 oz.)	Amount	Calories	Carbs (g)	Fat (g)	Protein (g)	Fiber (g)

TIME: _____ a.m. / p.m.   **MEAL TOTALS:**

LUNCH	☐ WATER (8 oz.)	Amount	Calories	Carbs (g)	Fat (g)	Protein (g)	Fiber (g)

TIME: _____ a.m. / p.m.   **MEAL TOTALS:**

AFTERNOON	☐ WATER (8 oz.)	Amount	Calories	Carbs (g)	Fat (g)	Protein (g)	Fiber (g)

TIME: _____ a.m. / p.m.   **MEAL TOTALS:**

DINNER	☐ WATER (8 oz.)	Amount	Calories	Carbs (g)	Fat (g)	Protein (g)	Fiber (g)

TIME: _____ a.m. / p.m.   **MEAL TOTALS:**

EVENING	☐ WATER (8 oz.)	Amount	Calories	Carbs (g)	Fat (g)	Protein (g)	Fiber (g)

TIME: _____ a.m. / p.m.   **MEAL TOTALS:**

Today's Weight: _____ lb/kg

	Calories	*Carbs (g)*	*Fat (g)*	*Protein (g)*	*Fiber (g)*
DAILY TOTALS:					

SEPTEMBER 3

BREAKFAST	☐ WATER (8 oz.)	Amount	Calories	Carbs (g)	Fat (g)	Protein (g)	Fiber (g)
TIME: _____ a.m. / p.m.		**MEAL TOTALS:**					

MIDMORNING	☐ WATER (8 oz.)	Amount	Calories	Carbs (g)	Fat (g)	Protein (g)	Fiber (g)
TIME: _____ a.m. / p.m.		**MEAL TOTALS:**					

LUNCH	☐ WATER (8 oz.)	Amount	Calories	Carbs (g)	Fat (g)	Protein (g)	Fiber (g)
TIME: _____ a.m. / p.m.		**MEAL TOTALS:**					

AFTERNOON	☐ WATER (8 oz.)	Amount	Calories	Carbs (g)	Fat (g)	Protein (g)	Fiber (g)
TIME: _____ a.m. / p.m.		**MEAL TOTALS:**					

DINNER	☐ WATER (8 oz.)	Amount	Calories	Carbs (g)	Fat (g)	Protein (g)	Fiber (g)
TIME: _____ a.m. / p.m.		**MEAL TOTALS:**					

EVENING	☐ WATER (8 oz.)	Amount	Calories	Carbs (g)	Fat (g)	Protein (g)	Fiber (g)
TIME: _____ a.m. / p.m.		**MEAL TOTALS:**					

			Calories	*Carbs (g)*	*Fat (g)*	*Protein (g)*	*Fiber (g)*
Today's Weight: _____ lb/kg		**DAILY TOTALS:**					

SEPTEMBER 4

BREAKFAST ☐ WATER (8 oz.)	Amount	Calories	Carbs (g)	Fat (g)	Protein (g)	Fiber (g)

TIME: _____ a.m. / p.m.   MEAL TOTALS:

MIDMORNING ☐ WATER (8 oz.)	Amount	Calories	Carbs (g)	Fat (g)	Protein (g)	Fiber (g)

TIME: _____ a.m. / p.m.   MEAL TOTALS:

LUNCH ☐ WATER (8 oz.)	Amount	Calories	Carbs (g)	Fat (g)	Protein (g)	Fiber (g)

TIME: _____ a.m. / p.m.   MEAL TOTALS:

AFTERNOON ☐ WATER (8 oz.)	Amount	Calories	Carbs (g)	Fat (g)	Protein (g)	Fiber (g)

TIME: _____ a.m. / p.m.   MEAL TOTALS:

DINNER ☐ WATER (8 oz.)	Amount	Calories	Carbs (g)	Fat (g)	Protein (g)	Fiber (g)

TIME: _____ a.m. / p.m.   MEAL TOTALS:

EVENING ☐ WATER (8 oz.)	Amount	Calories	Carbs (g)	Fat (g)	Protein (g)	Fiber (g)

TIME: _____ a.m. / p.m.   MEAL TOTALS:

	Calories	Carbs (g)	Fat (g)	Protein (g)	Fiber (g)
DAILY TOTALS:					

Today's Weight: _____ lb/kg

SEPTEMBER 5

BREAKFAST	☐ WATER (8 oz.)	Amount	Calories	Carbs (g)	Fat (g)	Protein (g)	Fiber (g)

TIME: _____ a.m. / p.m. **MEAL TOTALS:**

MIDMORNING	☐ WATER (8 oz.)	Amount	Calories	Carbs (g)	Fat (g)	Protein (g)	Fiber (g)

TIME: _____ a.m. / p.m. **MEAL TOTALS:**

LUNCH	☐ WATER (8 oz.)	Amount	Calories	Carbs (g)	Fat (g)	Protein (g)	Fiber (g)

TIME: _____ a.m. / p.m. **MEAL TOTALS:**

AFTERNOON	☐ WATER (8 oz.)	Amount	Calories	Carbs (g)	Fat (g)	Protein (g)	Fiber (g)

TIME: _____ a.m. / p.m. **MEAL TOTALS:**

DINNER	☐ WATER (8 oz.)	Amount	Calories	Carbs (g)	Fat (g)	Protein (g)	Fiber (g)

TIME: _____ a.m. / p.m. **MEAL TOTALS:**

EVENING	☐ WATER (8 oz.)	Amount	Calories	Carbs (g)	Fat (g)	Protein (g)	Fiber (g)

TIME: _____ a.m. / p.m. **MEAL TOTALS:**

Today's Weight: _____ lb/kg

	Calories	*Carbs* (g)	*Fat* (g)	*Protein* (g)	*Fiber* (g)
DAILY TOTALS:					

SEPTEMBER 6

BREAKFAST   ☐ WATER (8 oz.)   Amount   Calories   Carbs (g)   Fat (g)   Protein (g)   Fiber (g)

TIME: _____ a.m. / p.m.   **MEAL TOTALS:**

MIDMORNING   ☐ WATER (8 oz.)   Amount   Calories   Carbs (g)   Fat (g)   Protein (g)   Fiber (g)

TIME: _____ a.m. / p.m.   **MEAL TOTALS:**

LUNCH   ☐ WATER (8 oz.)   Amount   Calories   Carbs (g)   Fat (g)   Protein (g)   Fiber (g)

TIME: _____ a.m. / p.m.   **MEAL TOTALS:**

AFTERNOON   ☐ WATER (8 oz.)   Amount   Calories   Carbs (g)   Fat (g)   Protein (g)   Fiber (g)

TIME: _____ a.m. / p.m.   **MEAL TOTALS:**

DINNER   ☐ WATER (8 oz.)   Amount   Calories   Carbs (g)   Fat (g)   Protein (g)   Fiber (g)

TIME: _____ a.m. / p.m.   **MEAL TOTALS:**

EVENING   ☐ WATER (8 oz.)   Amount   Calories   Carbs (g)   Fat (g)   Protein (g)   Fiber (g)

TIME: _____ a.m. / p.m.   **MEAL TOTALS:**

Today's Weight: _____ lb/kg   **DAILY TOTALS:**   *Calories*   *Carbs (g)*   *Fat (g)*   **Protein** (g)   *Fiber (g)*

SEPTEMBER 7

BREAKFAST	☐ WATER (8 oz.)	Amount	Calories	Carbs (g)	Fat (g)	Protein (g)	Fiber (g)

TIME: _____ a.m. / p.m.   **MEAL TOTALS:**

MIDMORNING	☐ WATER (8 oz.)	Amount	Calories	Carbs (g)	Fat (g)	Protein (g)	Fiber (g)

TIME: _____ a.m. / p.m.   **MEAL TOTALS:**

LUNCH	☐ WATER (8 oz.)	Amount	Calories	Carbs (g)	Fat (g)	Protein (g)	Fiber (g)

TIME: _____ a.m. / p.m.   **MEAL TOTALS:**

AFTERNOON	☐ WATER (8 oz.)	Amount	Calories	Carbs (g)	Fat (g)	Protein (g)	Fiber (g)

TIME: _____ a.m. / p.m.   **MEAL TOTALS:**

DINNER	☐ WATER (8 oz.)	Amount	Calories	Carbs (g)	Fat (g)	Protein (g)	Fiber (g)

TIME: _____ a.m. / p.m.   **MEAL TOTALS:**

EVENING	☐ WATER (8 oz.)	Amount	Calories	Carbs (g)	Fat (g)	Protein (g)	Fiber (g)

TIME: _____ a.m. / p.m.   **MEAL TOTALS:**

	Calories	*Carbs (g)*	*Fat (g)*	*Protein (g)*	*Fiber (g)*
DAILY TOTALS					

Today's Weight: _____ lb/kg

SEPTEMBER 8

BREAKFAST	☐ WATER (8 oz.)	Amount	Calories	Carbs (g)	Fat (g)	Protein (g)	Fiber (g)

TIME: _____ a.m. / p.m. **MEAL TOTALS:**

MIDMORNING	☐ WATER (8 oz.)	Amount	Calories	Carbs (g)	Fat (g)	Protein (g)	Fiber (g)

TIME: _____ a.m. / p.m. **MEAL TOTALS:**

LUNCH	☐ WATER (8 oz.)	Amount	Calories	Carbs (g)	Fat (g)	Protein (g)	Fiber (g)

TIME: _____ a.m. / p.m. **MEAL TOTALS:**

AFTERNOON	☐ WATER (8 oz.)	Amount	Calories	Carbs (g)	Fat (g)	Protein (g)	Fiber (g)

TIME: _____ a.m. / p.m. **MEAL TOTALS:**

DINNER	☐ WATER (8 oz.)	Amount	Calories	Carbs (g)	Fat (g)	Protein (g)	Fiber (g)

TIME: _____ a.m. / p.m. **MEAL TOTALS:**

EVENING	☐ WATER (8 oz.)	Amount	Calories	Carbs (g)	Fat (g)	Protein (g)	Fiber (g)

TIME: _____ a.m. / p.m. **MEAL TOTALS:**

	Calories	Carbs (g)	Fat (g)	Protein (g)	Fiber (g)
DAILY TOTALS:					

Today's Weight: _____ lb/kg

SEPTEMBER 9

BREAKFAST	☐ WATER (8 oz.)	Amount	Calories	Carbs (g)	Fat (g)	Protein (g)	Fiber (g)

TIME: _____ a.m. / p.m.

		MEAL TOTALS:					
MIDMORNING	☐ WATER (8 oz.)	Amount	Calories	Carbs (g)	Fat (g)	Protein (g)	Fiber (g)

TIME: _____ a.m. / p.m.

		MEAL TOTALS:					
LUNCH	☐ WATER (8 oz.)	Amount	Calories	Carbs (g)	Fat (g)	Protein (g)	Fiber (g)

TIME: _____ a.m. / p.m.

		MEAL TOTALS:					
AFTERNOON	☐ WATER (8 oz.)	Amount	Calories	Carbs (g)	Fat (g)	Protein (g)	Fiber (g)

TIME: _____ a.m. / p.m.

		MEAL TOTALS:					
DINNER	☐ WATER (8 oz.)	Amount	Calories	Carbs (g)	Fat (g)	Protein (g)	Fiber (g)

TIME: _____ a.m. / p.m.

		MEAL TOTALS:					
EVENING	☐ WATER (8 oz.)	Amount	Calories	Carbs (g)	Fat (g)	Protein (g)	Fiber (g)

TIME: _____ a.m. / p.m.

	MEAL TOTALS:					
		Calories	*Carbs* (g)	*Fat* (g)	*Protein* (g)	*Fiber* (g)
Today's Weight: _____ lb/kg	DAILY TOTALS:					

SEPTEMBER 10

BREAKFAST	☐ WATER (8 oz.)	Amount	Calories	Carbs (g)	Fat (g)	Protein (g)	Fiber (g)
TIME: _____ a.m./p.m.		**MEAL TOTALS:**					

MIDMORNING	☐ WATER (8 oz.)	Amount	Calories	Carbs (g)	Fat (g)	Protein (g)	Fiber (g)
TIME: _____ a.m./p.m.		**MEAL TOTALS:**					

LUNCH	☐ WATER (8 oz.)	Amount	Calories	Carbs (g)	Fat (g)	Protein (g)	Fiber (g)
TIME: _____ a.m./p.m.		**MEAL TOTALS:**					

AFTERNOON	☐ WATER (8 oz.)	Amount	Calories	Carbs (g)	Fat (g)	Protein (g)	Fiber (g)
TIME: _____ a.m./p.m.		**MEAL TOTALS:**					

DINNER	☐ WATER (8 oz.)	Amount	Calories	Carbs (g)	Fat (g)	Protein (g)	Fiber (g)
TIME: _____ a.m./p.m.		**MEAL TOTALS:**					

EVENING	☐ WATER (8 oz.)	Amount	Calories	Carbs (g)	Fat (g)	Protein (g)	Fiber (g)
TIME: _____ a.m./p.m.		**MEAL TOTALS:**					

			Calories	*Carbs (g)*	*Fat (g)*	*Protein (g)*	*Fiber (g)*
Today's Weight: _____ lb/kg		**DAILY TOTALS:**					

SEPTEMBER 11

BREAKFAST	☐ WATER (8 oz.)	Amount	Calories	Carbs (g)	Fat (g)	Protein (g)	Fiber (g)
_____		_____	_____	_____	_____	_____	_____
_____		_____	_____	_____	_____	_____	_____
_____		_____	_____	_____	_____	_____	_____
_____		_____	_____	_____	_____	_____	_____
_____		_____	_____	_____	_____	_____	_____
_____		_____	_____	_____	_____	_____	_____
TIME: _____ a.m. / p.m.		**MEAL TOTALS:**					

MIDMORNING	☐ WATER (8 oz.)	Amount	Calories	Carbs (g)	Fat (g)	Protein (g)	Fiber (g)
_____		_____	_____	_____	_____	_____	_____
_____		_____	_____	_____	_____	_____	_____
_____		_____	_____	_____	_____	_____	_____
_____		_____	_____	_____	_____	_____	_____
_____		_____	_____	_____	_____	_____	_____
_____		_____	_____	_____	_____	_____	_____
TIME: _____ a.m. / p.m.		**MEAL TOTALS:**					

LUNCH	☐ WATER (8 oz.)	Amount	Calories	Carbs (g)	Fat (g)	Protein (g)	Fiber (g)
_____		_____	_____	_____	_____	_____	_____
_____		_____	_____	_____	_____	_____	_____
_____		_____	_____	_____	_____	_____	_____
_____		_____	_____	_____	_____	_____	_____
_____		_____	_____	_____	_____	_____	_____
_____		_____	_____	_____	_____	_____	_____
TIME: _____ a.m. / p.m.		**MEAL TOTALS:**					

AFTERNOON	☐ WATER (8 oz.)	Amount	Calories	Carbs (g)	Fat (g)	Protein (g)	Fiber (g)
_____		_____	_____	_____	_____	_____	_____
_____		_____	_____	_____	_____	_____	_____
_____		_____	_____	_____	_____	_____	_____
_____		_____	_____	_____	_____	_____	_____
_____		_____	_____	_____	_____	_____	_____
_____		_____	_____	_____	_____	_____	_____
TIME: _____ a.m. / p.m.		**MEAL TOTALS:**					

DINNER	☐ WATER (8 oz.)	Amount	Calories	Carbs (g)	Fat (g)	Protein (g)	Fiber (g)
_____		_____	_____	_____	_____	_____	_____
_____		_____	_____	_____	_____	_____	_____
_____		_____	_____	_____	_____	_____	_____
_____		_____	_____	_____	_____	_____	_____
_____		_____	_____	_____	_____	_____	_____
_____		_____	_____	_____	_____	_____	_____
TIME: _____ a.m. / p.m.		**MEAL TOTALS:**					

EVENING	☐ WATER (8 oz.)	Amount	Calories	Carbs (g)	Fat (g)	Protein (g)	Fiber (g)
_____		_____	_____	_____	_____	_____	_____
_____		_____	_____	_____	_____	_____	_____
_____		_____	_____	_____	_____	_____	_____
_____		_____	_____	_____	_____	_____	_____
_____		_____	_____	_____	_____	_____	_____
_____		_____	_____	_____	_____	_____	_____
TIME: _____ a.m. / p.m.		**MEAL TOTALS:**					

			Calories	**Carbs** (g)	**Fat** (g)	**Protein** (g)	**Fiber** (g)
Today's Weight: _____ lb/kg		**DAILY TOTALS**					

SEPTEMBER 12

BREAKFAST	☐ WATER (8 oz.)	Amount	Calories	Carbs (g)	Fat (g)	Protein (g)	Fiber (g)

TIME: _____ a.m. / p.m. **MEAL TOTALS:**

MIDMORNING	☐ WATER (8 oz.)	Amount	Calories	Carbs (g)	Fat (g)	Protein (g)	Fiber (g)

TIME: _____ a.m. / p.m. **MEAL TOTALS:**

LUNCH	☐ WATER (8 oz.)	Amount	Calories	Carbs (g)	Fat (g)	Protein (g)	Fiber (g)

TIME: _____ a.m. / p.m. **MEAL TOTALS:**

AFTERNOON	☐ WATER (8 oz.)	Amount	Calories	Carbs (g)	Fat (g)	Protein (g)	Fiber (g)

TIME: _____ a.m. / p.m. **MEAL TOTALS:**

DINNER	☐ WATER (8 oz.)	Amount	Calories	Carbs (g)	Fat (g)	Protein (g)	Fiber (g)

TIME: _____ a.m. / p.m. **MEAL TOTALS:**

EVENING	☐ WATER (8 oz.)	Amount	Calories	Carbs (g)	Fat (g)	Protein (g)	Fiber (g)

TIME: _____ a.m. / p.m. **MEAL TOTALS:**

Today's Weight: _____ lb/kg

	Calories	Carbs (g)	Fat (g)	Protein (g)	Fiber (g)
DAILY TOTALS:					

SEPTEMBER 13

BREAKFAST	☐ WATER (8 oz.)	Amount	Calories	Carbs (g)	Fat (g)	Protein (g)	Fiber (g)
TIME: _____ a.m./p.m.		**MEAL TOTALS:**					

MIDMORNING	☐ WATER (8 oz.)	Amount	Calories	Carbs (g)	Fat (g)	Protein (g)	Fiber (g)
TIME: _____ a.m./p.m.		**MEAL TOTALS:**					

LUNCH	☐ WATER (8 oz.)	Amount	Calories	Carbs (g)	Fat (g)	Protein (g)	Fiber (g)
TIME: _____ a.m./p.m.		**MEAL TOTALS:**					

AFTERNOON	☐ WATER (8 oz.)	Amount	Calories	Carbs (g)	Fat (g)	Protein (g)	Fiber (g)
TIME: _____ a.m./p.m.		**MEAL TOTALS:**					

DINNER	☐ WATER (8 oz.)	Amount	Calories	Carbs (g)	Fat (g)	Protein (g)	Fiber (g)
TIME: _____ a.m./p.m.		**MEAL TOTALS:**					

EVENING	☐ WATER (8 oz.)	Amount	Calories	Carbs (g)	Fat (g)	Protein (g)	Fiber (g)
TIME: _____ a.m./p.m.		**MEAL TOTALS:**					

			Calories	*Carbs (g)*	*Fat (g)*	*Protein (g)*	*Fiber (g)*
Today's Weight: _____ lb/kg		**DAILY TOTALS:**					

SEPTEMBER 14

BREAKFAST ☐ WATER (8 oz.) | Amount | Calories | Carbs (g) | Fat (g) | Protein (g) | Fiber (g)

TIME: _____ a.m. / p.m. | **MEAL TOTALS:**

MIDMORNING ☐ WATER (8 oz.) | Amount | Calories | Carbs (g) | Fat (g) | Protein (g) | Fiber (g)

TIME: _____ a.m. / p.m. | **MEAL TOTALS:**

LUNCH ☐ WATER (8 oz.) | Amount | Calories | Carbs (g) | Fat (g) | Protein (g) | Fiber (g)

TIME: _____ a.m. / p.m. | **MEAL TOTALS:**

AFTERNOON ☐ WATER (8 oz.) | Amount | Calories | Carbs (g) | Fat (g) | Protein (g) | Fiber (g)

TIME: _____ a.m. / p.m. | **MEAL TOTALS:**

DINNER ☐ WATER (8 oz.) | Amount | Calories | Carbs (g) | Fat (g) | Protein (g) | Fiber (g)

TIME: _____ a.m. / p.m. | **MEAL TOTALS:**

EVENING ☐ WATER (8 oz.) | Amount | Calories | Carbs (g) | Fat (g) | Protein (g) | Fiber (g)

TIME: _____ a.m. / p.m. | **MEAL TOTALS:**

Today's Weight: _____ lb/kg | **DAILY TOTALS:** | *Calories* | *Carbs (g)* | *Fat (g)* | *Protein (g)* | *Fiber (g)*

SEPTEMBER 15

BREAKFAST	☐ WATER (8 oz.)	Amount	Calories	Carbs (g)	Fat (g)	Protein (g)	Fiber (g)

TIME: _____ a.m. / p.m.   **MEAL TOTALS:**

MIDMORNING	☐ WATER (8 oz.)	Amount	Calories	Carbs (g)	Fat (g)	Protein (g)	Fiber (g)

TIME: _____ a.m. / p.m.   **MEAL TOTALS:**

LUNCH	☐ WATER (8 oz.)	Amount	Calories	Carbs (g)	Fat (g)	Protein (g)	Fiber (g)

TIME: _____ a.m. / p.m.   **MEAL TOTALS:**

AFTERNOON	☐ WATER (8 oz.)	Amount	Calories	Carbs (g)	Fat (g)	Protein (g)	Fiber (g)

TIME: _____ a.m. / p.m.   **MEAL TOTALS:**

DINNER	☐ WATER (8 oz.)	Amount	Calories	Carbs (g)	Fat (g)	Protein (g)	Fiber (g)

TIME: _____ a.m. / p.m.   **MEAL TOTALS:**

EVENING	☐ WATER (8 oz.)	Amount	Calories	Carbs (g)	Fat (g)	Protein (g)	Fiber (g)

TIME: _____ a.m. / p.m.   **MEAL TOTALS:**

	Calories	*Carbs* (g)	*Fat* (g)	*Protein* (g)	*Fiber* (g)
Today's Weight: _____ lb/kg **DAILY TOTALS**					

SEPTEMBER 16

BREAKFAST	☐ WATER (8 oz.)	Amount	Calories	Carbs (g)	Fat (g)	Protein (g)	Fiber (g)
TIME: _____ a.m. / p.m.		**MEAL TOTALS:**					

MIDMORNING	☐ WATER (8 oz.)	Amount	Calories	Carbs (g)	Fat (g)	Protein (g)	Fiber (g)
TIME: _____ a.m. / p.m.		**MEAL TOTALS:**					

LUNCH	☐ WATER (8 oz.)	Amount	Calories	Carbs (g)	Fat (g)	Protein (g)	Fiber (g)
TIME: _____ a.m. / p.m.		**MEAL TOTALS:**					

AFTERNOON	☐ WATER (8 oz.)	Amount	Calories	Carbs (g)	Fat (g)	Protein (g)	Fiber (g)
TIME: _____ a.m. / p.m.		**MEAL TOTALS:**					

DINNER	☐ WATER (8 oz.)	Amount	Calories	Carbs (g)	Fat (g)	Protein (g)	Fiber (g)
TIME: _____ a.m. / p.m.		**MEAL TOTALS:**					

EVENING	☐ WATER (8 oz.)	Amount	Calories	Carbs (g)	Fat (g)	Protein (g)	Fiber (g)
TIME: _____ a.m. / p.m.		**MEAL TOTALS:**					

			Calories	*Carbs (g)*	*Fat (g)*	*Protein (g)*	*Fiber (g)*
Today's Weight: _____ lb/kg		**DAILY TOTALS:**					

SEPTEMBER 17

BREAKFAST	☐ WATER (8 oz.)	Amount	Calories	Carbs (g)	Fat (g)	Protein (g)	Fiber (g)

TIME: _____ a.m. / p.m.   **MEAL TOTALS:**

MIDMORNING	☐ WATER (8 oz.)	Amount	Calories	Carbs (g)	Fat (g)	Protein (g)	Fiber (g)

TIME: _____ a.m. / p.m.   **MEAL TOTALS:**

LUNCH	☐ WATER (8 oz.)	Amount	Calories	Carbs (g)	Fat (g)	Protein (g)	Fiber (g)

TIME: _____ a.m. / p.m.   **MEAL TOTALS:**

AFTERNOON	☐ WATER (8 oz.)	Amount	Calories	Carbs (g)	Fat (g)	Protein (g)	Fiber (g)

TIME: _____ a.m. / p.m.   **MEAL TOTALS:**

DINNER	☐ WATER (8 oz.)	Amount	Calories	Carbs (g)	Fat (g)	Protein (g)	Fiber (g)

TIME: _____ a.m. / p.m.   **MEAL TOTALS:**

EVENING	☐ WATER (8 oz.)	Amount	Calories	Carbs (g)	Fat (g)	Protein (g)	Fiber (g)

TIME: _____ a.m. / p.m.   **MEAL TOTALS:**

Today's Weight: _____ lb/kg

	Calories	Carbs (g)	Fat (g)	Protein (g)	Fiber (g)
DAILY TOTALS					

SEPTEMBER 18

BREAKFAST ☐ WATER (8 oz.) | Amount | Calories | Carbs (g) | Fat (g) | Protein (g) | Fiber (g)

TIME: _____ a.m. / p.m. MEAL TOTALS:

MIDMORNING ☐ WATER (8 oz.) | Amount | Calories | Carbs (g) | Fat (g) | Protein (g) | Fiber (g)

TIME: _____ a.m. / p.m. MEAL TOTALS:

LUNCH ☐ WATER (8 oz.) | Amount | Calories | Carbs (g) | Fat (g) | Protein (g) | Fiber (g)

TIME: _____ a.m. / p.m. MEAL TOTALS:

AFTERNOON ☐ WATER (8 oz.) | Amount | Calories | Carbs (g) | Fat (g) | Protein (g) | Fiber (g)

TIME: _____ a.m. / p.m. MEAL TOTALS:

DINNER ☐ WATER (8 oz.) | Amount | Calories | Carbs (g) | Fat (g) | Protein (g) | Fiber (g)

TIME: _____ a.m. / p.m. MEAL TOTALS:

EVENING ☐ WATER (8 oz.) | Amount | Calories | Carbs (g) | Fat (g) | Protein (g) | Fiber (g)

TIME: _____ a.m. / p.m. MEAL TOTALS:

Today's Weight: _____ lb/kg   DAILY TOTALS: | Calories | Carbs (g) | Fat (g) | Protein (g) | Fiber (g)

SEPTEMBER 19

BREAKFAST	☐ WATER (8 oz.)	Amount	Calories	Carbs (g)	Fat (g)	Protein (g)	Fiber (g)

TIME: _____ a.m. / p.m. **MEAL TOTALS:**

MIDMORNING	☐ WATER (8 oz.)	Amount	Calories	Carbs (g)	Fat (g)	Protein (g)	Fiber (g)

TIME: _____ a.m. / p.m. **MEAL TOTALS:**

LUNCH	☐ WATER (8 oz.)	Amount	Calories	Carbs (g)	Fat (g)	Protein (g)	Fiber (g)

TIME: _____ a.m. / p.m. **MEAL TOTALS:**

AFTERNOON	☐ WATER (8 oz.)	Amount	Calories	Carbs (g)	Fat (g)	Protein (g)	Fiber (g)

TIME: _____ a.m. / p.m. **MEAL TOTALS:**

DINNER	☐ WATER (8 oz.)	Amount	Calories	Carbs (g)	Fat (g)	Protein (g)	Fiber (g)

TIME: _____ a.m. / p.m. **MEAL TOTALS:**

EVENING	☐ WATER (8 oz.)	Amount	Calories	Carbs (g)	Fat (g)	Protein (g)	Fiber (g)

TIME: _____ a.m. / p.m. **MEAL TOTALS:**

	Calories	Carbs (g)	Fat (g)	Protein (g)	Fiber (g)
DAILY TOTALS:					

Today's Weight: _____ lb/kg

SEPTEMBER 20

BREAKFAST	☐ WATER (8 oz.)	Amount	Calories	Carbs (g)	Fat (g)	Protein (g)	Fiber (g)
TIME: _____ a.m./p.m.		**MEAL TOTALS:**					

MIDMORNING	☐ WATER (8 oz.)	Amount	Calories	Carbs (g)	Fat (g)	Protein (g)	Fiber (g)
TIME: _____ a.m./p.m.		**MEAL TOTALS:**					

LUNCH	☐ WATER (8 oz.)	Amount	Calories	Carbs (g)	Fat (g)	Protein (g)	Fiber (g)
TIME: _____ a.m./p.m.		**MEAL TOTALS:**					

AFTERNOON	☐ WATER (8 oz.)	Amount	Calories	Carbs (g)	Fat (g)	Protein (g)	Fiber (g)
TIME: _____ a.m./p.m.		**MEAL TOTALS:**					

DINNER	☐ WATER (8 oz.)	Amount	Calories	Carbs (g)	Fat (g)	Protein (g)	Fiber (g)
TIME: _____ a.m./p.m.		**MEAL TOTALS:**					

EVENING	☐ WATER (8 oz.)	Amount	Calories	Carbs (g)	Fat (g)	Protein (g)	Fiber (g)
TIME: _____ a.m./p.m.		**MEAL TOTALS:**					

		Calories	Carbs (g)	Fat (g)	Protein (g)	Fiber (g)
Today's Weight: _____ lb/kg	**DAILY TOTALS:**					

SEPTEMBER 21

BREAKFAST	☐ WATER (8 oz.)	Amount	Calories	Carbs (g)	Fat (g)	Protein (g)	Fiber (g)

TIME: _____ a.m. / p.m.

	MEAL TOTALS:					

MIDMORNING	☐ WATER (8 oz.)	Amount	Calories	Carbs (g)	Fat (g)	Protein (g)	Fiber (g)

TIME: _____ a.m. / p.m.

	MEAL TOTALS:					

LUNCH	☐ WATER (8 oz.)	Amount	Calories	Carbs (g)	Fat (g)	Protein (g)	Fiber (g)

TIME: _____ a.m. / p.m.

	MEAL TOTALS:					

AFTERNOON	☐ WATER (8 oz.)	Amount	Calories	Carbs (g)	Fat (g)	Protein (g)	Fiber (g)

TIME: _____ a.m. / p.m.

	MEAL TOTALS:					

DINNER	☐ WATER (8 oz.)	Amount	Calories	Carbs (g)	Fat (g)	Protein (g)	Fiber (g)

TIME: _____ a.m. / p.m.

	MEAL TOTALS:					

EVENING	☐ WATER (8 oz.)	Amount	Calories	Carbs (g)	Fat (g)	Protein (g)	Fiber (g)

TIME: _____ a.m. / p.m.

	MEAL TOTALS:					

		Calories	Carbs (g)	Fat (g)	Protein (g)	Fiber (g)
Today's Weight: _____ lb/kg	DAILY TOTALS:					

SEPTEMBER 22

BREAKFAST	☐ WATER (8 oz.)	Amount	Calories	Carbs (g)	Fat (g)	Protein (g)	Fiber (g)

TIME: _____ a.m. / p.m. **MEAL TOTALS:**

MIDMORNING	☐ WATER (8 oz.)	Amount	Calories	Carbs (g)	Fat (g)	Protein (g)	Fiber (g)

TIME: _____ a.m. / p.m. **MEAL TOTALS:**

LUNCH	☐ WATER (8 oz.)	Amount	Calories	Carbs (g)	Fat (g)	Protein (g)	Fiber (g)

TIME: _____ a.m. / p.m. **MEAL TOTALS:**

AFTERNOON	☐ WATER (8 oz.)	Amount	Calories	Carbs (g)	Fat (g)	Protein (g)	Fiber (g)

TIME: _____ a.m. / p.m. **MEAL TOTALS:**

DINNER	☐ WATER (8 oz.)	Amount	Calories	Carbs (g)	Fat (g)	Protein (g)	Fiber (g)

TIME: _____ a.m. / p.m. **MEAL TOTALS:**

EVENING	☐ WATER (8 oz.)	Amount	Calories	Carbs (g)	Fat (g)	Protein (g)	Fiber (g)

TIME: _____ a.m. / p.m. **MEAL TOTALS:**

Today's Weight: _____ lb/kg

	Calories	*Carbs (g)*	*Fat (g)*	*Protein (g)*	*Fiber (g)*
DAILY TOTALS:					

SEPTEMBER 23

BREAKFAST	☐ WATER (8 oz.)	Amount	Calories	Carbs (g)	Fat (g)	Protein (g)	Fiber (g)
TIME: _____ a.m. / p.m.		MEAL TOTALS:					

MIDMORNING	☐ WATER (8 oz.)	Amount	Calories	Carbs (g)	Fat (g)	Protein (g)	Fiber (g)
TIME: _____ a.m. / p.m.		MEAL TOTALS:					

LUNCH	☐ WATER (8 oz.)	Amount	Calories	Carbs (g)	Fat (g)	Protein (g)	Fiber (g)
TIME: _____ a.m. / p.m.		MEAL TOTALS:					

AFTERNOON	☐ WATER (8 oz.)	Amount	Calories	Carbs (g)	Fat (g)	Protein (g)	Fiber (g)
TIME: _____ a.m. / p.m.		MEAL TOTALS:					

DINNER	☐ WATER (8 oz.)	Amount	Calories	Carbs (g)	Fat (g)	Protein (g)	Fiber (g)
TIME: _____ a.m. / p.m.		MEAL TOTALS:					

EVENING	☐ WATER (8 oz.)	Amount	Calories	Carbs (g)	Fat (g)	Protein (g)	Fiber (g)
TIME: _____ a.m. / p.m.		MEAL TOTALS:					

			Calories	Carbs (g)	Fat (g)	Protein (g)	Fiber (g)
Today's Weight: _____ lb/kg		DAILY TOTALS:					

SEPTEMBER 24

BREAKFAST	☐ WATER (8 oz.)	Amount	Calories	Carbs (g)	Fat (g)	Protein (g)	Fiber (g)

TIME: _____ a.m. / p.m. **MEAL TOTALS:**

MIDMORNING	☐ WATER (8 oz.)	Amount	Calories	Carbs (g)	Fat (g)	Protein (g)	Fiber (g)

TIME: _____ a.m. / p.m. **MEAL TOTALS:**

LUNCH	☐ WATER (8 oz.)	Amount	Calories	Carbs (g)	Fat (g)	Protein (g)	Fiber (g)

TIME: _____ a.m. / p.m. **MEAL TOTALS:**

AFTERNOON	☐ WATER (8 oz.)	Amount	Calories	Carbs (g)	Fat (g)	Protein (g)	Fiber (g)

TIME: _____ a.m. / p.m. **MEAL TOTALS:**

DINNER	☐ WATER (8 oz.)	Amount	Calories	Carbs (g)	Fat (g)	Protein (g)	Fiber (g)

TIME: _____ a.m. / p.m. **MEAL TOTALS:**

EVENING	☐ WATER (8 oz.)	Amount	Calories	Carbs (g)	Fat (g)	Protein (g)	Fiber (g)

TIME: _____ a.m. / p.m. **MEAL TOTALS:**

Today's Weight: _____ lb/kg

	Calories	Carbs (g)	Fat (g)	Protein (g)	Fiber (g)
DAILY TOTALS:					

SEPTEMBER 25

BREAKFAST	☐ WATER (8 oz.)	Amount	Calories	Carbs (g)	Fat (g)	Protein (g)	Fiber (g)

TIME: _____ a.m. / p.m. **MEAL TOTALS:**

MIDMORNING	☐ WATER (8 oz.)	Amount	Calories	Carbs (g)	Fat (g)	Protein (g)	Fiber (g)

TIME: _____ a.m. / p.m. **MEAL TOTALS:**

LUNCH	☐ WATER (8 oz.)	Amount	Calories	Carbs (g)	Fat (g)	Protein (g)	Fiber (g)

TIME: _____ a.m. / p.m. **MEAL TOTALS:**

AFTERNOON	☐ WATER (8 oz.)	Amount	Calories	Carbs (g)	Fat (g)	Protein (g)	Fiber (g)

TIME: _____ a.m. / p.m. **MEAL TOTALS:**

DINNER	☐ WATER (8 oz.)	Amount	Calories	Carbs (g)	Fat (g)	Protein (g)	Fiber (g)

TIME: _____ a.m. / p.m. **MEAL TOTALS:**

EVENING	☐ WATER (8 oz.)	Amount	Calories	Carbs (g)	Fat (g)	Protein (g)	Fiber (g)

TIME: _____ a.m. / p.m. **MEAL TOTALS:**

	Calories	*Carbs* (g)	*Fat* (g)	*Protein* (g)	*Fiber* (g)
Today's Weight: _____ lb/kg **DAILY TOTALS:**					

SEPTEMBER 26

BREAKFAST	☐ WATER (8 oz.)	Amount	Calories	Carbs (g)	Fat (g)	Protein (g)	Fiber (g)
TIME: _____ a.m./p.m.		**MEAL TOTALS:**					

MIDMORNING	☐ WATER (8 oz.)	Amount	Calories	Carbs (g)	Fat (g)	Protein (g)	Fiber (g)
TIME: _____ a.m./p.m.		**MEAL TOTALS:**					

LUNCH	☐ WATER (8 oz.)	Amount	Calories	Carbs (g)	Fat (g)	Protein (g)	Fiber (g)
TIME: _____ a.m./p.m.		**MEAL TOTALS:**					

AFTERNOON	☐ WATER (8 oz.)	Amount	Calories	Carbs (g)	Fat (g)	Protein (g)	Fiber (g)
TIME: _____ a.m./p.m.		**MEAL TOTALS:**					

DINNER	☐ WATER (8 oz.)	Amount	Calories	Carbs (g)	Fat (g)	Protein (g)	Fiber (g)
TIME: _____ a.m./p.m.		**MEAL TOTALS:**					

EVENING	☐ WATER (8 oz.)	Amount	Calories	Carbs (g)	Fat (g)	Protein (g)	Fiber (g)
TIME: _____ a.m./p.m.		**MEAL TOTALS:**					

	Calories	*Carbs (g)*	*Fat (g)*	*Protein (g)*	*Fiber (g)*
Today's Weight: _____ lb/kg	**DAILY TOTALS:**				

SEPTEMBER 27

BREAKFAST	☐ WATER (8 oz.)	Amount	Calories	Carbs (g)	Fat (g)	Protein (g)	Fiber (g)
TIME: _____ a.m. / p.m.		**MEAL TOTALS:**					

MIDMORNING	☐ WATER (8 oz.)	Amount	Calories	Carbs (g)	Fat (g)	Protein (g)	Fiber (g)
TIME: _____ a.m. / p.m.		**MEAL TOTALS:**					

LUNCH	☐ WATER (8 oz.)	Amount	Calories	Carbs (g)	Fat (g)	Protein (g)	Fiber (g)
TIME: _____ a.m. / p.m.		**MEAL TOTALS:**					

AFTERNOON	☐ WATER (8 oz.)	Amount	Calories	Carbs (g)	Fat (g)	Protein (g)	Fiber (g)
TIME: _____ a.m. / p.m.		**MEAL TOTALS:**					

DINNER	☐ WATER (8 oz.)	Amount	Calories	Carbs (g)	Fat (g)	Protein (g)	Fiber (g)
TIME: _____ a.m. / p.m.		**MEAL TOTALS:**					

EVENING	☐ WATER (8 oz.)	Amount	Calories	Carbs (g)	Fat (g)	Protein (g)	Fiber (g)
TIME: _____ a.m. / p.m.		**MEAL TOTALS:**					

		Calories	*Carbs* (g)	*Fat* (g)	*Protein* (g)	*Fiber* (g)
Today's Weight: _____ lb/kg	**DAILY TOTALS:**					

SEPTEMBER 28

BREAKFAST	☐ WATER (8 oz.)	Amount	Calories	Carbs (g)	Fat (g)	Protein (g)	Fiber (g)
TIME: _____ a.m. / p.m.		**MEAL TOTALS:**					

MIDMORNING	☐ WATER (8 oz.)	Amount	Calories	Carbs (g)	Fat (g)	Protein (g)	Fiber (g)
TIME: _____ a.m. / p.m.		**MEAL TOTALS:**					

LUNCH	☐ WATER (8 oz.)	Amount	Calories	Carbs (g)	Fat (g)	Protein (g)	Fiber (g)
TIME: _____ a.m. / p.m.		**MEAL TOTALS:**					

AFTERNOON	☐ WATER (8 oz.)	Amount	Calories	Carbs (g)	Fat (g)	Protein (g)	Fiber (g)
TIME: _____ a.m. / p.m.		**MEAL TOTALS:**					

DINNER	☐ WATER (8 oz.)	Amount	Calories	Carbs (g)	Fat (g)	Protein (g)	Fiber (g)
TIME: _____ a.m. / p.m.		**MEAL TOTALS:**					

EVENING	☐ WATER (8 oz.)	Amount	Calories	Carbs (g)	Fat (g)	Protein (g)	Fiber (g)
TIME: _____ a.m. / p.m.		**MEAL TOTALS:**					

		Calories	Carbs (g)	Fat (g)	Protein (g)	Fiber (g)
Today's Weight: _____ lb/kg	**DAILY TOTALS:**					

SEPTEMBER 29

BREAKFAST	☐ WATER (8 oz.)	Amount	Calories	Carbs (g)	Fat (g)	Protein (g)	Fiber (g)

TIME: _____ a.m. / p.m.   **MEAL TOTALS:**

MIDMORNING	☐ WATER (8 oz.)	Amount	Calories	Carbs (g)	Fat (g)	Protein (g)	Fiber (g)

TIME: _____ a.m. / p.m.   **MEAL TOTALS:**

LUNCH	☐ WATER (8 oz.)	Amount	Calories	Carbs (g)	Fat (g)	Protein (g)	Fiber (g)

TIME: _____ a.m. / p.m.   **MEAL TOTALS:**

AFTERNOON	☐ WATER (8 oz.)	Amount	Calories	Carbs (g)	Fat (g)	Protein (g)	Fiber (g)

TIME: _____ a.m. / p.m.   **MEAL TOTALS:**

DINNER	☐ WATER (8 oz.)	Amount	Calories	Carbs (g)	Fat (g)	Protein (g)	Fiber (g)

TIME: _____ a.m. / p.m.   **MEAL TOTALS:**

EVENING	☐ WATER (8 oz.)	Amount	Calories	Carbs (g)	Fat (g)	Protein (g)	Fiber (g)

TIME: _____ a.m. / p.m.   **MEAL TOTALS:**

	Calories	*Carbs* (g)	*Fat* (g)	*Protein* (g)	*Fiber* (g)
DAILY TOTALS					

Today's Weight: _____ lb/kg

SEPTEMBER 30

BREAKFAST	☐ WATER (8 oz.)	Amount	Calories	Carbs (g)	Fat (g)	Protein (g)	Fiber (g)

TIME: _____ a.m. / p.m. **MEAL TOTALS:**

MIDMORNING	☐ WATER (8 oz.)	Amount	Calories	Carbs (g)	Fat (g)	Protein (g)	Fiber (g)

TIME: _____ a.m. / p.m. **MEAL TOTALS:**

LUNCH	☐ WATER (8 oz.)	Amount	Calories	Carbs (g)	Fat (g)	Protein (g)	Fiber (g)

TIME: _____ a.m. / p.m. **MEAL TOTALS:**

AFTERNOON	☐ WATER (8 oz.)	Amount	Calories	Carbs (g)	Fat (g)	Protein (g)	Fiber (g)

TIME: _____ a.m. / p.m. **MEAL TOTALS:**

DINNER	☐ WATER (8 oz.)	Amount	Calories	Carbs (g)	Fat (g)	Protein (g)	Fiber (g)

TIME: _____ a.m. / p.m. **MEAL TOTALS:**

EVENING	☐ WATER (8 oz.)	Amount	Calories	Carbs (g)	Fat (g)	Protein (g)	Fiber (g)

TIME: _____ a.m. / p.m. **MEAL TOTALS:**

Today's Weight: _____ lb/kg

DAILY TOTALS:	Calories	Carbs (g)	Fat (g)	Protein (g)	Fiber (g)

OCTOBER NOTES:

OCTOBER 1

BREAKFAST ☐ WATER (8 oz.) | Amount | Calories | Carbs (g) | Fat (g) | Protein (g) | Fiber (g)

TIME: _____ a.m. / p.m. | **MEAL TOTALS:** | | | | | |

MIDMORNING ☐ WATER (8 oz.) | Amount | Calories | Carbs (g) | Fat (g) | Protein (g) | Fiber (g)

TIME: _____ a.m. / p.m. | **MEAL TOTALS:** | | | | | |

LUNCH ☐ WATER (8 oz.) | Amount | Calories | Carbs (g) | Fat (g) | Protein (g) | Fiber (g)

TIME: _____ a.m. / p.m. | **MEAL TOTALS:** | | | | | |

AFTERNOON ☐ WATER (8 oz.) | Amount | Calories | Carbs (g) | Fat (g) | Protein (g) | Fiber (g)

TIME: _____ a.m. / p.m. | **MEAL TOTALS:** | | | | | |

DINNER ☐ WATER (8 oz.) | Amount | Calories | Carbs (g) | Fat (g) | Protein (g) | Fiber (g)

TIME: _____ a.m. / p.m. | **MEAL TOTALS:** | | | | | |

EVENING ☐ WATER (8 oz.) | Amount | Calories | Carbs (g) | Fat (g) | Protein (g) | Fiber (g)

TIME: _____ a.m. / p.m. | **MEAL TOTALS:** | | | | | |

		Calories	*Carbs* (g)	*Fat* (g)	*Protein* (g)	*Fiber* (g)
Today's Weight: _____ lb/kg	**DAILY TOTALS:**					

OCTOBER 2

BREAKFAST	☐ WATER (8 oz.)	Amount	Calories	Carbs (g)	Fat (g)	Protein (g)	Fiber (g)

TIME: _____ a.m. / p.m.   MEAL TOTALS:

MIDMORNING	☐ WATER (8 oz.)	Amount	Calories	Carbs (g)	Fat (g)	Protein (g)	Fiber (g)

TIME: _____ a.m. / p.m.   MEAL TOTALS:

LUNCH	☐ WATER (8 oz.)	Amount	Calories	Carbs (g)	Fat (g)	Protein (g)	Fiber (g)

TIME: _____ a.m. / p.m.   MEAL TOTALS:

AFTERNOON	☐ WATER (8 oz.)	Amount	Calories	Carbs (g)	Fat (g)	Protein (g)	Fiber (g)

TIME: _____ a.m. / p.m.   MEAL TOTALS:

DINNER	☐ WATER (8 oz.)	Amount	Calories	Carbs (g)	Fat (g)	Protein (g)	Fiber (g)

TIME: _____ a.m. / p.m.   MEAL TOTALS:

EVENING	☐ WATER (8 oz.)	Amount	Calories	Carbs (g)	Fat (g)	Protein (g)	Fiber (g)

TIME: _____ a.m. / p.m.   MEAL TOTALS:

Today's Weight: _____ lb/kg

	Calories	Carbs (g)	Fat (g)	Protein (g)	Fiber (g)
DAILY TOTALS:					

OCTOBER 3

BREAKFAST	☐ WATER (8 oz.)	Amount	Calories	Carbs (g)	Fat (g)	Protein (g)	Fiber (g)
TIME: _____ a.m. / p.m.		**MEAL TOTALS:**					

MIDMORNING	☐ WATER (8 oz.)	Amount	Calories	Carbs (g)	Fat (g)	Protein (g)	Fiber (g)
TIME: _____ a.m. / p.m.		**MEAL TOTALS:**					

LUNCH	☐ WATER (8 oz.)	Amount	Calories	Carbs (g)	Fat (g)	Protein (g)	Fiber (g)
TIME: _____ a.m. / p.m.		**MEAL TOTALS:**					

AFTERNOON	☐ WATER (8 oz.)	Amount	Calories	Carbs (g)	Fat (g)	Protein (g)	Fiber (g)
TIME: _____ a.m. / p.m.		**MEAL TOTALS:**					

DINNER	☐ WATER (8 oz.)	Amount	Calories	Carbs (g)	Fat (g)	Protein (g)	Fiber (g)
TIME: _____ a.m. / p.m.		**MEAL TOTALS:**					

EVENING	☐ WATER (8 oz.)	Amount	Calories	Carbs (g)	Fat (g)	Protein (g)	Fiber (g)
TIME: _____ a.m. / p.m.		**MEAL TOTALS:**					

			Calories	*Carbs (g)*	*Fat (g)*	*Protein (g)*	*Fiber (g)*
Today's Weight: _____ lb/kg		**DAILY TOTALS:**					

OCTOBER 4

BREAKFAST	☐ WATER (8 oz.)	Amount	Calories	Carbs (g)	Fat (g)	Protein (g)	Fiber (g)

TIME: _____ a.m. / p.m.   **MEAL TOTALS:**

MIDMORNING	☐ WATER (8 oz.)	Amount	Calories	Carbs (g)	Fat (g)	Protein (g)	Fiber (g)

TIME: _____ a.m. / p.m.   **MEAL TOTALS:**

LUNCH	☐ WATER (8 oz.)	Amount	Calories	Carbs (g)	Fat (g)	Protein (g)	Fiber (g)

TIME: _____ a.m. / p.m.   **MEAL TOTALS:**

AFTERNOON	☐ WATER (8 oz.)	Amount	Calories	Carbs (g)	Fat (g)	Protein (g)	Fiber (g)

TIME: _____ a.m. / p.m.   **MEAL TOTALS:**

DINNER	☐ WATER (8 oz.)	Amount	Calories	Carbs (g)	Fat (g)	Protein (g)	Fiber (g)

TIME: _____ a.m. / p.m.   **MEAL TOTALS:**

EVENING	☐ WATER (8 oz.)	Amount	Calories	Carbs (g)	Fat (g)	Protein (g)	Fiber (g)

TIME: _____ a.m. / p.m.   **MEAL TOTALS:**

	Calories	Carbs (g)	Fat (g)	Protein (g)	Fiber (g)
DAILY TOTALS:					

Today's Weight: _____ lb/kg

OCTOBER 5

BREAKFAST	☐ WATER (8 oz.)	Amount	Calories	Carbs (g)	Fat (g)	Protein (g)	Fiber (g)
TIME: _____ a.m. / p.m.		**MEAL TOTALS:**					

MIDMORNING	☐ WATER (8 oz.)	Amount	Calories	Carbs (g)	Fat (g)	Protein (g)	Fiber (g)
TIME: _____ a.m. / p.m.		**MEAL TOTALS:**					

LUNCH	☐ WATER (8 oz.)	Amount	Calories	Carbs (g)	Fat (g)	Protein (g)	Fiber (g)
TIME: _____ a.m. / p.m.		**MEAL TOTALS:**					

AFTERNOON	☐ WATER (8 oz.)	Amount	Calories	Carbs (g)	Fat (g)	Protein (g)	Fiber (g)
TIME: _____ a.m. / p.m.		**MEAL TOTALS:**					

DINNER	☐ WATER (8 oz.)	Amount	Calories	Carbs (g)	Fat (g)	Protein (g)	Fiber (g)
TIME: _____ a.m. / p.m.		**MEAL TOTALS:**					

EVENING	☐ WATER (8 oz.)	Amount	Calories	Carbs (g)	Fat (g)	Protein (g)	Fiber (g)
TIME: _____ a.m. / p.m.		**MEAL TOTALS:**					

			Calories	*Carbs (g)*	*Fat (g)*	*Protein (g)*	*Fiber (g)*
Today's Weight: _____ lb/kg		**DAILY TOTALS**					

OCTOBER 6

BREAKFAST	☐ WATER (8 oz.)	Amount	Calories	Carbs (g)	Fat (g)	Protein (g)	Fiber (g)

TIME: _____ a.m. / p.m. MEAL TOTALS:

MIDMORNING	☐ WATER (8 oz.)	Amount	Calories	Carbs (g)	Fat (g)	Protein (g)	Fiber (g)

TIME: _____ a.m. / p.m. MEAL TOTALS:

LUNCH	☐ WATER (8 oz.)	Amount	Calories	Carbs (g)	Fat (g)	Protein (g)	Fiber (g)

TIME: _____ a.m. / p.m. MEAL TOTALS:

AFTERNOON	☐ WATER (8 oz.)	Amount	Calories	Carbs (g)	Fat (g)	Protein (g)	Fiber (g)

TIME: _____ a.m. / p.m. MEAL TOTALS:

DINNER	☐ WATER (8 oz.)	Amount	Calories	Carbs (g)	Fat (g)	Protein (g)	Fiber (g)

TIME: _____ a.m. / p.m. MEAL TOTALS:

EVENING	☐ WATER (8 oz.)	Amount	Calories	Carbs (g)	Fat (g)	Protein (g)	Fiber (g)

TIME: _____ a.m. / p.m. MEAL TOTALS:

	Calories	Carbs (g)	Fat (g)	Protein (g)	Fiber (g)
DAILY TOTALS:					

Today's Weight: _____ lb/kg

OCTOBER 7

BREAKFAST	☐ WATER (8 oz.)	Amount	Calories	Carbs (g)	Fat (g)	Protein (g)	Fiber (g)

TIME: _____ a.m. / p.m. **MEAL TOTALS:**

MIDMORNING	☐ WATER (8 oz.)	Amount	Calories	Carbs (g)	Fat (g)	Protein (g)	Fiber (g)

TIME: _____ a.m. / p.m. **MEAL TOTALS:**

LUNCH	☐ WATER (8 oz.)	Amount	Calories	Carbs (g)	Fat (g)	Protein (g)	Fiber (g)

TIME: _____ a.m. / p.m. **MEAL TOTALS:**

AFTERNOON	☐ WATER (8 oz.)	Amount	Calories	Carbs (g)	Fat (g)	Protein (g)	Fiber (g)

TIME: _____ a.m. / p.m. **MEAL TOTALS:**

DINNER	☐ WATER (8 oz.)	Amount	Calories	Carbs (g)	Fat (g)	Protein (g)	Fiber (g)

TIME: _____ a.m. / p.m. **MEAL TOTALS:**

EVENING	☐ WATER (8 oz.)	Amount	Calories	Carbs (g)	Fat (g)	Protein (g)	Fiber (g)

TIME: _____ a.m. / p.m. **MEAL TOTALS:**

	Calories	**Carbs** (g)	**Fat** (g)	**Protein** (g)	**Fiber** (g)
DAILY TOTALS:					

Today's Weight: _____ lb/kg

OCTOBER 8

BREAKFAST	☐ WATER (8 oz.)	Amount	Calories	Carbs (g)	Fat (g)	Protein (g)	Fiber (g)
TIME: _____ a.m./p.m.		**MEAL TOTALS:**					

MIDMORNING	☐ WATER (8 oz.)	Amount	Calories	Carbs (g)	Fat (g)	Protein (g)	Fiber (g)
TIME: _____ a.m./p.m.		**MEAL TOTALS:**					

LUNCH	☐ WATER (8 oz.)	Amount	Calories	Carbs (g)	Fat (g)	Protein (g)	Fiber (g)
TIME: _____ a.m./p.m.		**MEAL TOTALS:**					

AFTERNOON	☐ WATER (8 oz.)	Amount	Calories	Carbs (g)	Fat (g)	Protein (g)	Fiber (g)
TIME: _____ a.m./p.m.		**MEAL TOTALS:**					

DINNER	☐ WATER (8 oz.)	Amount	Calories	Carbs (g)	Fat (g)	Protein (g)	Fiber (g)
TIME: _____ a.m./p.m.		**MEAL TOTALS:**					

EVENING	☐ WATER (8 oz.)	Amount	Calories	Carbs (g)	Fat (g)	Protein (g)	Fiber (g)
TIME: _____ a.m./p.m.		**MEAL TOTALS:**					

		Calories	*Carbs (g)*	*Fat (g)*	*Protein (g)*	*Fiber (g)*
Today's Weight: _____ lb/kg	**DAILY TOTALS:**					

OCTOBER 9

BREAKFAST	☐ WATER (8 oz.)	Amount	Calories	Carbs (g)	Fat (g)	Protein (g)	Fiber (g)
TIME: _____ a.m. / p.m.		**MEAL TOTALS:**					

MIDMORNING	☐ WATER (8 oz.)	Amount	Calories	Carbs (g)	Fat (g)	Protein (g)	Fiber (g)
TIME: _____ a.m. / p.m.		**MEAL TOTALS:**					

LUNCH	☐ WATER (8 oz.)	Amount	Calories	Carbs (g)	Fat (g)	Protein (g)	Fiber (g)
TIME: _____ a.m. / p.m.		**MEAL TOTALS:**					

AFTERNOON	☐ WATER (8 oz.)	Amount	Calories	Carbs (g)	Fat (g)	Protein (g)	Fiber (g)
TIME: _____ a.m. / p.m.		**MEAL TOTALS:**					

DINNER	☐ WATER (8 oz.)	Amount	Calories	Carbs (g)	Fat (g)	Protein (g)	Fiber (g)
TIME: _____ a.m. / p.m.		**MEAL TOTALS:**					

EVENING	☐ WATER (8 oz.)	Amount	Calories	Carbs (g)	Fat (g)	Protein (g)	Fiber (g)
TIME: _____ a.m. / p.m.		**MEAL TOTALS:**					

			Calories	*Carbs (g)*	*Fat (g)*	*Protein (g)*	*Fiber (g)*
Today's Weight: _____ lb/kg		**DAILY TOTALS**					

OCTOBER 10

BREAKFAST	☐ WATER (8 oz.)	Amount	Calories	Carbs (g)	Fat (g)	Protein (g)	Fiber (g)
TIME: _____ a.m./p.m.		**MEAL TOTALS:**					

MIDMORNING	☐ WATER (8 oz.)	Amount	Calories	Carbs (g)	Fat (g)	Protein (g)	Fiber (g)
TIME: _____ a.m./p.m.		**MEAL TOTALS:**					

LUNCH	☐ WATER (8 oz.)	Amount	Calories	Carbs (g)	Fat (g)	Protein (g)	Fiber (g)
TIME: _____ a.m./p.m.		**MEAL TOTALS:**					

AFTERNOON	☐ WATER (8 oz.)	Amount	Calories	Carbs (g)	Fat (g)	Protein (g)	Fiber (g)
TIME: _____ a.m./p.m.		**MEAL TOTALS:**					

DINNER	☐ WATER (8 oz.)	Amount	Calories	Carbs (g)	Fat (g)	Protein (g)	Fiber (g)
TIME: _____ a.m./p.m.		**MEAL TOTALS:**					

EVENING	☐ WATER (8 oz.)	Amount	Calories	Carbs (g)	Fat (g)	Protein (g)	Fiber (g)
TIME: _____ a.m./p.m.		**MEAL TOTALS:**					

		Calories	Carbs (g)	Fat (g)	Protein (g)	Fiber (g)
Today's Weight: _____ lb/kg	**DAILY TOTALS:**					

OCTOBER 11

BREAKFAST	☐ WATER (8 oz.)	Amount	Calories	Carbs (g)	Fat (g)	Protein (g)	Fiber (g)

TIME: _____ a.m. / p.m. | MEAL TOTALS:

MIDMORNING	☐ WATER (8 oz.)	Amount	Calories	Carbs (g)	Fat (g)	Protein (g)	Fiber (g)

TIME: _____ a.m. / p.m. | MEAL TOTALS:

LUNCH	☐ WATER (8 oz.)	Amount	Calories	Carbs (g)	Fat (g)	Protein (g)	Fiber (g)

TIME: _____ a.m. / p.m. | MEAL TOTALS:

AFTERNOON	☐ WATER (8 oz.)	Amount	Calories	Carbs (g)	Fat (g)	Protein (g)	Fiber (g)

TIME: _____ a.m. / p.m. | MEAL TOTALS:

DINNER	☐ WATER (8 oz.)	Amount	Calories	Carbs (g)	Fat (g)	Protein (g)	Fiber (g)

TIME: _____ a.m. / p.m. | MEAL TOTALS:

EVENING	☐ WATER (8 oz.)	Amount	Calories	Carbs (g)	Fat (g)	Protein (g)	Fiber (g)

TIME: _____ a.m. / p.m. | MEAL TOTALS:

	Calories	Carbs (g)	Fat (g)	Protein (g)	Fiber (g)
DAILY TOTALS:					

Today's Weight: _____ lb/kg

OCTOBER 12

BREAKFAST	☐ WATER (8 oz.)	Amount	Calories	Carbs (g)	Fat (g)	Protein (g)	Fiber (g)
TIME: _____ a.m. / p.m.		**MEAL TOTALS:**					

MIDMORNING	☐ WATER (8 oz.)	Amount	Calories	Carbs (g)	Fat (g)	Protein (g)	Fiber (g)
TIME: _____ a.m. / p.m.		**MEAL TOTALS:**					

LUNCH	☐ WATER (8 oz.)	Amount	Calories	Carbs (g)	Fat (g)	Protein (g)	Fiber (g)
TIME: _____ a.m. / p.m.		**MEAL TOTALS:**					

AFTERNOON	☐ WATER (8 oz.)	Amount	Calories	Carbs (g)	Fat (g)	Protein (g)	Fiber (g)
TIME: _____ a.m. / p.m.		**MEAL TOTALS:**					

DINNER	☐ WATER (8 oz.)	Amount	Calories	Carbs (g)	Fat (g)	Protein (g)	Fiber (g)
TIME: _____ a.m. / p.m.		**MEAL TOTALS:**					

EVENING	☐ WATER (8 oz.)	Amount	Calories	Carbs (g)	Fat (g)	Protein (g)	Fiber (g)
TIME: _____ a.m. / p.m.		**MEAL TOTALS:**					

		Calories	Carbs (g)	Fat (g)	Protein (g)	Fiber (g)
Today's Weight: _____ lb/kg	**DAILY TOTALS:**					

OCTOBER 13

BREAKFAST
☐ WATER (8 oz.)

	Amount	Calories	Carbs (g)	Fat (g)	Protein (g)	Fiber (g)

TIME: _____ a.m. / p.m.   **MEAL TOTALS:**

MIDMORNING
☐ WATER (8 oz.)

	Amount	Calories	Carbs (g)	Fat (g)	Protein (g)	Fiber (g)

TIME: _____ a.m. / p.m.   **MEAL TOTALS:**

LUNCH
☐ WATER (8 oz.)

	Amount	Calories	Carbs (g)	Fat (g)	Protein (g)	Fiber (g)

TIME: _____ a.m. / p.m.   **MEAL TOTALS:**

AFTERNOON
☐ WATER (8 oz.)

	Amount	Calories	Carbs (g)	Fat (g)	Protein (g)	Fiber (g)

TIME: _____ a.m. / p.m.   **MEAL TOTALS:**

DINNER
☐ WATER (8 oz.)

	Amount	Calories	Carbs (g)	Fat (g)	Protein (g)	Fiber (g)

TIME: _____ a.m. / p.m.   **MEAL TOTALS:**

EVENING
☐ WATER (8 oz.)

	Amount	Calories	Carbs (g)	Fat (g)	Protein (g)	Fiber (g)

TIME: _____ a.m. / p.m.   **MEAL TOTALS:**

Today's Weight: _____ lb/kg

	Calories	*Carbs* (g)	*Fat* (g)	*Protein* (g)	*Fiber* (g)
DAILY TOTALS:					

OCTOBER 14

BREAKFAST	☐ WATER (8 oz.)	Amount	Calories	Carbs (g)	Fat (g)	Protein (g)	Fiber (g)

TIME: _____ a.m. / p.m.   MEAL TOTALS:

MIDMORNING	☐ WATER (8 oz.)	Amount	Calories	Carbs (g)	Fat (g)	Protein (g)	Fiber (g)

TIME: _____ a.m. / p.m.   MEAL TOTALS:

LUNCH	☐ WATER (8 oz.)	Amount	Calories	Carbs (g)	Fat (g)	Protein (g)	Fiber (g)

TIME: _____ a.m. / p.m.   MEAL TOTALS:

AFTERNOON	☐ WATER (8 oz.)	Amount	Calories	Carbs (g)	Fat (g)	Protein (g)	Fiber (g)

TIME: _____ a.m. / p.m.   MEAL TOTALS:

DINNER	☐ WATER (8 oz.)	Amount	Calories	Carbs (g)	Fat (g)	Protein (g)	Fiber (g)

TIME: _____ a.m. / p.m.   MEAL TOTALS:

EVENING	☐ WATER (8 oz.)	Amount	Calories	Carbs (g)	Fat (g)	Protein (g)	Fiber (g)

TIME: _____ a.m. / p.m.   MEAL TOTALS:

Today's Weight: _____ lb/kg

	Calories	Carbs (g)	Fat (g)	Protein (g)	Fiber (g)
DAILY TOTALS:					

OCTOBER 15

BREAKFAST	☐ WATER (8 oz.)	Amount	Calories	Carbs (g)	Fat (g)	Protein (g)	Fiber (g)
TIME: _____ a.m. / p.m.		**MEAL TOTALS:**					

MIDMORNING	☐ WATER (8 oz.)	Amount	Calories	Carbs (g)	Fat (g)	Protein (g)	Fiber (g)
TIME: _____ a.m. / p.m.		**MEAL TOTALS:**					

LUNCH	☐ WATER (8 oz.)	Amount	Calories	Carbs (g)	Fat (g)	Protein (g)	Fiber (g)
TIME: _____ a.m. / p.m.		**MEAL TOTALS:**					

AFTERNOON	☐ WATER (8 oz.)	Amount	Calories	Carbs (g)	Fat (g)	Protein (g)	Fiber (g)
TIME: _____ a.m. / p.m.		**MEAL TOTALS:**					

DINNER	☐ WATER (8 oz.)	Amount	Calories	Carbs (g)	Fat (g)	Protein (g)	Fiber (g)
TIME: _____ a.m. / p.m.		**MEAL TOTALS:**					

EVENING	☐ WATER (8 oz.)	Amount	Calories	Carbs (g)	Fat (g)	Protein (g)	Fiber (g)
TIME: _____ a.m. / p.m.		**MEAL TOTALS:**					

			Calories	*Carbs (g)*	*Fat (g)*	*Protein (g)*	*Fiber (g)*
Today's Weight: _____ lb/kg		**DAILY TOTALS:**					

OCTOBER 16

BREAKFAST	☐ WATER (8 oz.)	Amount	Calories	Carbs (g)	Fat (g)	Protein (g)	Fiber (g)

TIME: _____ a.m. / p.m.   **MEAL TOTALS:**

MIDMORNING	☐ WATER (8 oz.)	Amount	Calories	Carbs (g)	Fat (g)	Protein (g)	Fiber (g)

TIME: _____ a.m. / p.m.   **MEAL TOTALS:**

LUNCH	☐ WATER (8 oz.)	Amount	Calories	Carbs (g)	Fat (g)	Protein (g)	Fiber (g)

TIME: _____ a.m. / p.m.   **MEAL TOTALS:**

AFTERNOON	☐ WATER (8 oz.)	Amount	Calories	Carbs (g)	Fat (g)	Protein (g)	Fiber (g)

TIME: _____ a.m. / p.m.   **MEAL TOTALS:**

DINNER	☐ WATER (8 oz.)	Amount	Calories	Carbs (g)	Fat (g)	Protein (g)	Fiber (g)

TIME: _____ a.m. / p.m.   **MEAL TOTALS:**

EVENING	☐ WATER (8 oz.)	Amount	Calories	Carbs (g)	Fat (g)	Protein (g)	Fiber (g)

TIME: _____ a.m. / p.m.   **MEAL TOTALS:**

Today's Weight: _____ lb/kg

	Calories	Carbs (g)	Fat (g)	Protein (g)	Fiber (g)
DAILY TOTALS:					

OCTOBER 17

BREAKFAST	☐ WATER (8 oz.)	Amount	Calories	Carbs (g)	Fat (g)	Protein (g)	Fiber (g)

TIME: _____ a.m. / p.m. MEAL TOTALS:

MIDMORNING	☐ WATER (8 oz.)	Amount	Calories	Carbs (g)	Fat (g)	Protein (g)	Fiber (g)

TIME: _____ a.m. / p.m. MEAL TOTALS:

LUNCH	☐ WATER (8 oz.)	Amount	Calories	Carbs (g)	Fat (g)	Protein (g)	Fiber (g)

TIME: _____ a.m. / p.m. MEAL TOTALS:

AFTERNOON	☐ WATER (8 oz.)	Amount	Calories	Carbs (g)	Fat (g)	Protein (g)	Fiber (g)

TIME: _____ a.m. / p.m. MEAL TOTALS:

DINNER	☐ WATER (8 oz.)	Amount	Calories	Carbs (g)	Fat (g)	Protein (g)	Fiber (g)

TIME: _____ a.m. / p.m. MEAL TOTALS:

EVENING	☐ WATER (8 oz.)	Amount	Calories	Carbs (g)	Fat (g)	Protein (g)	Fiber (g)

TIME: _____ a.m. / p.m. MEAL TOTALS:

Today's Weight: _____ lb/kg

	Calories	Carbs (g)	Fat (g)	Protein (g)	Fiber (g)
DAILY TOTALS:					

OCTOBER 18

BREAKFAST	☐ WATER (8 oz.)	Amount	Calories	Carbs (g)	Fat (g)	Protein (g)	Fiber (g)

TIME: _____ a.m. / p.m.   MEAL TOTALS:

MIDMORNING	☐ WATER (8 oz.)	Amount	Calories	Carbs (g)	Fat (g)	Protein (g)	Fiber (g)

TIME: _____ a.m. / p.m.   MEAL TOTALS:

LUNCH	☐ WATER (8 oz.)	Amount	Calories	Carbs (g)	Fat (g)	Protein (g)	Fiber (g)

TIME: _____ a.m. / p.m.   MEAL TOTALS:

AFTERNOON	☐ WATER (8 oz.)	Amount	Calories	Carbs (g)	Fat (g)	Protein (g)	Fiber (g)

TIME: _____ a.m. / p.m.   MEAL TOTALS:

DINNER	☐ WATER (8 oz.)	Amount	Calories	Carbs (g)	Fat (g)	Protein (g)	Fiber (g)

TIME: _____ a.m. / p.m.   MEAL TOTALS:

EVENING	☐ WATER (8 oz.)	Amount	Calories	Carbs (g)	Fat (g)	Protein (g)	Fiber (g)

TIME: _____ a.m. / p.m.   MEAL TOTALS:

Today's Weight: _____ lb/kg

	Calories	Carbs (g)	Fat (g)	Protein (g)	Fiber (g)
DAILY TOTALS:					

OCTOBER 19

BREAKFAST	☐ WATER (8 oz.)	Amount	Calories	Carbs (g)	Fat (g)	Protein (g)	Fiber (g)

TIME: _____ a.m. / p.m. **MEAL TOTALS:**

MIDMORNING	☐ WATER (8 oz.)	Amount	Calories	Carbs (g)	Fat (g)	Protein (g)	Fiber (g)

TIME: _____ a.m. / p.m. **MEAL TOTALS:**

LUNCH	☐ WATER (8 oz.)	Amount	Calories	Carbs (g)	Fat (g)	Protein (g)	Fiber (g)

TIME: _____ a.m. / p.m. **MEAL TOTALS:**

AFTERNOON	☐ WATER (8 oz.)	Amount	Calories	Carbs (g)	Fat (g)	Protein (g)	Fiber (g)

TIME: _____ a.m. / p.m. **MEAL TOTALS:**

DINNER	☐ WATER (8 oz.)	Amount	Calories	Carbs (g)	Fat (g)	Protein (g)	Fiber (g)

TIME: _____ a.m. / p.m. **MEAL TOTALS:**

EVENING	☐ WATER (8 oz.)	Amount	Calories	Carbs (g)	Fat (g)	Protein (g)	Fiber (g)

TIME: _____ a.m. / p.m. **MEAL TOTALS:**

	Calories	Carbs (g)	Fat (g)	Protein (g)	Fiber (g)
DAILY TOTALS					

Today's Weight: _____ lb/kg

OCTOBER 20

BREAKFAST	☐ WATER (8 oz.)	Amount	Calories	Carbs (g)	Fat (g)	Protein (g)	Fiber (g)

TIME: _____ a.m. / p.m. MEAL TOTALS:

MIDMORNING	☐ WATER (8 oz.)	Amount	Calories	Carbs (g)	Fat (g)	Protein (g)	Fiber (g)

TIME: _____ a.m. / p.m. MEAL TOTALS:

LUNCH	☐ WATER (8 oz.)	Amount	Calories	Carbs (g)	Fat (g)	Protein (g)	Fiber (g)

TIME: _____ a.m. / p.m. MEAL TOTALS:

AFTERNOON	☐ WATER (8 oz.)	Amount	Calories	Carbs (g)	Fat (g)	Protein (g)	Fiber (g)

TIME: _____ a.m. / p.m. MEAL TOTALS:

DINNER	☐ WATER (8 oz.)	Amount	Calories	Carbs (g)	Fat (g)	Protein (g)	Fiber (g)

TIME: _____ a.m. / p.m. MEAL TOTALS:

EVENING	☐ WATER (8 oz.)	Amount	Calories	Carbs (g)	Fat (g)	Protein (g)	Fiber (g)

TIME: _____ a.m. / p.m. MEAL TOTALS:

Today's Weight: _____ lb/kg

DAILY TOTALS:	Calories	Carbs (g)	Fat (g)	Protein (g)	Fiber (g)

OCTOBER 21

BREAKFAST	☐ WATER (8 oz.)	Amount	Calories	Carbs (g)	Fat (g)	Protein (g)	Fiber (g)
TIME: _____ a.m. / p.m.		**MEAL TOTALS:**					

MIDMORNING	☐ WATER (8 oz.)	Amount	Calories	Carbs (g)	Fat (g)	Protein (g)	Fiber (g)
TIME: _____ a.m. / p.m.		**MEAL TOTALS:**					

LUNCH	☐ WATER (8 oz.)	Amount	Calories	Carbs (g)	Fat (g)	Protein (g)	Fiber (g)
TIME: _____ a.m. / p.m.		**MEAL TOTALS:**					

AFTERNOON	☐ WATER (8 oz.)	Amount	Calories	Carbs (g)	Fat (g)	Protein (g)	Fiber (g)
TIME: _____ a.m. / p.m.		**MEAL TOTALS:**					

DINNER	☐ WATER (8 oz.)	Amount	Calories	Carbs (g)	Fat (g)	Protein (g)	Fiber (g)
TIME: _____ a.m. / p.m.		**MEAL TOTALS:**					

EVENING	☐ WATER (8 oz.)	Amount	Calories	Carbs (g)	Fat (g)	Protein (g)	Fiber (g)
TIME: _____ a.m. / p.m.		**MEAL TOTALS:**					

			Calories	**Carbs** (g)	**Fat** (g)	**Protein** (g)	**Fiber** (g)
Today's Weight: _____ lb/kg		**DAILY TOTALS:**					

OCTOBER 22

BREAKFAST	☐ WATER (8 oz.)	Amount	Calories	Carbs (g)	Fat (g)	Protein (g)	Fiber (g)
TIME: _____ a.m./p.m.		**MEAL TOTALS:**					

MIDMORNING	☐ WATER (8 oz.)	Amount	Calories	Carbs (g)	Fat (g)	Protein (g)	Fiber (g)
TIME: _____ a.m./p.m.		**MEAL TOTALS:**					

LUNCH	☐ WATER (8 oz.)	Amount	Calories	Carbs (g)	Fat (g)	Protein (g)	Fiber (g)
TIME: _____ a.m./p.m.		**MEAL TOTALS:**					

AFTERNOON	☐ WATER (8 oz.)	Amount	Calories	Carbs (g)	Fat (g)	Protein (g)	Fiber (g)
TIME: _____ a.m./p.m.		**MEAL TOTALS:**					

DINNER	☐ WATER (8 oz.)	Amount	Calories	Carbs (g)	Fat (g)	Protein (g)	Fiber (g)
TIME: _____ a.m./p.m.		**MEAL TOTALS:**					

EVENING	☐ WATER (8 oz.)	Amount	Calories	Carbs (g)	Fat (g)	Protein (g)	Fiber (g)
TIME: _____ a.m./p.m.		**MEAL TOTALS:**					

			Calories	Carbs (g)	Fat (g)	Protein (g)	Fiber (g)
Today's Weight: _____ lb/kg		**DAILY TOTALS:**					

OCTOBER 23

BREAKFAST	☐ WATER (8 oz.)	Amount	Calories	Carbs (g)	Fat (g)	Protein (g)	Fiber (g)

TIME: _____ a.m. / p.m.   **MEAL TOTALS:**

MIDMORNING	☐ WATER (8 oz.)	Amount	Calories	Carbs (g)	Fat (g)	Protein (g)	Fiber (g)

TIME: _____ a.m. / p.m.   **MEAL TOTALS:**

LUNCH	☐ WATER (8 oz.)	Amount	Calories	Carbs (g)	Fat (g)	Protein (g)	Fiber (g)

TIME: _____ a.m. / p.m.   **MEAL TOTALS:**

AFTERNOON	☐ WATER (8 oz.)	Amount	Calories	Carbs (g)	Fat (g)	Protein (g)	Fiber (g)

TIME: _____ a.m. / p.m.   **MEAL TOTALS:**

DINNER	☐ WATER (8 oz.)	Amount	Calories	Carbs (g)	Fat (g)	Protein (g)	Fiber (g)

TIME: _____ a.m. / p.m.   **MEAL TOTALS:**

EVENING	☐ WATER (8 oz.)	Amount	Calories	Carbs (g)	Fat (g)	Protein (g)	Fiber (g)

TIME: _____ a.m. / p.m.   **MEAL TOTALS:**

	Calories	*Carbs* (g)	*Fat* (g)	*Protein* (g)	*Fiber* (g)
DAILY TOTALS:					

Today's Weight: _____ lb/kg

OCTOBER 24

BREAKFAST	☐ WATER (8 oz.)	Amount	Calories	Carbs (g)	Fat (g)	Protein (g)	Fiber (g)
TIME: _____ a.m./p.m.		**MEAL TOTALS:**					

MIDMORNING	☐ WATER (8 oz.)	Amount	Calories	Carbs (g)	Fat (g)	Protein (g)	Fiber (g)
TIME: _____ a.m./p.m.		**MEAL TOTALS:**					

LUNCH	☐ WATER (8 oz.)	Amount	Calories	Carbs (g)	Fat (g)	Protein (g)	Fiber (g)
TIME: _____ a.m./p.m.		**MEAL TOTALS:**					

AFTERNOON	☐ WATER (8 oz.)	Amount	Calories	Carbs (g)	Fat (g)	Protein (g)	Fiber (g)
TIME: _____ a.m./p.m.		**MEAL TOTALS:**					

DINNER	☐ WATER (8 oz.)	Amount	Calories	Carbs (g)	Fat (g)	Protein (g)	Fiber (g)
TIME: _____ a.m./p.m.		**MEAL TOTALS:**					

EVENING	☐ WATER (8 oz.)	Amount	Calories	Carbs (g)	Fat (g)	Protein (g)	Fiber (g)
TIME: _____ a.m./p.m.		**MEAL TOTALS:**					

		Calories	*Carbs (g)*	*Fat (g)*	*Protein (g)*	*Fiber (g)*
Today's Weight: _____ lb/kg	**DAILY TOTALS:**					

OCTOBER 25

BREAKFAST	☐ WATER (8 oz.)	Amount	Calories	Carbs (g)	Fat (g)	Protein (g)	Fiber (g)

TIME: _____ a.m. / p.m.   MEAL TOTALS:

MIDMORNING	☐ WATER (8 oz.)	Amount	Calories	Carbs (g)	Fat (g)	Protein (g)	Fiber (g)

TIME: _____ a.m. / p.m.   MEAL TOTALS:

LUNCH	☐ WATER (8 oz.)	Amount	Calories	Carbs (g)	Fat (g)	Protein (g)	Fiber (g)

TIME: _____ a.m. / p.m.   MEAL TOTALS:

AFTERNOON	☐ WATER (8 oz.)	Amount	Calories	Carbs (g)	Fat (g)	Protein (g)	Fiber (g)

TIME: _____ a.m. / p.m.   MEAL TOTALS:

DINNER	☐ WATER (8 oz.)	Amount	Calories	Carbs (g)	Fat (g)	Protein (g)	Fiber (g)

TIME: _____ a.m. / p.m.   MEAL TOTALS:

EVENING	☐ WATER (8 oz.)	Amount	Calories	Carbs (g)	Fat (g)	Protein (g)	Fiber (g)

TIME: _____ a.m. / p.m.   MEAL TOTALS:

	Calories	*Carbs* (g)	*Fat* (g)	*Protein* (g)	*Fiber* (g)
Today's Weight: _____ lb/kg **DAILY TOTALS:**					

OCTOBER 26

BREAKFAST	☐ WATER (8 oz.)	Amount	Calories	Carbs (g)	Fat (g)	Protein (g)	Fiber (g)
TIME: _____ a.m. / p.m.		**MEAL TOTALS:**					

MIDMORNING	☐ WATER (8 oz.)	Amount	Calories	Carbs (g)	Fat (g)	Protein (g)	Fiber (g)
TIME: _____ a.m. / p.m.		**MEAL TOTALS:**					

LUNCH	☐ WATER (8 oz.)	Amount	Calories	Carbs (g)	Fat (g)	Protein (g)	Fiber (g)
TIME: _____ a.m. / p.m.		**MEAL TOTALS:**					

AFTERNOON	☐ WATER (8 oz.)	Amount	Calories	Carbs (g)	Fat (g)	Protein (g)	Fiber (g)
TIME: _____ a.m. / p.m.		**MEAL TOTALS:**					

DINNER	☐ WATER (8 oz.)	Amount	Calories	Carbs (g)	Fat (g)	Protein (g)	Fiber (g)
TIME: _____ a.m. / p.m.		**MEAL TOTALS:**					

EVENING	☐ WATER (8 oz.)	Amount	Calories	Carbs (g)	Fat (g)	Protein (g)	Fiber (g)
TIME: _____ a.m. / p.m.		**MEAL TOTALS:**					

			Calories	Carbs (g)	Fat (g)	Protein (g)	Fiber (g)
Today's Weight: _____ lb/kg		**DAILY TOTALS:**					

OCTOBER 27

BREAKFAST	☐ WATER (8 oz.)	Amount	Calories	Carbs (g)	Fat (g)	Protein (g)	Fiber (g)

TIME: _____ a.m. / p.m.   **MEAL TOTALS:**

MIDMORNING	☐ WATER (8 oz.)	Amount	Calories	Carbs (g)	Fat (g)	Protein (g)	Fiber (g)

TIME: _____ a.m. / p.m.   **MEAL TOTALS:**

LUNCH	☐ WATER (8 oz.)	Amount	Calories	Carbs (g)	Fat (g)	Protein (g)	Fiber (g)

TIME: _____ a.m. / p.m.   **MEAL TOTALS:**

AFTERNOON	☐ WATER (8 oz.)	Amount	Calories	Carbs (g)	Fat (g)	Protein (g)	Fiber (g)

TIME: _____ a.m. / p.m.   **MEAL TOTALS:**

DINNER	☐ WATER (8 oz.)	Amount	Calories	Carbs (g)	Fat (g)	Protein (g)	Fiber (g)

TIME: _____ a.m. / p.m.   **MEAL TOTALS:**

EVENING	☐ WATER (8 oz.)	Amount	Calories	Carbs (g)	Fat (g)	Protein (g)	Fiber (g)

TIME: _____ a.m. / p.m.   **MEAL TOTALS:**

Today's Weight: _____ lb/kg

	Calories	**Carbs** (g)	**Fat** (g)	**Protein** (g)	**Fiber** (g)
DAILY TOTALS:					

OCTOBER 28

BREAKFAST	☐ WATER (8 oz.)	Amount	Calories	Carbs (g)	Fat (g)	Protein (g)	Fiber (g)
TIME: _____ a.m./p.m.		**MEAL TOTALS:**					

MIDMORNING	☐ WATER (8 oz.)	Amount	Calories	Carbs (g)	Fat (g)	Protein (g)	Fiber (g)
TIME: _____ a.m./p.m.		**MEAL TOTALS:**					

LUNCH	☐ WATER (8 oz.)	Amount	Calories	Carbs (g)	Fat (g)	Protein (g)	Fiber (g)
TIME: _____ a.m./p.m.		**MEAL TOTALS:**					

AFTERNOON	☐ WATER (8 oz.)	Amount	Calories	Carbs (g)	Fat (g)	Protein (g)	Fiber (g)
TIME: _____ a.m./p.m.		**MEAL TOTALS:**					

DINNER	☐ WATER (8 oz.)	Amount	Calories	Carbs (g)	Fat (g)	Protein (g)	Fiber (g)
TIME: _____ a.m./p.m.		**MEAL TOTALS:**					

EVENING	☐ WATER (8 oz.)	Amount	Calories	Carbs (g)	Fat (g)	Protein (g)	Fiber (g)
TIME: _____ a.m./p.m.		**MEAL TOTALS:**					

		Calories	*Carbs (g)*	*Fat (g)*	*Protein (g)*	*Fiber (g)*
Today's Weight: _____ lb/kg	**DAILY TOTALS:**					

OCTOBER 29

BREAKFAST	☐ WATER (8 oz.)	Amount	Calories	Carbs (g)	Fat (g)	Protein (g)	Fiber (g)
TIME: _____ a.m. / p.m.		MEAL TOTALS:					

MIDMORNING	☐ WATER (8 oz.)	Amount	Calories	Carbs (g)	Fat (g)	Protein (g)	Fiber (g)
TIME: _____ a.m. / p.m.		MEAL TOTALS:					

LUNCH	☐ WATER (8 oz.)	Amount	Calories	Carbs (g)	Fat (g)	Protein (g)	Fiber (g)
TIME: _____ a.m. / p.m.		MEAL TOTALS:					

AFTERNOON	☐ WATER (8 oz.)	Amount	Calories	Carbs (g)	Fat (g)	Protein (g)	Fiber (g)
TIME: _____ a.m. / p.m.		MEAL TOTALS:					

DINNER	☐ WATER (8 oz.)	Amount	Calories	Carbs (g)	Fat (g)	Protein (g)	Fiber (g)
TIME: _____ a.m. / p.m.		MEAL TOTALS:					

EVENING	☐ WATER (8 oz.)	Amount	Calories	Carbs (g)	Fat (g)	Protein (g)	Fiber (g)
TIME: _____ a.m. / p.m.		MEAL TOTALS:					

			Calories	Carbs (g)	Fat (g)	Protein (g)	Fiber (g)
Today's Weight: _____ lb/kg		DAILY TOTALS:					

OCTOBER 30

BREAKFAST	☐ WATER (8 oz.)	Amount	Calories	Carbs (g)	Fat (g)	Protein (g)	Fiber (g)

TIME: _____ a.m. / p.m.   **MEAL TOTALS:**

MIDMORNING	☐ WATER (8 oz.)	Amount	Calories	Carbs (g)	Fat (g)	Protein (g)	Fiber (g)

TIME: _____ a.m. / p.m.   **MEAL TOTALS:**

LUNCH	☐ WATER (8 oz.)	Amount	Calories	Carbs (g)	Fat (g)	Protein (g)	Fiber (g)

TIME: _____ a.m. / p.m.   **MEAL TOTALS:**

AFTERNOON	☐ WATER (8 oz.)	Amount	Calories	Carbs (g)	Fat (g)	Protein (g)	Fiber (g)

TIME: _____ a.m. / p.m.   **MEAL TOTALS:**

DINNER	☐ WATER (8 oz.)	Amount	Calories	Carbs (g)	Fat (g)	Protein (g)	Fiber (g)

TIME: _____ a.m. / p.m.   **MEAL TOTALS:**

EVENING	☐ WATER (8 oz.)	Amount	Calories	Carbs (g)	Fat (g)	Protein (g)	Fiber (g)

TIME: _____ a.m. / p.m.   **MEAL TOTALS:**

	Calories	Carbs (g)	Fat (g)	Protein (g)	Fiber (g)
DAILY TOTALS:					

Today's Weight: _____ lb/kg

OCTOBER 31

BREAKFAST	☐ WATER (8 oz.)	Amount	Calories	Carbs (g)	Fat (g)	Protein (g)	Fiber (g)
TIME: _____ a.m. / p.m.		MEAL TOTALS:					

MIDMORNING	☐ WATER (8 oz.)	Amount	Calories	Carbs (g)	Fat (g)	Protein (g)	Fiber (g)
TIME: _____ a.m. / p.m.		MEAL TOTALS:					

LUNCH	☐ WATER (8 oz.)	Amount	Calories	Carbs (g)	Fat (g)	Protein (g)	Fiber (g)
TIME: _____ a.m. / p.m.		MEAL TOTALS:					

AFTERNOON	☐ WATER (8 oz.)	Amount	Calories	Carbs (g)	Fat (g)	Protein (g)	Fiber (g)
TIME: _____ a.m. / p.m.		MEAL TOTALS:					

DINNER	☐ WATER (8 oz.)	Amount	Calories	Carbs (g)	Fat (g)	Protein (g)	Fiber (g)
TIME: _____ a.m. / p.m.		MEAL TOTALS:					

EVENING	☐ WATER (8 oz.)	Amount	Calories	Carbs (g)	Fat (g)	Protein (g)	Fiber (g)
TIME: _____ a.m. / p.m.		MEAL TOTALS:					

			Calories	Carbs (g)	Fat (g)	Protein (g)	Fiber (g)
Today's Weight: _____ lb/kg		DAILY TOTALS:					

NOVEMBER NOTES:

NOVEMBER 1

BREAKFAST	☐ WATER (8 oz.)	Amount	Calories	Carbs (g)	Fat (g)	Protein (g)	Fiber (g)

TIME: _____ a.m. / p.m.   MEAL TOTALS:

MIDMORNING	☐ WATER (8 oz.)	Amount	Calories	Carbs (g)	Fat (g)	Protein (g)	Fiber (g)

TIME: _____ a.m. / p.m.   MEAL TOTALS:

LUNCH	☐ WATER (8 oz.)	Amount	Calories	Carbs (g)	Fat (g)	Protein (g)	Fiber (g)

TIME: _____ a.m. / p.m.   MEAL TOTALS:

AFTERNOON	☐ WATER (8 oz.)	Amount	Calories	Carbs (g)	Fat (g)	Protein (g)	Fiber (g)

TIME: _____ a.m. / p.m.   MEAL TOTALS:

DINNER	☐ WATER (8 oz.)	Amount	Calories	Carbs (g)	Fat (g)	Protein (g)	Fiber (g)

TIME: _____ a.m. / p.m.   MEAL TOTALS:

EVENING	☐ WATER (8 oz.)	Amount	Calories	Carbs (g)	Fat (g)	Protein (g)	Fiber (g)

TIME: _____ a.m. / p.m.   MEAL TOTALS:

	Calories	Carbs (g)	Fat (g)	Protein (g)	Fiber (g)
DAILY TOTALS:					

Today's Weight: _____ lb/kg

NOVEMBER 2

BREAKFAST	☐ WATER (8 oz.)	Amount	Calories	Carbs (g)	Fat (g)	Protein (g)	Fiber (g)

TIME: _____ a.m. / p.m.   **MEAL TOTALS:**

MIDMORNING	☐ WATER (8 oz.)	Amount	Calories	Carbs (g)	Fat (g)	Protein (g)	Fiber (g)

TIME: _____ a.m. / p.m.   **MEAL TOTALS:**

LUNCH	☐ WATER (8 oz.)	Amount	Calories	Carbs (g)	Fat (g)	Protein (g)	Fiber (g)

TIME: _____ a.m. / p.m.   **MEAL TOTALS:**

AFTERNOON	☐ WATER (8 oz.)	Amount	Calories	Carbs (g)	Fat (g)	Protein (g)	Fiber (g)

TIME: _____ a.m. / p.m.   **MEAL TOTALS:**

DINNER	☐ WATER (8 oz.)	Amount	Calories	Carbs (g)	Fat (g)	Protein (g)	Fiber (g)

TIME: _____ a.m. / p.m.   **MEAL TOTALS:**

EVENING	☐ WATER (8 oz.)	Amount	Calories	Carbs (g)	Fat (g)	Protein (g)	Fiber (g)

TIME: _____ a.m. / p.m.   **MEAL TOTALS:**

Today's Weight: _____ lb/kg

	Calories	Carbs (g)	Fat (g)	Protein (g)	Fiber (g)
DAILY TOTALS:					

NOVEMBER 3

BREAKFAST	☐ WATER (8 oz.)	Amount	Calories	Carbs (g)	Fat (g)	Protein (g)	Fiber (g)

TIME: _____ a.m. / p.m.   MEAL TOTALS:

MIDMORNING	☐ WATER (8 oz.)	Amount	Calories	Carbs (g)	Fat (g)	Protein (g)	Fiber (g)

TIME: _____ a.m. / p.m.   MEAL TOTALS:

LUNCH	☐ WATER (8 oz.)	Amount	Calories	Carbs (g)	Fat (g)	Protein (g)	Fiber (g)

TIME: _____ a.m. / p.m.   MEAL TOTALS:

AFTERNOON	☐ WATER (8 oz.)	Amount	Calories	Carbs (g)	Fat (g)	Protein (g)	Fiber (g)

TIME: _____ a.m. / p.m.   MEAL TOTALS:

DINNER	☐ WATER (8 oz.)	Amount	Calories	Carbs (g)	Fat (g)	Protein (g)	Fiber (g)

TIME: _____ a.m. / p.m.   MEAL TOTALS:

EVENING	☐ WATER (8 oz.)	Amount	Calories	Carbs (g)	Fat (g)	Protein (g)	Fiber (g)

TIME: _____ a.m. / p.m.   MEAL TOTALS:

	Calories	Carbs (g)	Fat (g)	Protein (g)	Fiber (g)
DAILY TOTALS:					

Today's Weight: _____ lb/kg

NOVEMBER 4

BREAKFAST	☐ WATER (8 oz.)	Amount	Calories	Carbs (g)	Fat (g)	Protein (g)	Fiber (g)
TIME: _____ a.m. / p.m.		**MEAL TOTALS:**					

MIDMORNING	☐ WATER (8 oz.)	Amount	Calories	Carbs (g)	Fat (g)	Protein (g)	Fiber (g)
TIME: _____ a.m. / p.m.		**MEAL TOTALS:**					

LUNCH	☐ WATER (8 oz.)	Amount	Calories	Carbs (g)	Fat (g)	Protein (g)	Fiber (g)
TIME: _____ a.m. / p.m.		**MEAL TOTALS:**					

AFTERNOON	☐ WATER (8 oz.)	Amount	Calories	Carbs (g)	Fat (g)	Protein (g)	Fiber (g)
TIME: _____ a.m. / p.m.		**MEAL TOTALS:**					

DINNER	☐ WATER (8 oz.)	Amount	Calories	Carbs (g)	Fat (g)	Protein (g)	Fiber (g)
TIME: _____ a.m. / p.m.		**MEAL TOTALS:**					

EVENING	☐ WATER (8 oz.)	Amount	Calories	Carbs (g)	Fat (g)	Protein (g)	Fiber (g)
TIME: _____ a.m. / p.m.		**MEAL TOTALS:**					

			Calories	*Carbs (g)*	*Fat (g)*	*Protein (g)*	*Fiber (g)*
Today's Weight: _____ lb/kg		**DAILY TOTALS:**					

NOVEMBER 5

BREAKFAST	☐ WATER (8 oz.)	Amount	Calories	Carbs (g)	Fat (g)	Protein (g)	Fiber (g)

TIME: _____ a.m. / p.m.   MEAL TOTALS: | | | | | |

MIDMORNING	☐ WATER (8 oz.)	Amount	Calories	Carbs (g)	Fat (g)	Protein (g)	Fiber (g)

TIME: _____ a.m. / p.m.   MEAL TOTALS: | | | | | |

LUNCH	☐ WATER (8 oz.)	Amount	Calories	Carbs (g)	Fat (g)	Protein (g)	Fiber (g)

TIME: _____ a.m. / p.m.   MEAL TOTALS: | | | | | |

AFTERNOON	☐ WATER (8 oz.)	Amount	Calories	Carbs (g)	Fat (g)	Protein (g)	Fiber (g)

TIME: _____ a.m. / p.m.   MEAL TOTALS: | | | | | |

DINNER	☐ WATER (8 oz.)	Amount	Calories	Carbs (g)	Fat (g)	Protein (g)	Fiber (g)

TIME: _____ a.m. / p.m.   MEAL TOTALS: | | | | | |

EVENING	☐ WATER (8 oz.)	Amount	Calories	Carbs (g)	Fat (g)	Protein (g)	Fiber (g)

TIME: _____ a.m. / p.m.   MEAL TOTALS: | | | | | |

		Calories	Carbs (g)	Fat (g)	Protein (g)	Fiber (g)
Today's Weight: _____ lb/kg	DAILY TOTALS:					

NOVEMBER 6

BREAKFAST	☐ WATER (8 oz.)	Amount	Calories	Carbs (g)	Fat (g)	Protein (g)	Fiber (g)
TIME: _____ a.m./p.m.		**MEAL TOTALS:**					

MIDMORNING	☐ WATER (8 oz.)	Amount	Calories	Carbs (g)	Fat (g)	Protein (g)	Fiber (g)
TIME: _____ a.m./p.m.		**MEAL TOTALS:**					

LUNCH	☐ WATER (8 oz.)	Amount	Calories	Carbs (g)	Fat (g)	Protein (g)	Fiber (g)
TIME: _____ a.m./p.m.		**MEAL TOTALS:**					

AFTERNOON	☐ WATER (8 oz.)	Amount	Calories	Carbs (g)	Fat (g)	Protein (g)	Fiber (g)
TIME: _____ a.m./p.m.		**MEAL TOTALS:**					

DINNER	☐ WATER (8 oz.)	Amount	Calories	Carbs (g)	Fat (g)	Protein (g)	Fiber (g)
TIME: _____ a.m./p.m.		**MEAL TOTALS:**					

EVENING	☐ WATER (8 oz.)	Amount	Calories	Carbs (g)	Fat (g)	Protein (g)	Fiber (g)
TIME: _____ a.m./p.m.		**MEAL TOTALS:**					

			Calories	*Carbs (g)*	*Fat (g)*	*Protein (g)*	*Fiber (g)*
Today's Weight: _____ lb/kg		**DAILY TOTALS:**					

NOVEMBER 7

BREAKFAST	☐ WATER (8 oz.)	Amount	Calories	Carbs (g)	Fat (g)	Protein (g)	Fiber (g)

TIME: _____ a.m. / p.m.   **MEAL TOTALS:**

MIDMORNING	☐ WATER (8 oz.)	Amount	Calories	Carbs (g)	Fat (g)	Protein (g)	Fiber (g)

TIME: _____ a.m. / p.m.   **MEAL TOTALS:**

LUNCH	☐ WATER (8 oz.)	Amount	Calories	Carbs (g)	Fat (g)	Protein (g)	Fiber (g)

TIME: _____ a.m. / p.m.   **MEAL TOTALS:**

AFTERNOON	☐ WATER (8 oz.)	Amount	Calories	Carbs (g)	Fat (g)	Protein (g)	Fiber (g)

TIME: _____ a.m. / p.m.   **MEAL TOTALS:**

DINNER	☐ WATER (8 oz.)	Amount	Calories	Carbs (g)	Fat (g)	Protein (g)	Fiber (g)

TIME: _____ a.m. / p.m.   **MEAL TOTALS:**

EVENING	☐ WATER (8 oz.)	Amount	Calories	Carbs (g)	Fat (g)	Protein (g)	Fiber (g)

TIME: _____ a.m. / p.m.   **MEAL TOTALS:**

	Calories	*Carbs* (g)	*Fat* (g)	*Protein* (g)	*Fiber* (g)
DAILY TOTALS:					

Today's Weight: _____ lb/kg

NOVEMBER 8

BREAKFAST	☐ WATER (8 oz.)	Amount	Calories	Carbs (g)	Fat (g)	Protein (g)	Fiber (g)
TIME: _____ a.m./p.m.		**MEAL TOTALS:**					

MIDMORNING	☐ WATER (8 oz.)	Amount	Calories	Carbs (g)	Fat (g)	Protein (g)	Fiber (g)
TIME: _____ a.m./p.m.		**MEAL TOTALS:**					

LUNCH	☐ WATER (8 oz.)	Amount	Calories	Carbs (g)	Fat (g)	Protein (g)	Fiber (g)
TIME: _____ a.m./p.m.		**MEAL TOTALS:**					

AFTERNOON	☐ WATER (8 oz.)	Amount	Calories	Carbs (g)	Fat (g)	Protein (g)	Fiber (g)
TIME: _____ a.m./p.m.		**MEAL TOTALS:**					

DINNER	☐ WATER (8 oz.)	Amount	Calories	Carbs (g)	Fat (g)	Protein (g)	Fiber (g)
TIME: _____ a.m./p.m.		**MEAL TOTALS:**					

EVENING	☐ WATER (8 oz.)	Amount	Calories	Carbs (g)	Fat (g)	Protein (g)	Fiber (g)
TIME: _____ a.m./p.m.		**MEAL TOTALS:**					

			Calories	*Carbs (g)*	*Fat (g)*	*Protein (g)*	*Fiber (g)*
Today's Weight: _____ lb/kg		**DAILY TOTALS:**					

NOVEMBER 9

BREAKSFAST	☐ WATER (8 oz.)	Amount	Calories	Carbs (g)	Fat (g)	Protein (g)	Fiber (g)

TIME: _____ a.m. / p.m.   **MEAL TOTALS:**

MIDMORNING	☐ WATER (8 oz.)	Amount	Calories	Carbs (g)	Fat (g)	Protein (g)	Fiber (g)

TIME: _____ a.m. / p.m.   **MEAL TOTALS:**

LUNCH	☐ WATER (8 oz.)	Amount	Calories	Carbs (g)	Fat (g)	Protein (g)	Fiber (g)

TIME: _____ a.m. / p.m.   **MEAL TOTALS:**

AFTERNOON	☐ WATER (8 oz.)	Amount	Calories	Carbs (g)	Fat (g)	Protein (g)	Fiber (g)

TIME: _____ a.m. / p.m.   **MEAL TOTALS:**

DINNER	☐ WATER (8 oz.)	Amount	Calories	Carbs (g)	Fat (g)	Protein (g)	Fiber (g)

TIME: _____ a.m. / p.m.   **MEAL TOTALS:**

EVENING	☐ WATER (8 oz.)	Amount	Calories	Carbs (g)	Fat (g)	Protein (g)	Fiber (g)

TIME: _____ a.m. / p.m.   **MEAL TOTALS:**

	Calories	Carbs (g)	Fat (g)	Protein (g)	Fiber (g)
DAILY TOTALS:					

Today's Weight: _____ lb/kg

NOVEMBER 10

BREAKFAST	☐ WATER (8 oz.)	Amount	Calories	Carbs (g)	Fat (g)	Protein (g)	Fiber (g)
TIME: a.m. / p.m.		**MEAL TOTALS:**					

MIDMORNING	☐ WATER (8 oz.)	Amount	Calories	Carbs (g)	Fat (g)	Protein (g)	Fiber (g)
TIME: a.m. / p.m.		**MEAL TOTALS:**					

LUNCH	☐ WATER (8 oz.)	Amount	Calories	Carbs (g)	Fat (g)	Protein (g)	Fiber (g)
TIME: a.m. / p.m.		**MEAL TOTALS:**					

AFTERNOON	☐ WATER (8 oz.)	Amount	Calories	Carbs (g)	Fat (g)	Protein (g)	Fiber (g)
TIME: a.m. / p.m.		**MEAL TOTALS:**					

DINNER	☐ WATER (8 oz.)	Amount	Calories	Carbs (g)	Fat (g)	Protein (g)	Fiber (g)
TIME: a.m. / p.m.		**MEAL TOTALS:**					

EVENING	☐ WATER (8 oz.)	Amount	Calories	Carbs (g)	Fat (g)	Protein (g)	Fiber (g)
TIME: a.m. / p.m.		**MEAL TOTALS:**					

	Calories	*Carbs (g)*	*Fat (g)*	*Protein (g)*	*Fiber (g)*
Today's Weight: _____ lb/kg **DAILY TOTALS:**					

NOVEMBER 11

BREAKFAST	☐ WATER (8 oz.)	Amount	Calories	Carbs (g)	Fat (g)	Protein (g)	Fiber (g)

TIME: _____ a.m. / p.m.   MEAL TOTALS:

MIDMORNING	☐ WATER (8 oz.)	Amount	Calories	Carbs (g)	Fat (g)	Protein (g)	Fiber (g)

TIME: _____ a.m. / p.m.   MEAL TOTALS:

LUNCH	☐ WATER (8 oz.)	Amount	Calories	Carbs (g)	Fat (g)	Protein (g)	Fiber (g)

TIME: _____ a.m. / p.m.   MEAL TOTALS:

AFTERNOON	☐ WATER (8 oz.)	Amount	Calories	Carbs (g)	Fat (g)	Protein (g)	Fiber (g)

TIME: _____ a.m. / p.m.   MEAL TOTALS:

DINNER	☐ WATER (8 oz.)	Amount	Calories	Carbs (g)	Fat (g)	Protein (g)	Fiber (g)

TIME: _____ a.m. / p.m.   MEAL TOTALS:

EVENING	☐ WATER (8 oz.)	Amount	Calories	Carbs (g)	Fat (g)	Protein (g)	Fiber (g)

TIME: _____ a.m. / p.m.   MEAL TOTALS:

Today's Weight: _____ lb/kg

DAILY TOTALS:	Calories	Carbs (g)	Fat (g)	Protein (g)	Fiber (g)

NOVEMBER 12

BREAKFAST	☐ WATER (8 oz.)	Amount	Calories	Carbs (g)	Fat (g)	Protein (g)	Fiber (g)
TIME: _____ a.m./p.m.		**MEAL TOTALS:**					

MIDMORNING	☐ WATER (8 oz.)	Amount	Calories	Carbs (g)	Fat (g)	Protein (g)	Fiber (g)
TIME: _____ a.m./p.m.		**MEAL TOTALS:**					

LUNCH	☐ WATER (8 oz.)	Amount	Calories	Carbs (g)	Fat (g)	Protein (g)	Fiber (g)
TIME: _____ a.m./p.m.		**MEAL TOTALS:**					

AFTERNOON	☐ WATER (8 oz.)	Amount	Calories	Carbs (g)	Fat (g)	Protein (g)	Fiber (g)
TIME: _____ a.m./p.m.		**MEAL TOTALS:**					

DINNER	☐ WATER (8 oz.)	Amount	Calories	Carbs (g)	Fat (g)	Protein (g)	Fiber (g)
TIME: _____ a.m./p.m.		**MEAL TOTALS:**					

EVENING	☐ WATER (8 oz.)	Amount	Calories	Carbs (g)	Fat (g)	Protein (g)	Fiber (g)
TIME: _____ a.m./p.m.		**MEAL TOTALS:**					

		Calories	Carbs (g)	Fat (g)	Protein (g)	Fiber (g)
Today's Weight: _____ lb/kg	**DAILY TOTALS:**					

NOVEMBER 13

	BREAKFAST	☐ WATER (8 oz.)	Amount	Calories	Carbs (g)	Fat (g)	Protein (g)	Fiber (g)

TIME: _____ a.m. / p.m.   MEAL TOTALS:

	MIDMORNING	☐ WATER (8 oz.)	Amount	Calories	Carbs (g)	Fat (g)	Protein (g)	Fiber (g)

TIME: _____ a.m. / p.m.   MEAL TOTALS:

	LUNCH	☐ WATER (8 oz.)	Amount	Calories	Carbs (g)	Fat (g)	Protein (g)	Fiber (g)

TIME: _____ a.m. / p.m.   MEAL TOTALS:

	AFTERNOON	☐ WATER (8 oz.)	Amount	Calories	Carbs (g)	Fat (g)	Protein (g)	Fiber (g)

TIME: _____ a.m. / p.m.   MEAL TOTALS:

	DINNER	☐ WATER (8 oz.)	Amount	Calories	Carbs (g)	Fat (g)	Protein (g)	Fiber (g)

TIME: _____ a.m. / p.m.   MEAL TOTALS:

	EVENING	☐ WATER (8 oz.)	Amount	Calories	Carbs (g)	Fat (g)	Protein (g)	Fiber (g)

TIME: _____ a.m. / p.m.   MEAL TOTALS:

	Calories	**Carbs** (g)	**Fat** (g)	**Protein** (g)	**Fiber** (g)
DAILY TOTALS:					

Today's Weight: _____ lb/kg

NOVEMBER 14

BREAKFAST	☐ WATER (8 oz.)	Amount	Calories	Carbs (g)	Fat (g)	Protein (g)	Fiber (g)

TIME: _____ a.m. / p.m.		MEAL TOTALS:					

MIDMORNING	☐ WATER (8 oz.)	Amount	Calories	Carbs (g)	Fat (g)	Protein (g)	Fiber (g)

TIME: _____ a.m. / p.m.		MEAL TOTALS:					

LUNCH	☐ WATER (8 oz.)	Amount	Calories	Carbs (g)	Fat (g)	Protein (g)	Fiber (g)

TIME: _____ a.m. / p.m.		MEAL TOTALS:					

AFTERNOON	☐ WATER (8 oz.)	Amount	Calories	Carbs (g)	Fat (g)	Protein (g)	Fiber (g)

TIME: _____ a.m. / p.m.		MEAL TOTALS:					

DINNER	☐ WATER (8 oz.)	Amount	Calories	Carbs (g)	Fat (g)	Protein (g)	Fiber (g)

TIME: _____ a.m. / p.m.		MEAL TOTALS:					

EVENING	☐ WATER (8 oz.)	Amount	Calories	Carbs (g)	Fat (g)	Protein (g)	Fiber (g)

TIME: _____ a.m. / p.m.		MEAL TOTALS:					

			Calories	Carbs (g)	Fat (g)	Protein (g)	Fiber (g)
Today's Weight: _____ lb/kg		DAILY TOTALS:					

NOVEMBER 15

BREAKFAST	☐ WATER (8 oz.)	Amount	Calories	Carbs (g)	Fat (g)	Protein (g)	Fiber (g)

TIME: _____ a.m. / p.m. **MEAL TOTALS:**

MIDMORNING	☐ WATER (8 oz.)	Amount	Calories	Carbs (g)	Fat (g)	Protein (g)	Fiber (g)

TIME: _____ a.m. / p.m. **MEAL TOTALS:**

LUNCH	☐ WATER (8 oz.)	Amount	Calories	Carbs (g)	Fat (g)	Protein (g)	Fiber (g)

TIME: _____ a.m. / p.m. **MEAL TOTALS:**

AFTERNOON	☐ WATER (8 oz.)	Amount	Calories	Carbs (g)	Fat (g)	Protein (g)	Fiber (g)

TIME: _____ a.m. / p.m. **MEAL TOTALS:**

DINNER	☐ WATER (8 oz.)	Amount	Calories	Carbs (g)	Fat (g)	Protein (g)	Fiber (g)

TIME: _____ a.m. / p.m. **MEAL TOTALS:**

EVENING	☐ WATER (8 oz.)	Amount	Calories	Carbs (g)	Fat (g)	Protein (g)	Fiber (g)

TIME: _____ a.m. / p.m. **MEAL TOTALS:**

	Calories	*Carbs (g)*	*Fat (g)*	*Protein (g)*	*Fiber (g)*
DAILY TOTALS:					

Today's Weight: _____ lb/kg

NOVEMBER 16

BREAKFAST	☐ WATER (8 oz.)	Amount	Calories	Carbs (g)	Fat (g)	Protein (g)	Fiber (g)
TIME: _____ a.m./p.m.		**MEAL TOTALS:**					

MIDMORNING	☐ WATER (8 oz.)	Amount	Calories	Carbs (g)	Fat (g)	Protein (g)	Fiber (g)
TIME: _____ a.m./p.m.		**MEAL TOTALS:**					

LUNCH	☐ WATER (8 oz.)	Amount	Calories	Carbs (g)	Fat (g)	Protein (g)	Fiber (g)
TIME: _____ a.m./p.m.		**MEAL TOTALS:**					

AFTERNOON	☐ WATER (8 oz.)	Amount	Calories	Carbs (g)	Fat (g)	Protein (g)	Fiber (g)
TIME: _____ a.m./p.m.		**MEAL TOTALS:**					

DINNER	☐ WATER (8 oz.)	Amount	Calories	Carbs (g)	Fat (g)	Protein (g)	Fiber (g)
TIME: _____ a.m./p.m.		**MEAL TOTALS:**					

EVENING	☐ WATER (8 oz.)	Amount	Calories	Carbs (g)	Fat (g)	Protein (g)	Fiber (g)
TIME: _____ a.m./p.m.		**MEAL TOTALS:**					

			Calories	*Carbs (g)*	*Fat (g)*	*Protein (g)*	*Fiber (g)*
Today's Weight: _____ lb/kg		**DAILY TOTALS:**					

NOVEMBER 17

BREAKFAST	☐ WATER (8 oz.)	Amount	Calories	Carbs (g)	Fat (g)	Protein (g)	Fiber (g)

TIME: _____ a.m. / p.m.   MEAL TOTALS:

MIDMORNING	☐ WATER (8 oz.)	Amount	Calories	Carbs (g)	Fat (g)	Protein (g)	Fiber (g)

TIME: _____ a.m. / p.m.   MEAL TOTALS:

LUNCH	☐ WATER (8 oz.)	Amount	Calories	Carbs (g)	Fat (g)	Protein (g)	Fiber (g)

TIME: _____ a.m. / p.m.   MEAL TOTALS:

AFTERNOON	☐ WATER (8 oz.)	Amount	Calories	Carbs (g)	Fat (g)	Protein (g)	Fiber (g)

TIME: _____ a.m. / p.m.   MEAL TOTALS:

DINNER	☐ WATER (8 oz.)	Amount	Calories	Carbs (g)	Fat (g)	Protein (g)	Fiber (g)

TIME: _____ a.m. / p.m.   MEAL TOTALS:

EVENING	☐ WATER (8 oz.)	Amount	Calories	Carbs (g)	Fat (g)	Protein (g)	Fiber (g)

TIME: _____ a.m. / p.m.   MEAL TOTALS:

Today's Weight: _____ lb/kg

	Calories	Carbs (g)	Fat (g)	Protein (g)	Fiber (g)
DAILY TOTALS:					

NOVEMBER 18

BREAKFAST	☐ WATER (8 oz.)	Amount	Calories	Carbs (g)	Fat (g)	Protein (g)	Fiber (g)
TIME: _____ a.m. / p.m.		**MEAL TOTALS:**					

MIDMORNING	☐ WATER (8 oz.)	Amount	Calories	Carbs (g)	Fat (g)	Protein (g)	Fiber (g)
TIME: _____ a.m. / p.m.		**MEAL TOTALS:**					

LUNCH	☐ WATER (8 oz.)	Amount	Calories	Carbs (g)	Fat (g)	Protein (g)	Fiber (g)
TIME: _____ a.m. / p.m.		**MEAL TOTALS:**					

AFTERNOON	☐ WATER (8 oz.)	Amount	Calories	Carbs (g)	Fat (g)	Protein (g)	Fiber (g)
TIME: _____ a.m. / p.m.		**MEAL TOTALS:**					

DINNER	☐ WATER (8 oz.)	Amount	Calories	Carbs (g)	Fat (g)	Protein (g)	Fiber (g)
TIME: _____ a.m. / p.m.		**MEAL TOTALS:**					

EVENING	☐ WATER (8 oz.)	Amount	Calories	Carbs (g)	Fat (g)	Protein (g)	Fiber (g)
TIME: _____ a.m. / p.m.		**MEAL TOTALS:**					

			Calories	*Carbs (g)*	*Fat (g)*	*Protein (g)*	*Fiber (g)*
Today's Weight: _____ lb/kg		**DAILY TOTALS:**					

NOVEMBER 19

BREAKFAST	☐ WATER (8 oz.)	Amount	Calories	Carbs (g)	Fat (g)	Protein (g)	Fiber (g)

TIME: _____ a.m. / p.m. | **MEAL TOTALS:**

MIDMORNING	☐ WATER (8 oz.)	Amount	Calories	Carbs (g)	Fat (g)	Protein (g)	Fiber (g)

TIME: _____ a.m. / p.m. | **MEAL TOTALS:**

LUNCH	☐ WATER (8 oz.)	Amount	Calories	Carbs (g)	Fat (g)	Protein (g)	Fiber (g)

TIME: _____ a.m. / p.m. | **MEAL TOTALS:**

AFTERNOON	☐ WATER (8 oz.)	Amount	Calories	Carbs (g)	Fat (g)	Protein (g)	Fiber (g)

TIME: _____ a.m. / p.m. | **MEAL TOTALS:**

DINNER	☐ WATER (8 oz.)	Amount	Calories	Carbs (g)	Fat (g)	Protein (g)	Fiber (g)

TIME: _____ a.m. / p.m. | **MEAL TOTALS:**

EVENING	☐ WATER (8 oz.)	Amount	Calories	Carbs (g)	Fat (g)	Protein (g)	Fiber (g)

TIME: _____ a.m. / p.m. | **MEAL TOTALS:**

Today's Weight: _____ lb/kg

	Calories	Carbs (g)	Fat (g)	Protein (g)	Fiber (g)
DAILY TOTALS:					

NOVEMBER 20

BREAKFAST	☐ WATER (8 oz.)	Amount	Calories	Carbs (g)	Fat (g)	Protein (g)	Fiber (g)

TIME: _____ a.m. / p.m.   **MEAL TOTALS:**

MIDMORNING	☐ WATER (8 oz.)	Amount	Calories	Carbs (g)	Fat (g)	Protein (g)	Fiber (g)

TIME: _____ a.m. / p.m.   **MEAL TOTALS:**

LUNCH	☐ WATER (8 oz.)	Amount	Calories	Carbs (g)	Fat (g)	Protein (g)	Fiber (g)

TIME: _____ a.m. / p.m.   **MEAL TOTALS:**

AFTERNOON	☐ WATER (8 oz.)	Amount	Calories	Carbs (g)	Fat (g)	Protein (g)	Fiber (g)

TIME: _____ a.m. / p.m.   **MEAL TOTALS:**

DINNER	☐ WATER (8 oz.)	Amount	Calories	Carbs (g)	Fat (g)	Protein (g)	Fiber (g)

TIME: _____ a.m. / p.m.   **MEAL TOTALS:**

EVENING	☐ WATER (8 oz.)	Amount	Calories	Carbs (g)	Fat (g)	Protein (g)	Fiber (g)

TIME: _____ a.m. / p.m.   **MEAL TOTALS:**

Today's Weight: _____ lb/kg

	Calories	*Carbs (g)*	*Fat (g)*	*Protein (g)*	*Fiber (g)*
DAILY TOTALS:					

NOVEMBER 21

BREAKFAST	☐ WATER (8 oz.)	Amount	Calories	Carbs (g)	Fat (g)	Protein (g)	Fiber (g)
TIME: _____ a.m. / p.m.		**MEAL TOTALS:**					

MIDMORNING	☐ WATER (8 oz.)	Amount	Calories	Carbs (g)	Fat (g)	Protein (g)	Fiber (g)
TIME: _____ a.m. / p.m.		**MEAL TOTALS:**					

LUNCH	☐ WATER (8 oz.)	Amount	Calories	Carbs (g)	Fat (g)	Protein (g)	Fiber (g)
TIME: _____ a.m. / p.m.		**MEAL TOTALS:**					

AFTERNOON	☐ WATER (8 oz.)	Amount	Calories	Carbs (g)	Fat (g)	Protein (g)	Fiber (g)
TIME: _____ a.m. / p.m.		**MEAL TOTALS:**					

DINNER	☐ WATER (8 oz.)	Amount	Calories	Carbs (g)	Fat (g)	Protein (g)	Fiber (g)
TIME: _____ a.m. / p.m.		**MEAL TOTALS:**					

EVENING	☐ WATER (8 oz.)	Amount	Calories	Carbs (g)	Fat (g)	Protein (g)	Fiber (g)
TIME: _____ a.m. / p.m.		**MEAL TOTALS:**					

		Calories	*Carbs (g)*	*Fat (g)*	*Protein (g)*	*Fiber (g)*
Today's Weight: _____ lb/kg	**DAILY TOTALS:**					

NOVEMBER 22

BREAKFAST	☐ WATER (8 oz.)	Amount	Calories	Carbs (g)	Fat (g)	Protein (g)	Fiber (g)
TIME: _____ a.m./p.m.		MEAL TOTALS:					

MIDMORNING	☐ WATER (8 oz.)	Amount	Calories	Carbs (g)	Fat (g)	Protein (g)	Fiber (g)
TIME: _____ a.m./p.m.		MEAL TOTALS:					

LUNCH	☐ WATER (8 oz.)	Amount	Calories	Carbs (g)	Fat (g)	Protein (g)	Fiber (g)
TIME: _____ a.m./p.m.		MEAL TOTALS:					

AFTERNOON	☐ WATER (8 oz.)	Amount	Calories	Carbs (g)	Fat (g)	Protein (g)	Fiber (g)
TIME: _____ a.m./p.m.		MEAL TOTALS:					

DINNER	☐ WATER (8 oz.)	Amount	Calories	Carbs (g)	Fat (g)	Protein (g)	Fiber (g)
TIME: _____ a.m./p.m.		MEAL TOTALS:					

EVENING	☐ WATER (8 oz.)	Amount	Calories	Carbs (g)	Fat (g)	Protein (g)	Fiber (g)
TIME: _____ a.m./p.m.		MEAL TOTALS:					

			Calories	*Carbs (g)*	*Fat (g)*	*Protein (g)*	*Fiber (g)*
Today's Weight: _____ lb/kg		DAILY TOTALS:					

NOVEMBER 23

BREAKFAST	☐ WATER (8 oz.)	Amount	Calories	Carbs (g)	Fat (g)	Protein (g)	Fiber (g)
TIME: _____ a.m. / p.m.		MEAL TOTALS:					

MIDMORNING	☐ WATER (8 oz.)	Amount	Calories	Carbs (g)	Fat (g)	Protein (g)	Fiber (g)
TIME: _____ a.m. / p.m.		MEAL TOTALS:					

LUNCH	☐ WATER (8 oz.)	Amount	Calories	Carbs (g)	Fat (g)	Protein (g)	Fiber (g)
TIME: _____ a.m. / p.m.		MEAL TOTALS:					

AFTERNOON	☐ WATER (8 oz.)	Amount	Calories	Carbs (g)	Fat (g)	Protein (g)	Fiber (g)
TIME: _____ a.m. / p.m.		MEAL TOTALS:					

DINNER	☐ WATER (8 oz.)	Amount	Calories	Carbs (g)	Fat (g)	Protein (g)	Fiber (g)
TIME: _____ a.m. / p.m.		MEAL TOTALS:					

EVENING	☐ WATER (8 oz.)	Amount	Calories	Carbs (g)	Fat (g)	Protein (g)	Fiber (g)
TIME: _____ a.m. / p.m.		MEAL TOTALS:					

			Calories	*Carbs (g)*	*Fat (g)*	*Protein (g)*	*Fiber (g)*
Today's Weight: _____ lb/kg		DAILY TOTALS:					

NOVEMBER 24

BREAKFAST	☐ WATER (8 oz.)	Amount	Calories	Carbs (g)	Fat (g)	Protein (g)	Fiber (g)

TIME: _____ a.m. / p.m. **MEAL TOTALS:**

MIDMORNING	☐ WATER (8 oz.)	Amount	Calories	Carbs (g)	Fat (g)	Protein (g)	Fiber (g)

TIME: _____ a.m. / p.m. **MEAL TOTALS:**

LUNCH	☐ WATER (8 oz.)	Amount	Calories	Carbs (g)	Fat (g)	Protein (g)	Fiber (g)

TIME: _____ a.m. / p.m. **MEAL TOTALS:**

AFTERNOON	☐ WATER (8 oz.)	Amount	Calories	Carbs (g)	Fat (g)	Protein (g)	Fiber (g)

TIME: _____ a.m. / p.m. **MEAL TOTALS:**

DINNER	☐ WATER (8 oz.)	Amount	Calories	Carbs (g)	Fat (g)	Protein (g)	Fiber (g)

TIME: _____ a.m. / p.m. **MEAL TOTALS:**

EVENING	☐ WATER (8 oz.)	Amount	Calories	Carbs (g)	Fat (g)	Protein (g)	Fiber (g)

TIME: _____ a.m. / p.m. **MEAL TOTALS:**

Today's Weight: _____ lb/kg

	Calories	*Carbs (g)*	*Fat (g)*	*Protein (g)*	*Fiber (g)*
DAILY TOTALS:					

NOVEMBER 25

BREAKFAST	☐ WATER (8 oz.)	Amount	Calories	Carbs (g)	Fat (g)	Protein (g)	Fiber (g)

TIME: _____ a.m. / p.m. | **MEAL TOTALS:**

MIDMORNING	☐ WATER (8 oz.)	Amount	Calories	Carbs (g)	Fat (g)	Protein (g)	Fiber (g)

TIME: _____ a.m. / p.m. | **MEAL TOTALS:**

LUNCH	☐ WATER (8 oz.)	Amount	Calories	Carbs (g)	Fat (g)	Protein (g)	Fiber (g)

TIME: _____ a.m. / p.m. | **MEAL TOTALS:**

AFTERNOON	☐ WATER (8 oz.)	Amount	Calories	Carbs (g)	Fat (g)	Protein (g)	Fiber (g)

TIME: _____ a.m. / p.m. | **MEAL TOTALS:**

DINNER	☐ WATER (8 oz.)	Amount	Calories	Carbs (g)	Fat (g)	Protein (g)	Fiber (g)

TIME: _____ a.m. / p.m. | **MEAL TOTALS:**

EVENING	☐ WATER (8 oz.)	Amount	Calories	Carbs (g)	Fat (g)	Protein (g)	Fiber (g)

TIME: _____ a.m. / p.m. | **MEAL TOTALS:**

	Calories	Carbs (g)	Fat (g)	Protein (g)	Fiber (g)
DAILY TOTALS:					

Today's Weight: _____ lb/kg

NOVEMBER 26

BREAKFAST	☐ WATER (8 oz.)	Amount	Calories	Carbs (g)	Fat (g)	Protein (g)	Fiber (g)
TIME: _____ a.m./p.m.		**MEAL TOTALS:**					

MIDMORNING	☐ WATER (8 oz.)	Amount	Calories	Carbs (g)	Fat (g)	Protein (g)	Fiber (g)
TIME: _____ a.m./p.m.		**MEAL TOTALS:**					

LUNCH	☐ WATER (8 oz.)	Amount	Calories	Carbs (g)	Fat (g)	Protein (g)	Fiber (g)
TIME: _____ a.m./p.m.		**MEAL TOTALS:**					

AFTERNOON	☐ WATER (8 oz.)	Amount	Calories	Carbs (g)	Fat (g)	Protein (g)	Fiber (g)
TIME: _____ a.m./p.m.		**MEAL TOTALS:**					

DINNER	☐ WATER (8 oz.)	Amount	Calories	Carbs (g)	Fat (g)	Protein (g)	Fiber (g)
TIME: _____ a.m./p.m.		**MEAL TOTALS:**					

EVENING	☐ WATER (8 oz.)	Amount	Calories	Carbs (g)	Fat (g)	Protein (g)	Fiber (g)
TIME: _____ a.m./p.m.		**MEAL TOTALS:**					

		Calories	Carbs (g)	Fat (g)	Protein (g)	Fiber (g)
Today's Weight: _____ lb/kg	**DAILY TOTALS:**					

NOVEMBER 27

BREAKFAST	☐ WATER (8 oz.)	Amount	Calories	Carbs (g)	Fat (g)	Protein (g)	Fiber (g)
TIME: _____ a.m. / p.m.		MEAL TOTALS:					

MIDMORNING	☐ WATER (8 oz.)	Amount	Calories	Carbs (g)	Fat (g)	Protein (g)	Fiber (g)
TIME: _____ a.m. / p.m.		MEAL TOTALS:					

LUNCH	☐ WATER (8 oz.)	Amount	Calories	Carbs (g)	Fat (g)	Protein (g)	Fiber (g)
TIME: _____ a.m. / p.m.		MEAL TOTALS:					

AFTERNOON	☐ WATER (8 oz.)	Amount	Calories	Carbs (g)	Fat (g)	Protein (g)	Fiber (g)
TIME: _____ a.m. / p.m.		MEAL TOTALS:					

DINNER	☐ WATER (8 oz.)	Amount	Calories	Carbs (g)	Fat (g)	Protein (g)	Fiber (g)
TIME: _____ a.m. / p.m.		MEAL TOTALS:					

EVENING	☐ WATER (8 oz.)	Amount	Calories	Carbs (g)	Fat (g)	Protein (g)	Fiber (g)
TIME: _____ a.m. / p.m.		MEAL TOTALS:					

			Calories	Carbs (g)	Fat (g)	Protein (g)	Fiber (g)
Today's Weight: _____ lb/kg		DAILY TOTALS:					

NOVEMBER 28

BREAKFAST	☐ WATER (8 oz.)	Amount	Calories	Carbs (g)	Fat (g)	Protein (g)	Fiber (g)
TIME: _____ a.m./p.m.		**MEAL TOTALS:**					

MIDMORNING	☐ WATER (8 oz.)	Amount	Calories	Carbs (g)	Fat (g)	Protein (g)	Fiber (g)
TIME: _____ a.m./p.m.		**MEAL TOTALS:**					

LUNCH	☐ WATER (8 oz.)	Amount	Calories	Carbs (g)	Fat (g)	Protein (g)	Fiber (g)
TIME: _____ a.m./p.m.		**MEAL TOTALS:**					

AFTERNOON	☐ WATER (8 oz.)	Amount	Calories	Carbs (g)	Fat (g)	Protein (g)	Fiber (g)
TIME: _____ a.m./p.m.		**MEAL TOTALS:**					

DINNER	☐ WATER (8 oz.)	Amount	Calories	Carbs (g)	Fat (g)	Protein (g)	Fiber (g)
TIME: _____ a.m./p.m.		**MEAL TOTALS:**					

EVENING	☐ WATER (8 oz.)	Amount	Calories	Carbs (g)	Fat (g)	Protein (g)	Fiber (g)
TIME: _____ a.m./p.m.		**MEAL TOTALS:**					

			Calories	*Carbs (g)*	*Fat (g)*	*Protein (g)*	*Fiber (g)*
Today's Weight: _____ lb/kg		**DAILY TOTALS:**					

NOVEMBER 29

BREAKFAST	☐ WATER (8 oz.)	Amount	Calories	Carbs (g)	Fat (g)	Protein (g)	Fiber (g)
TIME: _____ a.m. / p.m.		**MEAL TOTALS:**					

MIDMORNING	☐ WATER (8 oz.)	Amount	Calories	Carbs (g)	Fat (g)	Protein (g)	Fiber (g)
TIME: _____ a.m. / p.m.		**MEAL TOTALS:**					

LUNCH	☐ WATER (8 oz.)	Amount	Calories	Carbs (g)	Fat (g)	Protein (g)	Fiber (g)
TIME: _____ a.m. / p.m.		**MEAL TOTALS:**					

AFTERNOON	☐ WATER (8 oz.)	Amount	Calories	Carbs (g)	Fat (g)	Protein (g)	Fiber (g)
TIME: _____ a.m. / p.m.		**MEAL TOTALS:**					

DINNER	☐ WATER (8 oz.)	Amount	Calories	Carbs (g)	Fat (g)	Protein (g)	Fiber (g)
TIME: _____ a.m. / p.m.		**MEAL TOTALS:**					

EVENING	☐ WATER (8 oz.)	Amount	Calories	Carbs (g)	Fat (g)	Protein (g)	Fiber (g)
TIME: _____ a.m. / p.m.		**MEAL TOTALS:**					

			Calories	*Carbs (g)*	*Fat (g)*	*Protein (g)*	*Fiber (g)*
Today's Weight: _____ lb/kg		**DAILY TOTALS:**					

NOVEMBER 30

BREAKFAST	☐ WATER (8 oz.)	Amount	Calories	Carbs (g)	Fat (g)	Protein (g)	Fiber (g)
TIME: _____ a.m. / p.m.		MEAL TOTALS:					

MIDMORNING	☐ WATER (8 oz.)	Amount	Calories	Carbs (g)	Fat (g)	Protein (g)	Fiber (g)
TIME: _____ a.m. / p.m.		MEAL TOTALS:					

LUNCH	☐ WATER (8 oz.)	Amount	Calories	Carbs (g)	Fat (g)	Protein (g)	Fiber (g)
TIME: _____ a.m. / p.m.		MEAL TOTALS:					

AFTERNOON	☐ WATER (8 oz.)	Amount	Calories	Carbs (g)	Fat (g)	Protein (g)	Fiber (g)
TIME: _____ a.m. / p.m.		MEAL TOTALS:					

DINNER	☐ WATER (8 oz.)	Amount	Calories	Carbs (g)	Fat (g)	Protein (g)	Fiber (g)
TIME: _____ a.m. / p.m.		MEAL TOTALS:					

EVENING	☐ WATER (8 oz.)	Amount	Calories	Carbs (g)	Fat (g)	Protein (g)	Fiber (g)
TIME: _____ a.m. / p.m.		MEAL TOTALS:					

			Calories	Carbs (g)	Fat (g)	Protein (g)	Fiber (g)
Today's Weight: _____ lb/kg		DAILY TOTALS:					

DECEMBER NOTES:

DECEMBER 1

BREAKFAST	☐ WATER (8 oz.)	Amount	Calories	Carbs (g)	Fat (g)	Protein (g)	Fiber (g)

TIME: _____ a.m. / p.m. MEAL TOTALS:

MIDMORNING	☐ WATER (8 oz.)	Amount	Calories	Carbs (g)	Fat (g)	Protein (g)	Fiber (g)

TIME: _____ a.m. / p.m. MEAL TOTALS:

LUNCH	☐ WATER (8 oz.)	Amount	Calories	Carbs (g)	Fat (g)	Protein (g)	Fiber (g)

TIME: _____ a.m. / p.m. MEAL TOTALS:

AFTERNOON	☐ WATER (8 oz.)	Amount	Calories	Carbs (g)	Fat (g)	Protein (g)	Fiber (g)

TIME: _____ a.m. / p.m. MEAL TOTALS:

DINNER	☐ WATER (8 oz.)	Amount	Calories	Carbs (g)	Fat (g)	Protein (g)	Fiber (g)

TIME: _____ a.m. / p.m. MEAL TOTALS:

EVENING	☐ WATER (8 oz.)	Amount	Calories	Carbs (g)	Fat (g)	Protein (g)	Fiber (g)

TIME: _____ a.m. / p.m. MEAL TOTALS:

	Calories	*Carbs* (g)	*Fat* (g)	*Protein* (g)	*Fiber* (g)
Today's Weight: _____ lb/kg DAILY TOTALS:					

DECEMBER 2

BREAKFAST	☐ WATER (8 oz.)	Amount	Calories	Carbs (g)	Fat (g)	Protein (g)	Fiber (g)
TIME: _____ a.m. / p.m.		**MEAL TOTALS:**					

MIDMORNING	☐ WATER (8 oz.)	Amount	Calories	Carbs (g)	Fat (g)	Protein (g)	Fiber (g)
TIME: _____ a.m. / p.m.		**MEAL TOTALS:**					

LUNCH	☐ WATER (8 oz.)	Amount	Calories	Carbs (g)	Fat (g)	Protein (g)	Fiber (g)
TIME: _____ a.m. / p.m.		**MEAL TOTALS:**					

AFTERNOON	☐ WATER (8 oz.)	Amount	Calories	Carbs (g)	Fat (g)	Protein (g)	Fiber (g)
TIME: _____ a.m. / p.m.		**MEAL TOTALS:**					

DINNER	☐ WATER (8 oz.)	Amount	Calories	Carbs (g)	Fat (g)	Protein (g)	Fiber (g)
TIME: _____ a.m. / p.m.		**MEAL TOTALS:**					

EVENING	☐ WATER (8 oz.)	Amount	Calories	Carbs (g)	Fat (g)	Protein (g)	Fiber (g)
TIME: _____ a.m. / p.m.		**MEAL TOTALS:**					

		Calories	*Carbs (g)*	*Fat (g)*	*Protein (g)*	*Fiber (g)*
Today's Weight: _____ lb/kg	**DAILY TOTALS:**					

DECEMBER 3

BREAKFAST	☐ WATER (8 oz.)	Amount	Calories	Carbs (g)	Fat (g)	Protein (g)	Fiber (g)

TIME: _____ a.m. / p.m. MEAL TOTALS:

MIDMORNING	☐ WATER (8 oz.)	Amount	Calories	Carbs (g)	Fat (g)	Protein (g)	Fiber (g)

TIME: _____ a.m. / p.m. MEAL TOTALS:

LUNCH	☐ WATER (8 oz.)	Amount	Calories	Carbs (g)	Fat (g)	Protein (g)	Fiber (g)

TIME: _____ a.m. / p.m. MEAL TOTALS:

AFTERNOON	☐ WATER (8 oz.)	Amount	Calories	Carbs (g)	Fat (g)	Protein (g)	Fiber (g)

TIME: _____ a.m. / p.m. MEAL TOTALS:

DINNER	☐ WATER (8 oz.)	Amount	Calories	Carbs (g)	Fat (g)	Protein (g)	Fiber (g)

TIME: _____ a.m. / p.m. MEAL TOTALS:

EVENING	☐ WATER (8 oz.)	Amount	Calories	Carbs (g)	Fat (g)	Protein (g)	Fiber (g)

TIME: _____ a.m. / p.m. MEAL TOTALS:

	Calories	Carbs (g)	Fat (g)	Protein (g)	Fiber (g)
DAILY TOTALS:					

Today's Weight: _____ lb/kg

DECEMBER 4

BREAKFAST	☐ WATER (8 oz.)	Amount	Calories	Carbs (g)	Fat (g)	Protein (g)	Fiber (g)
TIME: _____ a.m. / p.m.		**MEAL TOTALS:**					

MIDMORNING	☐ WATER (8 oz.)	Amount	Calories	Carbs (g)	Fat (g)	Protein (g)	Fiber (g)
TIME: _____ a.m. / p.m.		**MEAL TOTALS:**					

LUNCH	☐ WATER (8 oz.)	Amount	Calories	Carbs (g)	Fat (g)	Protein (g)	Fiber (g)
TIME: _____ a.m. / p.m.		**MEAL TOTALS:**					

AFTERNOON	☐ WATER (8 oz.)	Amount	Calories	Carbs (g)	Fat (g)	Protein (g)	Fiber (g)
TIME: _____ a.m. / p.m.		**MEAL TOTALS:**					

DINNER	☐ WATER (8 oz.)	Amount	Calories	Carbs (g)	Fat (g)	Protein (g)	Fiber (g)
TIME: _____ a.m. / p.m.		**MEAL TOTALS:**					

EVENING	☐ WATER (8 oz.)	Amount	Calories	Carbs (g)	Fat (g)	Protein (g)	Fiber (g)
TIME: _____ a.m. / p.m.		**MEAL TOTALS:**					

			Calories	*Carbs (g)*	*Fat (g)*	*Protein (g)*	*Fiber (g)*
Today's Weight: _____ lb/kg		**DAILY TOTALS:**					

DECEMBER 5

BREAKFAST	☐ WATER (8 oz.)	Amount	Calories	Carbs (g)	Fat (g)	Protein (g)	Fiber (g)

TIME: _____ a.m. / p.m.   MEAL TOTALS:

MIDMORNING	☐ WATER (8 oz.)	Amount	Calories	Carbs (g)	Fat (g)	Protein (g)	Fiber (g)

TIME: _____ a.m. / p.m.   MEAL TOTALS:

LUNCH	☐ WATER (8 oz.)	Amount	Calories	Carbs (g)	Fat (g)	Protein (g)	Fiber (g)

TIME: _____ a.m. / p.m.   MEAL TOTALS:

AFTERNOON	☐ WATER (8 oz.)	Amount	Calories	Carbs (g)	Fat (g)	Protein (g)	Fiber (g)

TIME: _____ a.m. / p.m.   MEAL TOTALS:

DINNER	☐ WATER (8 oz.)	Amount	Calories	Carbs (g)	Fat (g)	Protein (g)	Fiber (g)

TIME: _____ a.m. / p.m.   MEAL TOTALS:

EVENING	☐ WATER (8 oz.)	Amount	Calories	Carbs (g)	Fat (g)	Protein (g)	Fiber (g)

TIME: _____ a.m. / p.m.   MEAL TOTALS:

	Calories	**Carbs** (g)	**Fat** (g)	**Protein** (g)	**Fiber** (g)
DAILY TOTALS:					

Today's Weight: _____ lb/kg

DECEMBER 6

BREAKFAST	☐ WATER (8 oz.)	Amount	Calories	Carbs (g)	Fat (g)	Protein (g)	Fiber (g)

TIME: _____ a.m. / p.m. **MEAL TOTALS:**

MIDMORNING	☐ WATER (8 oz.)	Amount	Calories	Carbs (g)	Fat (g)	Protein (g)	Fiber (g)

TIME: _____ a.m. / p.m. **MEAL TOTALS:**

LUNCH	☐ WATER (8 oz.)	Amount	Calories	Carbs (g)	Fat (g)	Protein (g)	Fiber (g)

TIME: _____ a.m. / p.m. **MEAL TOTALS:**

AFTERNOON	☐ WATER (8 oz.)	Amount	Calories	Carbs (g)	Fat (g)	Protein (g)	Fiber (g)

TIME: _____ a.m. / p.m. **MEAL TOTALS:**

DINNER	☐ WATER (8 oz.)	Amount	Calories	Carbs (g)	Fat (g)	Protein (g)	Fiber (g)

TIME: _____ a.m. / p.m. **MEAL TOTALS:**

EVENING	☐ WATER (8 oz.)	Amount	Calories	Carbs (g)	Fat (g)	Protein (g)	Fiber (g)

TIME: _____ a.m. / p.m. **MEAL TOTALS:**

Today's Weight: _____ lb/kg

	Calories	Carbs (g)	Fat (g)	Protein (g)	Fiber (g)
DAILY TOTALS:					

DECEMBER 7

BREAKFAST	☐ WATER (8 oz.)	Amount	Calories	Carbs (g)	Fat (g)	Protein (g)	Fiber (g)

TIME: _____ a.m. / p.m.   MEAL TOTALS:

MIDMORNING	☐ WATER (8 oz.)	Amount	Calories	Carbs (g)	Fat (g)	Protein (g)	Fiber (g)

TIME: _____ a.m. / p.m.   MEAL TOTALS:

LUNCH	☐ WATER (8 oz.)	Amount	Calories	Carbs (g)	Fat (g)	Protein (g)	Fiber (g)

TIME: _____ a.m. / p.m.   MEAL TOTALS:

AFTERNOON	☐ WATER (8 oz.)	Amount	Calories	Carbs (g)	Fat (g)	Protein (g)	Fiber (g)

TIME: _____ a.m. / p.m.   MEAL TOTALS:

DINNER	☐ WATER (8 oz.)	Amount	Calories	Carbs (g)	Fat (g)	Protein (g)	Fiber (g)

TIME: _____ a.m. / p.m.   MEAL TOTALS:

EVENING	☐ WATER (8 oz.)	Amount	Calories	Carbs (g)	Fat (g)	Protein (g)	Fiber (g)

TIME: _____ a.m. / p.m.   MEAL TOTALS:

	Calories	*Carbs (g)*	*Fat (g)*	*Protein (g)*	*Fiber (g)*
DAILY TOTALS:					

Today's Weight: _____ lb/kg

DECEMBER 8

BREAKFAST	☐ WATER (8 oz.)	Amount	Calories	Carbs (g)	Fat (g)	Protein (g)	Fiber (g)
TIME: _____ a.m./p.m.		**MEAL TOTALS:**					

MIDMORNING	☐ WATER (8 oz.)	Amount	Calories	Carbs (g)	Fat (g)	Protein (g)	Fiber (g)
TIME: _____ a.m./p.m.		**MEAL TOTALS:**					

LUNCH	☐ WATER (8 oz.)	Amount	Calories	Carbs (g)	Fat (g)	Protein (g)	Fiber (g)
TIME: _____ a.m./p.m.		**MEAL TOTALS:**					

AFTERNOON	☐ WATER (8 oz.)	Amount	Calories	Carbs (g)	Fat (g)	Protein (g)	Fiber (g)
TIME: _____ a.m./p.m.		**MEAL TOTALS:**					

DINNER	☐ WATER (8 oz.)	Amount	Calories	Carbs (g)	Fat (g)	Protein (g)	Fiber (g)
TIME: _____ a.m./p.m.		**MEAL TOTALS:**					

EVENING	☐ WATER (8 oz.)	Amount	Calories	Carbs (g)	Fat (g)	Protein (g)	Fiber (g)
TIME: _____ a.m./p.m.		**MEAL TOTALS:**					

			Calories	Carbs (g)	Fat (g)	Protein (g)	Fiber (g)
Today's Weight: _____ lb/kg		**DAILY TOTALS:**					

DECEMBER 9

BREAKFAST	☐ WATER (8 oz.)	Amount	Calories	Carbs (g)	Fat (g)	Protein (g)	Fiber (g)

TIME: _____ a.m. / p.m.   **MEAL TOTALS:**

MIDMORNING	☐ WATER (8 oz.)	Amount	Calories	Carbs (g)	Fat (g)	Protein (g)	Fiber (g)

TIME: _____ a.m. / p.m.   **MEAL TOTALS:**

LUNCH	☐ WATER (8 oz.)	Amount	Calories	Carbs (g)	Fat (g)	Protein (g)	Fiber (g)

TIME: _____ a.m. / p.m.   **MEAL TOTALS:**

AFTERNOON	☐ WATER (8 oz.)	Amount	Calories	Carbs (g)	Fat (g)	Protein (g)	Fiber (g)

TIME: _____ a.m. / p.m.   **MEAL TOTALS:**

DINNER	☐ WATER (8 oz.)	Amount	Calories	Carbs (g)	Fat (g)	Protein (g)	Fiber (g)

TIME: _____ a.m. / p.m.   **MEAL TOTALS:**

EVENING	☐ WATER (8 oz.)	Amount	Calories	Carbs (g)	Fat (g)	Protein (g)	Fiber (g)

TIME: _____ a.m. / p.m.   **MEAL TOTALS:**

	Calories	Carbs (g)	Fat (g)	Protein (g)	Fiber (g)
DAILY TOTALS:					

Today's Weight: _____ lb/kg

DECEMBER 10

BREAKFAST	☐ WATER (8 oz.)	Amount	Calories	Carbs (g)	Fat (g)	Protein (g)	Fiber (g)
TIME: _____ a.m. / p.m.	**MEAL TOTALS:**						

MIDMORNING	☐ WATER (8 oz.)	Amount	Calories	Carbs (g)	Fat (g)	Protein (g)	Fiber (g)
TIME: _____ a.m. / p.m.	**MEAL TOTALS:**						

LUNCH	☐ WATER (8 oz.)	Amount	Calories	Carbs (g)	Fat (g)	Protein (g)	Fiber (g)
TIME: _____ a.m. / p.m.	**MEAL TOTALS:**						

AFTERNOON	☐ WATER (8 oz.)	Amount	Calories	Carbs (g)	Fat (g)	Protein (g)	Fiber (g)
TIME: _____ a.m. / p.m.	**MEAL TOTALS:**						

DINNER	☐ WATER (8 oz.)	Amount	Calories	Carbs (g)	Fat (g)	Protein (g)	Fiber (g)
TIME: _____ a.m. / p.m.	**MEAL TOTALS:**						

EVENING	☐ WATER (8 oz.)	Amount	Calories	Carbs (g)	Fat (g)	Protein (g)	Fiber (g)
TIME: _____ a.m. / p.m.	**MEAL TOTALS:**						

		Calories	*Carbs (g)*	*Fat (g)*	*Protein (g)*	*Fiber (g)*
Today's Weight: _____ lb/kg	**DAILY TOTALS:**					

DECEMBER 11

BREAKFAST	☐ WATER (8 oz.)	Amount	Calories	Carbs (g)	Fat (g)	Protein (g)	Fiber (g)
_____		_____	_____	_____	_____	_____	_____
_____		_____	_____	_____	_____	_____	_____
_____		_____	_____	_____	_____	_____	_____
_____		_____	_____	_____	_____	_____	_____
_____		_____	_____	_____	_____	_____	_____
TIME: _____ a.m. / p.m.		**MEAL TOTALS:**					

MIDMORNING	☐ WATER (8 oz.)	Amount	Calories	Carbs (g)	Fat (g)	Protein (g)	Fiber (g)
_____		_____	_____	_____	_____	_____	_____
_____		_____	_____	_____	_____	_____	_____
_____		_____	_____	_____	_____	_____	_____
_____		_____	_____	_____	_____	_____	_____
TIME: _____ a.m. / p.m.		**MEAL TOTALS:**					

LUNCH	☐ WATER (8 oz.)	Amount	Calories	Carbs (g)	Fat (g)	Protein (g)	Fiber (g)
_____		_____	_____	_____	_____	_____	_____
_____		_____	_____	_____	_____	_____	_____
_____		_____	_____	_____	_____	_____	_____
_____		_____	_____	_____	_____	_____	_____
_____		_____	_____	_____	_____	_____	_____
_____		_____	_____	_____	_____	_____	_____
TIME: _____ a.m. / p.m.		**MEAL TOTALS:**					

AFTERNOON	☐ WATER (8 oz.)	Amount	Calories	Carbs (g)	Fat (g)	Protein (g)	Fiber (g)
_____		_____	_____	_____	_____	_____	_____
_____		_____	_____	_____	_____	_____	_____
_____		_____	_____	_____	_____	_____	_____
_____		_____	_____	_____	_____	_____	_____
TIME: _____ a.m. / p.m.		**MEAL TOTALS:**					

DINNER	☐ WATER (8 oz.)	Amount	Calories	Carbs (g)	Fat (g)	Protein (g)	Fiber (g)
_____		_____	_____	_____	_____	_____	_____
_____		_____	_____	_____	_____	_____	_____
_____		_____	_____	_____	_____	_____	_____
_____		_____	_____	_____	_____	_____	_____
_____		_____	_____	_____	_____	_____	_____
_____		_____	_____	_____	_____	_____	_____
TIME: _____ a.m. / p.m.		**MEAL TOTALS:**					

EVENING	☐ WATER (8 oz.)	Amount	Calories	Carbs (g)	Fat (g)	Protein (g)	Fiber (g)
_____		_____	_____	_____	_____	_____	_____
_____		_____	_____	_____	_____	_____	_____
_____		_____	_____	_____	_____	_____	_____
_____		_____	_____	_____	_____	_____	_____
TIME: _____ a.m. / p.m.		**MEAL TOTALS:**					

			Calories	*Carbs (g)*	*Fat (g)*	*Protein (g)*	*Fiber (g)*
Today's Weight: _____ lb/kg		**DAILY TOTALS:**					

DECEMBER 12

BREAKFAST	☐ WATER (8 oz.)	Amount	Calories	Carbs (g)	Fat (g)	Protein (g)	Fiber (g)
TIME: _____ a.m./p.m.		**MEAL TOTALS:**					

MIDMORNING	☐ WATER (8 oz.)	Amount	Calories	Carbs (g)	Fat (g)	Protein (g)	Fiber (g)
TIME: _____ a.m./p.m.		**MEAL TOTALS:**					

LUNCH	☐ WATER (8 oz.)	Amount	Calories	Carbs (g)	Fat (g)	Protein (g)	Fiber (g)
TIME: _____ a.m./p.m.		**MEAL TOTALS:**					

AFTERNOON	☐ WATER (8 oz.)	Amount	Calories	Carbs (g)	Fat (g)	Protein (g)	Fiber (g)
TIME: _____ a.m./p.m.		**MEAL TOTALS:**					

DINNER	☐ WATER (8 oz.)	Amount	Calories	Carbs (g)	Fat (g)	Protein (g)	Fiber (g)
TIME: _____ a.m./p.m.		**MEAL TOTALS:**					

EVENING	☐ WATER (8 oz.)	Amount	Calories	Carbs (g)	Fat (g)	Protein (g)	Fiber (g)
TIME: _____ a.m./p.m.		**MEAL TOTALS:**					

		Calories	*Carbs (g)*	*Fat (g)*	*Protein (g)*	*Fiber (g)*
Today's Weight: _____ lb/kg	**DAILY TOTALS:**					

DECEMBER 13

BREAKFAST	☐ WATER (8 oz.)	Amount	Calories	Carbs (g)	Fat (g)	Protein (g)	Fiber (g)
TIME: _____ a.m. / p.m.		MEAL TOTALS:					

MIDMORNING	☐ WATER (8 oz.)	Amount	Calories	Carbs (g)	Fat (g)	Protein (g)	Fiber (g)
TIME: _____ a.m. / p.m.		MEAL TOTALS:					

LUNCH	☐ WATER (8 oz.)	Amount	Calories	Carbs (g)	Fat (g)	Protein (g)	Fiber (g)
TIME: _____ a.m. / p.m.		MEAL TOTALS:					

AFTERNOON	☐ WATER (8 oz.)	Amount	Calories	Carbs (g)	Fat (g)	Protein (g)	Fiber (g)
TIME: _____ a.m. / p.m.		MEAL TOTALS:					

DINNER	☐ WATER (8 oz.)	Amount	Calories	Carbs (g)	Fat (g)	Protein (g)	Fiber (g)
TIME: _____ a.m. / p.m.		MEAL TOTALS:					

EVENING	☐ WATER (8 oz.)	Amount	Calories	Carbs (g)	Fat (g)	Protein (g)	Fiber (g)
TIME: _____ a.m. / p.m.		MEAL TOTALS:					

			Calories	Carbs (g)	Fat (g)	Protein (g)	Fiber (g)
Today's Weight: _____ lb/kg		DAILY TOTALS:					

DECEMBER 14

BREAKFAST	☐ WATER (8 oz.)	Amount	Calories	Carbs (g)	Fat (g)	Protein (g)	Fiber (g)
TIME: _____ a.m./p.m.		**MEAL TOTALS:**					

MIDMORNING	☐ WATER (8 oz.)	Amount	Calories	Carbs (g)	Fat (g)	Protein (g)	Fiber (g)
TIME: _____ a.m./p.m.		**MEAL TOTALS:**					

LUNCH	☐ WATER (8 oz.)	Amount	Calories	Carbs (g)	Fat (g)	Protein (g)	Fiber (g)
TIME: _____ a.m./p.m.		**MEAL TOTALS:**					

AFTERNOON	☐ WATER (8 oz.)	Amount	Calories	Carbs (g)	Fat (g)	Protein (g)	Fiber (g)
TIME: _____ a.m./p.m.		**MEAL TOTALS:**					

DINNER	☐ WATER (8 oz.)	Amount	Calories	Carbs (g)	Fat (g)	Protein (g)	Fiber (g)
TIME: _____ a.m./p.m.		**MEAL TOTALS:**					

EVENING	☐ WATER (8 oz.)	Amount	Calories	Carbs (g)	Fat (g)	Protein (g)	Fiber (g)
TIME: _____ a.m./p.m.		**MEAL TOTALS:**					

			Calories	*Carbs (g)*	*Fat (g)*	*Protein (g)*	*Fiber (g)*
Today's Weight: _____ lb/kg		**DAILY TOTALS:**					

DECEMBER 15

BREAKFAST	☐ WATER (8 oz.)	Amount	Calories	Carbs (g)	Fat (g)	Protein (g)	Fiber (g)
TIME: _____ a.m. / p.m.		MEAL TOTALS:					

MIDMORNING	☐ WATER (8 oz.)	Amount	Calories	Carbs (g)	Fat (g)	Protein (g)	Fiber (g)
TIME: _____ a.m. / p.m.		MEAL TOTALS:					

LUNCH	☐ WATER (8 oz.)	Amount	Calories	Carbs (g)	Fat (g)	Protein (g)	Fiber (g)
TIME: _____ a.m. / p.m.		MEAL TOTALS:					

AFTERNOON	☐ WATER (8 oz.)	Amount	Calories	Carbs (g)	Fat (g)	Protein (g)	Fiber (g)
TIME: _____ a.m. / p.m.		MEAL TOTALS:					

DINNER	☐ WATER (8 oz.)	Amount	Calories	Carbs (g)	Fat (g)	Protein (g)	Fiber (g)
TIME: _____ a.m. / p.m.		MEAL TOTALS:					

EVENING	☐ WATER (8 oz.)	Amount	Calories	Carbs (g)	Fat (g)	Protein (g)	Fiber (g)
TIME: _____ a.m. / p.m.		MEAL TOTALS:					

			Calories	Carbs (g)	Fat (g)	Protein (g)	Fiber (g)
Today's Weight: _____ lb/kg		DAILY TOTALS:					

DECEMBER 16

BREAKFAST	☐ WATER (8 oz.)	Amount	Calories	Carbs (g)	Fat (g)	Protein (g)	Fiber (g)
TIME: _____ a.m. / p.m.		**MEAL TOTALS:**					

MIDMORNING	☐ WATER (8 oz.)	Amount	Calories	Carbs (g)	Fat (g)	Protein (g)	Fiber (g)
TIME: _____ a.m. / p.m.		**MEAL TOTALS:**					

LUNCH	☐ WATER (8 oz.)	Amount	Calories	Carbs (g)	Fat (g)	Protein (g)	Fiber (g)
TIME: _____ a.m. / p.m.		**MEAL TOTALS:**					

AFTERNOON	☐ WATER (8 oz.)	Amount	Calories	Carbs (g)	Fat (g)	Protein (g)	Fiber (g)
TIME: _____ a.m. / p.m.		**MEAL TOTALS:**					

DINNER	☐ WATER (8 oz.)	Amount	Calories	Carbs (g)	Fat (g)	Protein (g)	Fiber (g)
TIME: _____ a.m. / p.m.		**MEAL TOTALS:**					

EVENING	☐ WATER (8 oz.)	Amount	Calories	Carbs (g)	Fat (g)	Protein (g)	Fiber (g)
TIME: _____ a.m. / p.m.		**MEAL TOTALS:**					

			Calories	*Carbs (g)*	*Fat (g)*	*Protein (g)*	*Fiber (g)*
Today's Weight: _____ lb/kg		**DAILY TOTALS:**					

DECEMBER 17

BREAKFAST	☐ WATER (8 oz.)	Amount	Calories	Carbs (g)	Fat (g)	Protein (g)	Fiber (g)
_____							
_____							
_____							
_____							
_____							
TIME: ___ a.m./p.m.		**MEAL TOTALS:**					

MIDMORNING	☐ WATER (8 oz.)	Amount	Calories	Carbs (g)	Fat (g)	Protein (g)	Fiber (g)
_____							
_____							
_____							
_____							
_____							
TIME: ___ a.m./p.m.		**MEAL TOTALS:**					

LUNCH	☐ WATER (8 oz.)	Amount	Calories	Carbs (g)	Fat (g)	Protein (g)	Fiber (g)
_____							
_____							
_____							
_____							
_____							
TIME: ___ a.m./p.m.		**MEAL TOTALS:**					

AFTERNOON	☐ WATER (8 oz.)	Amount	Calories	Carbs (g)	Fat (g)	Protein (g)	Fiber (g)
_____							
_____							
_____							
_____							
_____							
TIME: ___ a.m./p.m.		**MEAL TOTALS:**					

DINNER	☐ WATER (8 oz.)	Amount	Calories	Carbs (g)	Fat (g)	Protein (g)	Fiber (g)
_____							
_____							
_____							
_____							
_____							
TIME: ___ a.m./p.m.		**MEAL TOTALS:**					

EVENING	☐ WATER (8 oz.)	Amount	Calories	Carbs (g)	Fat (g)	Protein (g)	Fiber (g)
_____							
_____							
_____							
_____							
_____							
TIME: ___ a.m./p.m.		**MEAL TOTALS:**					

			Calories	*Carbs (g)*	*Fat (g)*	*Protein (g)*	*Fiber (g)*
Today's Weight: _____ lb/kg		**DAILY TOTALS:**					

DECEMBER 18

BREAKFAST	☐ WATER (8 oz.)	Amount	Calories	Carbs (g)	Fat (g)	Protein (g)	Fiber (g)

TIME: _____ a.m. / p.m. **MEAL TOTALS:**

MIDMORNING	☐ WATER (8 oz.)	Amount	Calories	Carbs (g)	Fat (g)	Protein (g)	Fiber (g)

TIME: _____ a.m. / p.m. **MEAL TOTALS:**

LUNCH	☐ WATER (8 oz.)	Amount	Calories	Carbs (g)	Fat (g)	Protein (g)	Fiber (g)

TIME: _____ a.m. / p.m. **MEAL TOTALS:**

AFTERNOON	☐ WATER (8 oz.)	Amount	Calories	Carbs (g)	Fat (g)	Protein (g)	Fiber (g)

TIME: _____ a.m. / p.m. **MEAL TOTALS:**

DINNER	☐ WATER (8 oz.)	Amount	Calories	Carbs (g)	Fat (g)	Protein (g)	Fiber (g)

TIME: _____ a.m. / p.m. **MEAL TOTALS:**

EVENING	☐ WATER (8 oz.)	Amount	Calories	Carbs (g)	Fat (g)	Protein (g)	Fiber (g)

TIME: _____ a.m. / p.m. **MEAL TOTALS:**

Today's Weight: _____ lb/kg

	Calories	Carbs (g)	Fat (g)	Protein (g)	Fiber (g)
DAILY TOTALS:					

DECEMBER 19

BREAKFAST	☐ WATER (8 oz.)	Amount	Calories	Carbs (g)	Fat (g)	Protein (g)	Fiber (g)
TIME: _____ a.m. / p.m.		**MEAL TOTALS:**					

MIDMORNING	☐ WATER (8 oz.)	Amount	Calories	Carbs (g)	Fat (g)	Protein (g)	Fiber (g)
TIME: _____ a.m. / p.m.		**MEAL TOTALS:**					

LUNCH	☐ WATER (8 oz.)	Amount	Calories	Carbs (g)	Fat (g)	Protein (g)	Fiber (g)
TIME: _____ a.m. / p.m.		**MEAL TOTALS:**					

AFTERNOON	☐ WATER (8 oz.)	Amount	Calories	Carbs (g)	Fat (g)	Protein (g)	Fiber (g)
TIME: _____ a.m. / p.m.		**MEAL TOTALS:**					

DINNER	☐ WATER (8 oz.)	Amount	Calories	Carbs (g)	Fat (g)	Protein (g)	Fiber (g)
TIME: _____ a.m. / p.m.		**MEAL TOTALS:**					

EVENING	☐ WATER (8 oz.)	Amount	Calories	Carbs (g)	Fat (g)	Protein (g)	Fiber (g)
TIME: _____ a.m. / p.m.		**MEAL TOTALS:**					

		Calories	*Carbs (g)*	*Fat (g)*	*Protein (g)*	*Fiber (g)*
Today's Weight: _____ lb/kg	**DAILY TOTALS:**					

DECEMBER 20

BREAKFAST	☐ WATER (8 oz.)	Amount	Calories	Carbs (g)	Fat (g)	Protein (g)	Fiber (g)

TIME: _____ a.m. / p.m.   **MEAL TOTALS:**

MIDMORNING	☐ WATER (8 oz.)	Amount	Calories	Carbs (g)	Fat (g)	Protein (g)	Fiber (g)

TIME: _____ a.m. / p.m.   **MEAL TOTALS:**

LUNCH	☐ WATER (8 oz.)	Amount	Calories	Carbs (g)	Fat (g)	Protein (g)	Fiber (g)

TIME: _____ a.m. / p.m.   **MEAL TOTALS:**

AFTERNOON	☐ WATER (8 oz.)	Amount	Calories	Carbs (g)	Fat (g)	Protein (g)	Fiber (g)

TIME: _____ a.m. / p.m.   **MEAL TOTALS:**

DINNER	☐ WATER (8 oz.)	Amount	Calories	Carbs (g)	Fat (g)	Protein (g)	Fiber (g)

TIME: _____ a.m. / p.m.   **MEAL TOTALS:**

EVENING	☐ WATER (8 oz.)	Amount	Calories	Carbs (g)	Fat (g)	Protein (g)	Fiber (g)

TIME: _____ a.m. / p.m.   **MEAL TOTALS:**

Today's Weight: _____ lb/kg

	Calories	**Carbs (g)**	**Fat (g)**	**Protein (g)**	**Fiber (g)**
DAILY TOTALS:					

DECEMBER 21

BREAKFAST	☐ WATER (8 oz.)	Amount	Calories	Carbs (g)	Fat (g)	Protein (g)	Fiber (g)

TIME: _____ a.m. / p.m.　　MEAL TOTALS:

MIDMORNING	☐ WATER (8 oz.)	Amount	Calories	Carbs (g)	Fat (g)	Protein (g)	Fiber (g)

TIME: _____ a.m. / p.m.　　MEAL TOTALS:

LUNCH	☐ WATER (8 oz.)	Amount	Calories	Carbs (g)	Fat (g)	Protein (g)	Fiber (g)

TIME: _____ a.m. / p.m.　　MEAL TOTALS:

AFTERNOON	☐ WATER (8 oz.)	Amount	Calories	Carbs (g)	Fat (g)	Protein (g)	Fiber (g)

TIME: _____ a.m. / p.m.　　MEAL TOTALS:

DINNER	☐ WATER (8 oz.)	Amount	Calories	Carbs (g)	Fat (g)	Protein (g)	Fiber (g)

TIME: _____ a.m. / p.m.　　MEAL TOTALS:

EVENING	☐ WATER (8 oz.)	Amount	Calories	Carbs (g)	Fat (g)	Protein (g)	Fiber (g)

TIME: _____ a.m. / p.m.　　MEAL TOTALS:

	Calories	*Carbs (g)*	*Fat (g)*	*Protein (g)*	*Fiber (g)*
DAILY TOTALS:					

Today's Weight: _____ lb/kg

DECEMBER 22

BREAKFAST	☐ WATER (8 oz.)	Amount	Calories	Carbs (g)	Fat (g)	Protein (g)	Fiber (g)

TIME: _____ a.m. / p.m.   **MEAL TOTALS:**

MIDMORNING	☐ WATER (8 oz.)	Amount	Calories	Carbs (g)	Fat (g)	Protein (g)	Fiber (g)

TIME: _____ a.m. / p.m.   **MEAL TOTALS:**

LUNCH	☐ WATER (8 oz.)	Amount	Calories	Carbs (g)	Fat (g)	Protein (g)	Fiber (g)

TIME: _____ a.m. / p.m.   **MEAL TOTALS:**

AFTERNOON	☐ WATER (8 oz.)	Amount	Calories	Carbs (g)	Fat (g)	Protein (g)	Fiber (g)

TIME: _____ a.m. / p.m.   **MEAL TOTALS:**

DINNER	☐ WATER (8 oz.)	Amount	Calories	Carbs (g)	Fat (g)	Protein (g)	Fiber (g)

TIME: _____ a.m. / p.m.   **MEAL TOTALS:**

EVENING	☐ WATER (8 oz.)	Amount	Calories	Carbs (g)	Fat (g)	Protein (g)	Fiber (g)

TIME: _____ a.m. / p.m.   **MEAL TOTALS:**

Today's Weight: _____ lb/kg

DAILY TOTALS:	Calories	Carbs (g)	Fat (g)	Protein (g)	Fiber (g)

DECEMBER 23

BREAKFAST	☐ WATER (8 oz.)	Amount	Calories	Carbs (g)	Fat (g)	Protein (g)	Fiber (g)

TIME: _____ a.m. / p.m. **MEAL TOTALS:**

MIDMORNING	☐ WATER (8 oz.)	Amount	Calories	Carbs (g)	Fat (g)	Protein (g)	Fiber (g)

TIME: _____ a.m. / p.m. **MEAL TOTALS:**

LUNCH	☐ WATER (8 oz.)	Amount	Calories	Carbs (g)	Fat (g)	Protein (g)	Fiber (g)

TIME: _____ a.m. / p.m. **MEAL TOTALS:**

AFTERNOON	☐ WATER (8 oz.)	Amount	Calories	Carbs (g)	Fat (g)	Protein (g)	Fiber (g)

TIME: _____ a.m. / p.m. **MEAL TOTALS:**

DINNER	☐ WATER (8 oz.)	Amount	Calories	Carbs (g)	Fat (g)	Protein (g)	Fiber (g)

TIME: _____ a.m. / p.m. **MEAL TOTALS:**

EVENING	☐ WATER (8 oz.)	Amount	Calories	Carbs (g)	Fat (g)	Protein (g)	Fiber (g)

TIME: _____ a.m. / p.m. **MEAL TOTALS:**

	Calories	**Carbs** (g)	**Fat** (g)	**Protein** (g)	**Fiber** (g)
DAILY TOTALS:					

Today's Weight: _____ lb/kg

DECEMBER 24

BREAKFAST	☐ WATER (8 oz.)	Amount	Calories	Carbs (g)	Fat (g)	Protein (g)	Fiber (g)

TIME: _____ a.m. / p.m.　　**MEAL TOTALS:**

MIDMORNING	☐ WATER (8 oz.)	Amount	Calories	Carbs (g)	Fat (g)	Protein (g)	Fiber (g)

TIME: _____ a.m. / p.m.　　**MEAL TOTALS:**

LUNCH	☐ WATER (8 oz.)	Amount	Calories	Carbs (g)	Fat (g)	Protein (g)	Fiber (g)

TIME: _____ a.m. / p.m.　　**MEAL TOTALS:**

AFTERNOON	☐ WATER (8 oz.)	Amount	Calories	Carbs (g)	Fat (g)	Protein (g)	Fiber (g)

TIME: _____ a.m. / p.m.　　**MEAL TOTALS:**

DINNER	☐ WATER (8 oz.)	Amount	Calories	Carbs (g)	Fat (g)	Protein (g)	Fiber (g)

TIME: _____ a.m. / p.m.　　**MEAL TOTALS:**

EVENING	☐ WATER (8 oz.)	Amount	Calories	Carbs (g)	Fat (g)	Protein (g)	Fiber (g)

TIME: _____ a.m. / p.m.　　**MEAL TOTALS:**

	Calories	*Carbs (g)*	*Fat (g)*	*Protein (g)*	*Fiber (g)*
DAILY TOTALS:					

Today's Weight: _____ lb/kg

DECEMBER 25

BREAKFAST	☐ WATER (8 oz.)	Amount	Calories	Carbs (g)	Fat (g)	Protein (g)	Fiber (g)

TIME: _____ a.m. / p.m. MEAL TOTALS:

MIDMORNING	☐ WATER (8 oz.)	Amount	Calories	Carbs (g)	Fat (g)	Protein (g)	Fiber (g)

TIME: _____ a.m. / p.m. MEAL TOTALS:

LUNCH	☐ WATER (8 oz.)	Amount	Calories	Carbs (g)	Fat (g)	Protein (g)	Fiber (g)

TIME: _____ a.m. / p.m. MEAL TOTALS:

AFTERNOON	☐ WATER (8 oz.)	Amount	Calories	Carbs (g)	Fat (g)	Protein (g)	Fiber (g)

TIME: _____ a.m. / p.m. MEAL TOTALS:

DINNER	☐ WATER (8 oz.)	Amount	Calories	Carbs (g)	Fat (g)	Protein (g)	Fiber (g)

TIME: _____ a.m. / p.m. MEAL TOTALS:

EVENING	☐ WATER (8 oz.)	Amount	Calories	Carbs (g)	Fat (g)	Protein (g)	Fiber (g)

TIME: _____ a.m. / p.m. MEAL TOTALS:

	Calories	*Carbs (g)*	*Fat (g)*	*Protein (g)*	*Fiber (g)*
DAILY TOTALS:					

Today's Weight: _____ lb/kg

DECEMBER 26

BREAKFAST	☐ WATER (8 oz.)	Amount	Calories	Carbs (g)	Fat (g)	Protein (g)	Fiber (g)
TIME: a.m. / p.m.		MEAL TOTALS:					

MIDMORNING	☐ WATER (8 oz.)	Amount	Calories	Carbs (g)	Fat (g)	Protein (g)	Fiber (g)
TIME: a.m. / p.m.		MEAL TOTALS:					

LUNCH	☐ WATER (8 oz.)	Amount	Calories	Carbs (g)	Fat (g)	Protein (g)	Fiber (g)
TIME: a.m. / p.m.		MEAL TOTALS:					

AFTERNOON	☐ WATER (8 oz.)	Amount	Calories	Carbs (g)	Fat (g)	Protein (g)	Fiber (g)
TIME: a.m. / p.m.		MEAL TOTALS:					

DINNER	☐ WATER (8 oz.)	Amount	Calories	Carbs (g)	Fat (g)	Protein (g)	Fiber (g)
TIME: a.m. / p.m.		MEAL TOTALS:					

EVENING	☐ WATER (8 oz.)	Amount	Calories	Carbs (g)	Fat (g)	Protein (g)	Fiber (g)
TIME: a.m. / p.m.		MEAL TOTALS:					

		Calories	Carbs (g)	Fat (g)	Protein (g)	Fiber (g)
Today's Weight: _____ lb/kg	DAILY TOTALS:					

DECEMBER 27

BREAKFAST	☐ WATER (8 oz.)	Amount	Calories	Carbs (g)	Fat (g)	Protein (g)	Fiber (g)
TIME: _____ a.m./p.m.		**MEAL TOTALS:**					

MIDMORNING	☐ WATER (8 oz.)	Amount	Calories	Carbs (g)	Fat (g)	Protein (g)	Fiber (g)
TIME: _____ a.m./p.m.		**MEAL TOTALS:**					

LUNCH	☐ WATER (8 oz.)	Amount	Calories	Carbs (g)	Fat (g)	Protein (g)	Fiber (g)
TIME: _____ a.m./p.m.		**MEAL TOTALS:**					

AFTERNOON	☐ WATER (8 oz.)	Amount	Calories	Carbs (g)	Fat (g)	Protein (g)	Fiber (g)
TIME: _____ a.m./p.m.		**MEAL TOTALS:**					

DINNER	☐ WATER (8 oz.)	Amount	Calories	Carbs (g)	Fat (g)	Protein (g)	Fiber (g)
TIME: _____ a.m./p.m.		**MEAL TOTALS:**					

EVENING	☐ WATER (8 oz.)	Amount	Calories	Carbs (g)	Fat (g)	Protein (g)	Fiber (g)
TIME: _____ a.m./p.m.		**MEAL TOTALS:**					
			Calories	*Carbs (g)*	*Fat (g)*	*Protein (g)*	*Fiber (g)*
Today's Weight: _____ lb/kg		**DAILY TOTALS:**					

DECEMBER 28

BREAKFAST	☐ WATER (8 oz.)	Amount	Calories	Carbs (g)	Fat (g)	Protein (g)	Fiber (g)
TIME: _____ a.m. / p.m.		**MEAL TOTALS:**					

MIDMORNING	☐ WATER (8 oz.)	Amount	Calories	Carbs (g)	Fat (g)	Protein (g)	Fiber (g)
TIME: _____ a.m. / p.m.		**MEAL TOTALS:**					

LUNCH	☐ WATER (8 oz.)	Amount	Calories	Carbs (g)	Fat (g)	Protein (g)	Fiber (g)
TIME: _____ a.m. / p.m.		**MEAL TOTALS:**					

AFTERNOON	☐ WATER (8 oz.)	Amount	Calories	Carbs (g)	Fat (g)	Protein (g)	Fiber (g)
TIME: _____ a.m. / p.m.		**MEAL TOTALS:**					

DINNER	☐ WATER (8 oz.)	Amount	Calories	Carbs (g)	Fat (g)	Protein (g)	Fiber (g)
TIME: _____ a.m. / p.m.		**MEAL TOTALS:**					

EVENING	☐ WATER (8 oz.)	Amount	Calories	Carbs (g)	Fat (g)	Protein (g)	Fiber (g)
TIME: _____ a.m. / p.m.		**MEAL TOTALS:**					

	Calories	*Carbs (g)*	*Fat (g)*	*Protein (g)*	*Fiber (g)*
Today's Weight: _____ lb/kg **DAILY TOTALS:**					

DECEMBER 29

BREAKFAST	☐ WATER (8 oz.)	Amount	Calories	Carbs (g)	Fat (g)	Protein (g)	Fiber (g)

TIME: _____ a.m. / p.m.   MEAL TOTALS:

MIDMORNING	☐ WATER (8 oz.)	Amount	Calories	Carbs (g)	Fat (g)	Protein (g)	Fiber (g)

TIME: _____ a.m. / p.m.   MEAL TOTALS:

LUNCH	☐ WATER (8 oz.)	Amount	Calories	Carbs (g)	Fat (g)	Protein (g)	Fiber (g)

TIME: _____ a.m. / p.m.   MEAL TOTALS:

AFTERNOON	☐ WATER (8 oz.)	Amount	Calories	Carbs (g)	Fat (g)	Protein (g)	Fiber (g)

TIME: _____ a.m. / p.m.   MEAL TOTALS:

DINNER	☐ WATER (8 oz.)	Amount	Calories	Carbs (g)	Fat (g)	Protein (g)	Fiber (g)

TIME: _____ a.m. / p.m.   MEAL TOTALS:

EVENING	☐ WATER (8 oz.)	Amount	Calories	Carbs (g)	Fat (g)	Protein (g)	Fiber (g)

TIME: _____ a.m. / p.m.   MEAL TOTALS:

	Calories	*Carbs* (g)	*Fat* (g)	*Protein* (g)	*Fiber* (g)
DAILY TOTALS:					

Today's Weight: _____ lb/kg

DECEMBER 30

BREAKFAST	☐ WATER (8 oz.)	Amount	Calories	Carbs (g)	Fat (g)	Protein (g)	Fiber (g)

TIME: _____ a.m. / p.m. **MEAL TOTALS:**

MIDMORNING	☐ WATER (8 oz.)	Amount	Calories	Carbs (g)	Fat (g)	Protein (g)	Fiber (g)

TIME: _____ a.m. / p.m. **MEAL TOTALS:**

LUNCH	☐ WATER (8 oz.)	Amount	Calories	Carbs (g)	Fat (g)	Protein (g)	Fiber (g)

TIME: _____ a.m. / p.m. **MEAL TOTALS:**

AFTERNOON	☐ WATER (8 oz.)	Amount	Calories	Carbs (g)	Fat (g)	Protein (g)	Fiber (g)

TIME: _____ a.m. / p.m. **MEAL TOTALS:**

DINNER	☐ WATER (8 oz.)	Amount	Calories	Carbs (g)	Fat (g)	Protein (g)	Fiber (g)

TIME: _____ a.m. / p.m. **MEAL TOTALS:**

EVENING	☐ WATER (8 oz.)	Amount	Calories	Carbs (g)	Fat (g)	Protein (g)	Fiber (g)

TIME: _____ a.m. / p.m. **MEAL TOTALS:**

	Calories	*Carbs* (g)	*Fat* (g)	*Protein* (g)	*Fiber* (g)
Today's Weight: _____ lb/kg **DAILY TOTALS:**					

DECEMBER 31

BREAKFAST	☐ WATER (8 oz.)	Amount	Calories	Carbs (g)	Fat (g)	Protein (g)	Fiber (g)

TIME: _____ a.m. / p.m. | **MEAL TOTALS:**

MIDMORNING	☐ WATER (8 oz.)	Amount	Calories	Carbs (g)	Fat (g)	Protein (g)	Fiber (g)

TIME: _____ a.m. / p.m. | **MEAL TOTALS:**

LUNCH	☐ WATER (8 oz.)	Amount	Calories	Carbs (g)	Fat (g)	Protein (g)	Fiber (g)

TIME: _____ a.m. / p.m. | **MEAL TOTALS:**

AFTERNOON	☐ WATER (8 oz.)	Amount	Calories	Carbs (g)	Fat (g)	Protein (g)	Fiber (g)

TIME: _____ a.m. / p.m. | **MEAL TOTALS:**

DINNER	☐ WATER (8 oz.)	Amount	Calories	Carbs (g)	Fat (g)	Protein (g)	Fiber (g)

TIME: _____ a.m. / p.m. | **MEAL TOTALS:**

EVENING	☐ WATER (8 oz.)	Amount	Calories	Carbs (g)	Fat (g)	Protein (g)	Fiber (g)

TIME: _____ a.m. / p.m. | **MEAL TOTALS:**

		Calories	*Carbs (g)*	*Fat (g)*	*Protein (g)*	*Fiber (g)*
Today's Weight: _____ lb/kg	**DAILY TOTALS:**					

Made in the USA
Lexington, KY
22 July 2018